FORSCHUNGEN ZUR PÄDAGOGIK UND ANTHROPOLOGIE

HERAUSGEGEBEN VON

OTTO FRIEDRICH BOLLNOW, WILHELM FLITNER
UND ALFRED NITSCHKE†

5. BAND

ALFRED NITSCHKE

„DAS VERWAISTE KIND DER NATUR"

ÄRZTLICHE BEOBACHTUNGEN ZUR WELT DES JUNGEN MENSCHEN

„DAS VERWAISTE KIND DER NATUR“

ÄRZTLICHE BEOBACHTUNGEN ZUR WELT DES JUNGEN MENSCHEN

VON

ALFRED NITSCHKE

Aus dem Nachlaß zusammengestellt
von
August Nitschke

MAX NIEMEYER VERLAG / TÜBINGEN 1962

PRINTED IN GERMANY
W. BÜXENSTEIN GMBH, BERLIN SW 61

INHALTSVERZEICHNIS

Vorwort

von

August Nitschke

Auf Bitten von Freunden habe ich einige kleinere Arbeiten meines Vaters in diesem Band zusammengestellt. Alle diese Studien beschäftigen sich mit dem jugendlichen Menschen. Einige sprechen über ihn, andere wenden sich an ihn. Sie alle lassen die Vermutung – oder ist es eine Überzeugung? – spüren, daß wir, die wir erwachsen sind, in Begegnung mit dem jungen Menschen etwas lernen können –

... sind klüger die Kinder doch
Beinahe, denn wir Alten, es irrt der Zwist
Den Guten nicht den Sinn, und klar und
Freudig ist ihnen ihr Auge blieben.

Mein Vater las schon als Privatdozent in Freiburg im Breisgau eine propädeutische Vorlesung, in der er sich mit Entwicklung und Eigenart des Kindes beschäftigte. Im Verlaufe der Jahre hat ihn hin und wieder ein Verlag gebeten, aus dieser Vorlesung ein kleines Buch zu machen. Er hatte immer Scheu. Nicht nur fürchtete er, daß dieser Plan sehr viel mehr Zeit beanspruchen würde als ihm zur Verfügung stand: ihm war auch nicht sicher, ob er wirklich mit seinen Beobachtungen allen Seiten des Kindes schon gerecht würde.

Seine bisherigen Veröffentlichungen zu diesem Thema – sie sind mit einigen bisher ungedruckten Beiträgen in dem vorliegenden Band vereinigt – waren für ihn nur Versuche, von verschiedenen Richtungen her sich dem jugendlichen Menschen zu nähern. Dabei ist er oft denselben Weg mehrmals gegangen, um einzelne Beobachtungen neu und wieder anders zu formulieren. (Entsprechend umschrieb er in Vorlesungen ein Phänomen gern in mehreren Sätzen mit leicht unterschiedenen Worten, hoffend, so immer näher an das heranzukommen, was er vor sich sah.)

Bei dieser Arbeitsweise ließen sich Wiederholungen nicht vermeiden. Und doch schien es mir richtig, jetzt bei dem Wiederabdruck bereits veröffentlichter Aufsätze diese Wiederholungen nicht zu streichen, ja sogar aus unveröffentlichten Manuskripten weitere Parallelen beizubringen, die schon Formuliertes mit etwas anderen Ausdrücken wiedergeben. Auf diese Weise wird nicht nur die Eigenart seines Vorgehens recht deutlich, sondern es gelingt vielleicht auch, woran meinem Vater sehr lag, seine Hörer und Leser dazu zu bringen, selber Phänomene wahrzunehmen und selber aus dem Wahrgenommenen im Nachdenken Folgerungen zu ziehen. Mindestens so wichtig wie seine eigenen Ergebnisse war ihm nämlich, den Sinn zu wecken, der es dem Menschen erlaubt, unbefangen zu beobachten.

Damit im Zusammenhang steht, daß mein Vater eine Abneigung gegen alle bereits festgelegten Begriffe hatte. Sie schienen ihm nur die Realität zu verdecken und gleichzeitig im Wissenschaftler die Suggestion zu wecken, er hätte, da er darüber sprechen konnte, das Wesentliche gesehen. So vermied er – wenn irgend möglich – auch allgemeinere Termini wie „Psychosomatik" oder „Anthropologie". Empfindlicher noch war er, wenn Wissenschaftler, unüberlegt oder fahrlässig, menschliche Situationen mit Begriffen umschrieben, die sie aus der Welt der Tiere genommen hatten, indem sie etwa für Säuglinge „Nestwärme" forderten.

Man würde daher seine Arbeiten auch falsch verstehen, wenn man glaubte, in ihnen Begriffe zu finden, die man bedenkenlos benutzen könne. Mein Vater verlangte von Studenten und jungen Ärzten, daß sie, weil sie die Differenziertheit des Wirklichen zu sehen gelernt hatten, verantwortlich mit der Sprache umgingen – ihm selber fiel es gar nicht leicht – und nicht, daß sie „gute" Worte zu gebrauchen verstanden. (Gerade weil er diesen allzu Gewandten immer häufiger begegnete, suchte er besonders in letzter Zeit in ständig neuen Formulierungen sich über das „Unechte" klarzuwerden.)

Wie die geläufigen Begriffe der Kinderpsychologie mied er auch alle Theorien, die die Eigentümlichkeiten kindlichen Verhaltens aus wenigen zentralen Erlebnissen oder Kräften zu deuten versuchten. So wird man auf den folgenden Seiten weder eine Auseinandersetzung mit Sigmund Freud noch mit Carl Gustav Jung finden, obgleich sie das Bild der modernen Psychologie so entscheidend prägten. Mein Vater war nicht nur mißtrauisch gegen die Tendenz, menschliches Verhalten aus wenigen Grundprinzipien heraus erklären zu wollen, sondern er wehrte sich auch dagegen, daß ein Mensch vorwiegend von „inneren" Erfahrungen bestimmt und geprägt sein sollte – sei es, daß er in sich Kräfte und Triebe erfuhr, deren Macht er Ausdruck verleihen mußte, sei es, daß er sich Bildern zuwandte, die in seinem Innern ruhten.

Was die „Triebe" von Siegmund Freud angeht, die Libido und den Todestrieb, so war mein Vater selbstverständlich bereit, zuzugestehen, daß Freud am Menschen Phänomene beobachtet hatte, die existieren. Nur glaubte er nicht, daß man diese Phänomene zutreffend beschreibt, wenn man behauptet, es handele sich um Triebe – im strengen Sinn des Wortes. Weiter zweifelte er, ob sie wirklich so konstitutiv für einen gesunden Menschen wären, wie Freud annahm. Er neigte zu der Meinung, nicht so sehr der menschlichen Natur, sondern dem Einfluß Freuds sei es zuzuschreiben, daß man die von Freud konstatierten erotischen Beziehungen heutzutage so oft beobachten kann. – Nicht „Triebe", sondern Sinnerfahrungen waren nach Überzeugung meines Vaters für den Menschen konstitutiv, die ein Kind im Umgang mit den „Dingen" machen konnte.

Was die Archetypen von Carl Gustav Jung betrifft, also die allen Menschen eigenen, aus einem kollektiven Unterbewußtsein aufsteigenden Urbilder, die der einzelne in Traum und Versenkung in sich wiederfinden kann, so stimmte mein Vater ganz mit Jungs Ansicht überein, daß Menschen über die Möglichkeit verfügen, Bilder dieser Art zu schauen. Aber großes Bedenken hatte er, ob man ein kollektives Unterbewußtsein annehmen müsse, um die Eigentümlichkeiten dieser Bilder zu erklären. Wahrscheinlicher schien ihm – sicher war er sich nicht –, daß diese Bilder auf sehr frühe Erfahrungen eines Kindes zurückgehen, auf Erfahrungen in der Begegnung mit einzelnen Personen oder anschaulichen Ordnungen. Wieder scheute er sich also davor, den Menschen – oder die Gemeinschaft aller Menschen – isoliert, für sich zu sehen, da der Mensch – vor allem im jugendlichen Alter – sich doch, interessiert für seine Umwelt, offen hält und, ihr zugewandt, zu seinen intensiven Erfahrungen kommt.

Diese Konzeption – den Menschen nicht von seinen – isoliert gesehenen – Anlagen her, nicht von den in ihm schlummernden Kräften, Trieben, nicht von den in seinem Unterbewußtsein ruhenden Bildern her zu verstehen, sondern gelten zu lassen, daß am Anfang jeder Lebendigkeit die Begegnung des Menschen mit seiner Umwelt steht – beruhte wohl auf genauer Beobachtung, war aber für meinen Vater nicht nur eine „theoretische" Erkenntnis. Er hatte – ich glaube schon auf dem Gymnasium – sein Gewissen an den Lehren der antiken Stoa geschärft und begann als Schüler Marc Aurels auf Grund von Selbstbeobachtung in strenger Selbstdisziplin sein Leben einzurichten. Das war wohl bereits eine Folge der Trennung, die, den Kindern unbekannt, seiner Überzeugung nach charakteristisch für die Welt der Erwachsenen ist und die auch ihn als jungen Mann gefühlsmäßig aus seiner

Umgebung herauslöste und isolierte. Diese Isolierung wurde durch die von der Stoa empfohlene Selbstbeobachtung noch verstärkt. Ihm selber wurde die Einseitigkeit dieser stoischen Haltung im Umgang mit der Philosophie Albert Schweitzers bewußt. Albert Schweitzer kommt ja von einer an seiner eigenen Person gemachten Erfahrung — der Erfahrung des Lebens und Lebenwollens — dazu, auf das Lebendige in seiner Umwelt zu achten und schließlich die Ehrfurcht vor allem Lebendigen zu lehren. Erlebnisse des ersten Weltkrieges hatten bei meinem Vater bereits Voraussetzungen für diese neue Position geschaffen.

Eine verwandte Art, in der Welt zu stehen — sie führt freilich schon fast an heidnische Religiosität heran — fand mein Vater bei Hölderlin. Über seine Hölderlinarbeiten lernte er Walter F. Otto, den Künder griechischer Theophanien, kennen. Weitere Dichter und Bildhauer traten hinzu. Nach dem zweiten Weltkrieg kam mein Vater dann mit den Philosophen, Medizinern und Biologen in Berührung, auf deren Anregungen er in den folgenden Arbeiten selber hinweist. —

Wenn mein Vater — seiner Konzeption gemäß — das Kind in seiner Umwelt schildern wollte, mußte er in erster Linie der Beziehung des Kindes zum Erwachsenen nachgehen. Dabei fiel ihm auf, wie sehr beide, Kind und Erwachsener, aufeinander angewiesen sind. Das Kind braucht, um sich normal entwickeln zu können, Zuneigung und Schutz, später auch Autorität und Strenge der Eltern. Die Erwachsenen können sich im Umgang mit Kindern ihre jugendlichen Züge bewahren, die Freudigkeit, das bedingungslose Vertrauen, die Fähigkeit, betroffen zu sein.

Nicht nur die Spontaneität und Frische eines Kindes kann es dem Erwachsenen erleichtern, seine eigene Lebendigkeit zu erhalten. Er kann, ist er dazu bereit, wohl auch im späteren Alter dem jugendlichen Menschen ähnlich reagieren und so etwas von der Unbedingtheit und Sicherheit kindlicher Art in neuer Weise fruchtbar werden lassen. Zwar durchlebt er Zeiten der Einsamkeit, wenn die Ordnung der kindlichen Welt zerbricht, so daß — verläßt er das Jugendalter — ein „Bruch" ihn von seiner Umgebung zu trennen scheint. Doch der Weg, den er einschlägt, um diesen Zustand der Verlorenheit zu überwinden, kann den Weg des Kindes neu aufnehmen.

Wir wissen aus der Geschichte, auf welch verschiedenartigen Wegen ein Mensch weiterzukommen vermag. Auch in der Gegenwart werden immer wieder unterschiedliche Möglichkeiten gewählt. Der Erwachsene kann seine Bemühung darauf konzentrieren — in Anlehnung an antike, christliche oder moderne Tugendlehren oder in der Nachfolge eines neuhumanistischen Ideals — sich selber zu formen. Er kann sich elementaren oder „sublimierten" Mächten und Trieben überlassen, die er in sich zu spüren vermeint. Er kann, was in den zwanziger Jahren unseres Jahrhunderts gern geschah – man denke an den frühen Ernst Jünger –, in Rausch- und Intensitätserlebnissen Ekstasen suchen, die das Individuum mit dem Leben selbst zu verschmelzen scheinen. Er kann in Grenzsituationen sich seiner Existenz vergewissern. Er kann – wie die Nationalsozialisten, die Marxisten und wie etwa die Anhänger von Oswald Spengler und Carl Schmitt – aus der Geschichte Gesetze ableiten, um sie zu Ideologien oder Weltanschauungen auszubauen, deren Gebote er gehorsam zu verwirklichen hat. Er kann schließlich, was heutzutage recht beliebt ist, sich pragmatisch bemühen, den Ablauf des Lebens möglichst reibungslos zu gestalten zum Nutzen für andere oder zum eigenen Genuß. – Neben all diesen Möglichkeiten, auf deren Einseitigkeit ich hier nicht eingehen möchte, steht der Versuch, sich am Verhalten des Kindes zu orientieren.

Das Kind richtet sich nicht nach Ideologien, hält sich nicht an ideale Menschenbilder und sucht nicht intensive oder existentielle Erfahrungen. Statt dessen wird es von dem angeregt und entzückt, was es wahrnehmen kann, dessen Sinn sich ihm erschließt. In Anlehnung an Rilke und Barlach meinte mein Vater, daß es auch dem Erwachsenen möglich sein sollte, so von den „Dingen" her zu leben, bereit und offen, ihren Sinn zu erfahren. Dabei müßte freilich auch er das „Wagnis" eingehen, „das zum Wesen der offen sich aussetzenden Anteilnahme gehört", bis schließlich „das Andere sich zeigt", „das Dunkel weicht und die Sicht weit wird". Dieser Weg setzt eine „kleine Wendung" voraus: „von uns weg dem Ding zu, dem Menschen entgegen" – „getrieben von der zunächst unbestimmten Hoffnung, daß in jedem Ding, in jedem Menschen, in jeder Aufgabe etwas Kostbares verborgen sei".

Fast alle Untersuchungen dieses Bandes beschäftigen sich mit der Frage: Unter welchen Umständen erschließt sich einem Kind der Sinn seiner Umwelt, der Mitmenschen und der anderen Wesen? Sie weisen auf die Voraussetzungen hin, auf die Geborgenheit, deren ein Kind sich vergewissern kann, wenn Erwachsene es lieben, wenn es in vertrauten Räumen beheimatet ist, wenn eine gewisse Regelmäßigkeit der Zeiteinteilung das Kind Ordnung und Zuverlässigkeit empfinden läßt. Sie gehen auf die begleitenden Stimmungen ein, gehen der Grundhaltung eines Kindes nach und zeigen die Beziehungen dieser Haltung zur menschlichen Ethik. Sie kommen schließlich auf die zentrale Frage selbst: welcher Fähigkeit verdankt das Kind, daß es den inneren Sinn einer ihm ursprünglich fremden menschlichen Handlung verstehen kann? Hier finden sich – in den Studien über die kindlichen Bewegungen und Gebärden, über die kindliche „Motorik“ – wohl die interessantesten Beobachtungen.

Offensichtlich ist es die Motorik, die dem Kind die tiefen, vielleicht die prägendsten Sinnerfahrungen vermittelt. Darüber wird dem Menschen sein Körper zum Freund. Und diese Freundschaft wächst und läutert sich – nach Vermutung meines Vaters – im Schmerz. Sollten diese Beobachtungen zutreffen, müßten sie eine sehr ins Grundsätzliche führende Kritik an unserer modernen Erziehung zur Folge haben. Denn unsere Schulen bilden Intellekt und Empfindungen, wecken schöpferische Initiative und Selbständigkeit, sorgen sich um einen Geist der Mitverantwortung. Den Körper und die Motorik des jungen Menschen jedoch beachten sie, nachdem er Schreiben erlernt hat, kaum, und wo es noch geschieht, etwa im Sport, da unter dem Gesichtspunkt, den Körper zu kräftigen, und nicht: im Menschen Voraussetzungen für neue Sinnerfahrungen zu schaffen.

Sobald man erkennt, welch entscheidenden Einfluß die Motorik auf das Leben eines Menschen hat, wird auch klar, wie wichtig es sein muß, jedem Menschen – jedem Wesen – seine eigene Sphäre zu gewähren. In diesem Zusammenhang bedeutet Freiheit – doch wohl in neuer Weise –: „dem anderen Raum zur freien Bewegung geben“. Die zwei Skizzen über die „Gefährdete Freiheit“ weisen auf diese Konsequenzen wenigstens hin. Auch der Raum selber, in dem „feierliche und doch ganz schlichte Erfahrungen der Stille“ möglich werden, erhält in dieser Sicht eine eigentümliche Lebendigkeit.

Jede Erfahrung, die einen Sinn offenkundig werden läßt, birgt nach Meinung meines Vaters in sich etwas tief Beglückendes. Die Freudigkeit gesunder Kinder glaubte er von daher – und nicht etwa aus einer ungebrochenen „Vitalität“ erklären zu können. Er betonte gern diese „positive“ Seite. Und doch verbarg er nicht, wieviel Dunkles, Unerklärliches, tief Beängstigendes auf dieser Welt dem Menschen begegnet oder ihn überfällt. Es vermag – ist es einmal gewichen – die Leuchtkraft der lichten Augenblicke zu steigern, aber es beansprucht auch sein eigenes Recht und verfügt über eine eigene Gewalt. Fast alle Studien bringen dazu Gedanken, die Bemerkungen über den „Schmerz“ machen diesen Aspekt der Wirklichkeit zu ihrem besonderen Thema.

Die hier vereinten Aufsätze sind aus Vorträgen hervorgegangen. Dem Stile nach sind sie jeweils für ein bestimmtes Publikum gedacht. Die beiden Vorlesungen sind von Hörern mitgeschrieben worden, die erste von Studenten, die zweite von Fräulein Dr. Ilse Schulze. Obgleich beide sich mit einem ähnlichen Thema beschäftigen, sind sie doch sehr unterschiedlich. In der ersten bemüht mein Vater sich, möglichst nur von eigenen Beobachtungen auszugehen, und vergleicht immer wieder die kindliche Eigenart mit dem Verhalten eines Erwachsenen, in der zweiten setzt er sich mit den Ergebnissen der modernen Literatur auseinander. So schien es mir gerechtfertigt, beide zu bringen.

Herr Dr. Gerd Ruhrmann hat mir bei der Durchsicht der Manuskripte geraten, freundlicherweise half er mir auch beim Korrekturlesen. – Wo es mir möglich war, habe ich, für Aufsätze wie für Vorlesungen, nach den von meinem Vater benutzten Büchern die Hinweise auf Literatur festgestellt und in den Anmerkungen nachgetragen.

Zu diesem Band ermutigte mich der Zuspruch der Freunde meines Vaters Professor Bollnow, Professor Plügge und Professor Ruffin. Ihnen möchte ich auch an dieser Stelle danken. Dank schulde ich auch den Herren des Springer-Verlages, des Thieme-Verlages und des Verlages Vandenhoeck & Ruprecht, die den Wiederabdruck der in ihren Zeitschriften erschienen Aufsätze gestatteten. Durch das freundliche Entgegenkommen des Verlages I. C. B. Mohr (Paul Siebeck) konnte auch eine „Tübinger Universitätsrede" aufgenommen werden.

Mein Vater erzählte gern von seinen „Versuchen". Zu jedem hat einer oder der andere unserer Familie eine persönliche Beziehung – auf Grund von Gesprächen, auf Grund von Kritik, auf Grund gemeinsamer Erfahrungen. So möchte ich das kleine Bändchen in Herzlichkeit meiner Mutter und meinen beiden Brüdern widmen, dem Architekten und dem Arzt.

Stuttgart, den 15. Mai 1962.

ERSTER TEIL

Aufsätze und Vorträge

Angst und Vertrauen

Der Aufsatz führt einen anspruchsvollen Titel: Angst und Vertrauen. Das sind grundlegende menschliche Phänomene, um deren Erhellung sich die Philosophie bemüht – grundlegende Erfahrungen auch für den gläubigen Menschen. Der eigene Beitrag geht nur von einfachen ärztlichen Beobachtungen aus, die – in der Zeit der frühen Kindheit gewonnen – eine Deutung in der Richtung des gestellten Themas erfahren sollen.

Über vielen Jugenderinnerungen liegt ein eigener, sehnsuchtsvoller Glanz. Unvermutet aufbrechendes Heimweh läßt heitere Tage auferstehen, froh, unbeschwert, sorglos, voll Glück und wunderbar ahnungsvoller Hoffnungen – Gefühle des Zugehörens, liebender Gemeinschaft, tiefer Geborgenheit. In einer fast schmerzhaften Trauer erscheint die Kindheit als eine in sich ruhende Zeit, die Zeit einer unwiederbringlich verlorenen Vollkommenheit.

> O, *daß ich lieber wäre, wie Kinder sind!*
> *Daß ich, wie Nachtigallen, ein sorglos Lied*
> *von meiner Wonne sänge.*
>
> Hölderlin

Dieses Bild der Erinnerung, das Bild des Dichters – es ist keine Illusion. – Unsere Welt war einmal so merkwürdig, wunderbar geschlossen und reich, wie später niemals wieder.

Allerdings es ist die Kindheit, wie sie sein soll (man darf das so ausdrücken), die glückliche, behütete Kindheit. – Nicht jedes Kind wird so groß. Manche Jugend, in die wir Einblick haben, ist kalt, leer, hart, arm an Liebe, ungeborgen. – Wir Ärzte treffen darauf und erfahren immer wieder, wie viele Störungen der Kindheit seelischer und körperlicher Art dorther ihren Ursprung nehmen. Jedoch wie tief sie reichen können: bis zur frühesten Grundlegung der Verwirklichung menschlichen Seins in der Welt, das scheint weder als Tatsache noch als Frage bisher genügend deutlich geworden zu sein.

Vor einigen Jahren hat R. Spitz Beobachtungen über die Entwicklung von Kindern mitgeteilt, die als Säuglinge in zwei verschiedenen

Heimen untergebracht waren, die dann bis zu vier Jahren dort gepflegt und auf ihre körperliche und geistige Entwicklung sorgfältig untersucht wurden.[1] In beiden Heimen waren die hygienischen Lebensbedingungen gleich gut, die Ernährung, die Versorgung durch Ärzte und Medikamente und alles Dazugehörige die gleichen. Von außen gesehen, bestanden also an beiden Orten sehr ähnliche Verhältnisse. Aber in dem ersten Heim hatten die Mütter (Gefängnisinsassen!) die Möglichkeit, ihre Kinder zu versorgen, oder es standen, wenn die Mutter fehlte, reichlich Pflegepersonen für die Säuglinge zur Verfügung. Im anderen Heim arbeiteten wenig Pflegepersonen, nur so viel, daß sie gerade mit der Arbeit durchkamen, ohne sich der Kinder annehmen zu können. – Im ersten Heim waren also die Kinder, ähnlich wie in einer ungestörten Familie, mütterlich umsorgt, im zweiten wurden sie nur sachlich mit allem Lebensnotwendigen bedient. Ihnen waren, wie der Autor es ausdrückt, alle emotionalen Reize entzogen.

Das Ergebnis läßt sich ganz kurz folgendermaßen zusammenfassen: Die Säuglinge in dem Heim mit Müttern entwickeln sich wie gesunde, normale Säuglinge. Sie lernen zur rechten Zeit Sitzen, Stehen, Laufen, sie spielen und sprechen, sind fröhlich und traurig. Sie bleiben fast ohne Krankheiten. Die wenigen Erkrankungen, die sie treffen, verlaufen leicht und ohne Komplikationen. Nicht eines unter den sehr vielen Kindern stirbt im Zeitraum von fünf Jahren.

Im zweiten Heim, das im ganzen 91 Kinder beherbergt, zeigt sich ein völlig anderes Bild. Die Säuglinge geraten nach kurzer Zeit in einen elenden körperlichen Zustand. Schließlich wird der Ernährungszustand derart kümmerlich, daß ein Vierjähriges zum Beispiel das Gewicht eines Einjährigen hat, das Wachstum verzögert sich hochgradig. Auch in der geistigen Entwicklung bleiben sie weit zurück. Sie können noch mit vier Jahren nicht gehen, nicht allein essen, sich nicht anziehen, sind nicht sauber, sie sprechen nicht. Sie liegen oder sitzen teilnahmslos und stumpf in ihren Bettchen, sie wirken und verhalten sich – auch bei der Prüfung im Testverfahren – wie hochgradig Schwachsinnige.

Trotz der günstigen hygienischen Bedingungen wurden sie von schweren, kompliziert verlaufenden, infektiösen Erkrankungen verheerend heimgesucht: 35 von den 91 Kindern starben im Verlauf von zwei Jahren!

Dieser Bericht ist erschütternd!

Er besagt, daß diese sehr jungen Kinder, denen man nur die heute üblichen Bedingungen an Ernährung und körperlicher Pflege geboten hat, aber sonst nichts, daß diese Kinder in der körperlichen Entwicklung in einem Zustand sind, wie sonst nur Kranke bei allerschwersten chronischen Schädigungen. Sie bleiben teilnahmslos und leer, werden krank und sterben. Man ist versucht zu sagen: sie verweigern dies ihnen gebotene Leben.

Im Dasein dieser Kinder muß ein Grundlegendes, die Lebensmöglichkeit Bestimmendes gestört sein: etwas, dessen Mangel das Kind davon abhält, die Welt aufzunehmen und an der Welt teilzuhaben. Es muß da etwas fehlen, das zur Konstituierung des Menschseins gehört.

Wir haben versucht, dieses Grundlegende deutlicher zu bestimmen. – Dazu sei auf eine eigene Beobachtung zurückgegriffen, die für uns überhaupt Ausgang des Fragens geworden war. – Wir hatten unter den Patienten der Klinik ein zweijähriges Kind, das den Schilderungen von Spitz weitgehend entspricht: es kam aus einem Heim, in dem es hygienisch richtig versorgt, aber im übrigen nur sich selbst überlassen war. Es war zu klein, an Gewicht weit zurück – es war etwa so schwer wie ein acht Monate alter Säugling –, aß nur mit Mühe und wirkte zunächst wie ein geistig weit zurückgebliebenes, schwachsinniges Kind. Es konnte nur unsicher sitzen, es griff nicht, spielte nicht, nahm an nichts Anteil. Es saß oder lag fast reglos, unaufgeschlossen und ohne Zeichen emotionaler Beteiligung in seinem Bett zwischen anderen Kindern.

Da ein unbestimmter Eindruck bestand, es könne ein im Menschlichen sehr vernachlässigtes Kind sein, nahm eine Ärztin der Klinik sich des Kindes mit besonderer Hingabe an. Längere Zeit antwortete das Kind auf die Bemühungen nicht. – Dann eines Tages lächelte das Kind zum erstenmal. Ein rührender Versuch, der uns tief beeindruckte. Erst dabei wurde uns klar, daß das Kind zuvor weder gelacht, noch geweint hatte. Dieses Lächeln war frühester Ausdruck einer aus der Tiefe kommenden langsamen Wandlung. Das Kind wurde zugänglich, nahm Anteil, wurde fröhlich, fing an zu essen, wuchs rapide, erlernte das Gehen, spielte mit anderen Kindern und fand die ersten Worte. – Als ein ganz normales, gesundes, anziehendes kleines Wesen verließ es die Klinik.

Es war uns ganz deutlich, daß das, was im Lächeln Gestalt gewann, jenes Grundlegende sein mußte, von dem der Umschlag ausging.[2]

Das Lächeln erscheint sonst, das heißt bei Gegenwart der Mutter, viel früher, etwa im zweiten Lebensmonat. Immer ist es die gleiche Situation, in der es zuerst sichtbar wird: die Mutter beugt sich über ihr Kind und spricht es mit Zärtlichkeit an. Es ist eine der großen Beglückungen, wenn dann aus der Unerwecktheit des kindlichen Seins das Lächeln aufbricht. Es bereitet sich in einer noch spürbaren Ungewißheit vor, in einem Augenblick schwebenden Ungesichertseins, der im Lächeln umschlägt. In ihm eröffnet sich das Kind der liebenden Stimme der Mutter: es antwortete im Lächeln. Umschlag und Antwort bedeuten Aufgenommensein in die Liebe der Mutter, sich freudig zuwenden und ganz vertrauend sich hingeben.

Mit diesem vertrauenden Sich-Aufschließen in der liebenden Bindung an die Mutter, mit dieser besonderen Erfahrung der Zugehörigkeit zu einem Du öffnet sich das Kind zur Welt als eigenes menschliches Wesen.

Das im Lächeln sich offenbarende Vertrauen gilt dem Bereich der sorgenden Mutter. Es setzt sich in seiner Ausdrücklichkeit von einem anderen, aber zugleich mitgegebenen Bereich, eben dem des Ungesicherten, Ungestalteten, Ungewissen, Unheimlichen ab, das ringsum angrenzt, das übermächtig werden kann, wenn die Mutter nicht zugegen ist. – Überall an ihren Grenzen ist die kindliche Welt von unnennbaren Ängsten bedroht und gleichsam mit ihnen durchwirkt.

Mit der Konstituierung des Menschen im Lächeln sind beide als zueinandergehörige Weisen des Seins gegeben: Angst und Vertrauen. Sie sind gewissermaßen ein Stück; die Erfahrung der einen Seinsweise kann nur am Umschlag zur anderen zu einer wirklich existenten werden.

Für uns Erwachsene ist es kaum noch möglich, den Umfang, das Totale, Unbedingte des kindlichen Vertrauens zu ermessen. – Wenn wir verstehen wollten, müßten wir all unsere Halbheiten, Bedenken, Einschränkungen ablegen, müßten von den Reservaten, in denen wir unsere Person zurückhalten, absehen und müßten versuchen, ohne jeglichen Rückhalt zu vertrauen. Dann beginnen wir zu ahnen, was reines Vertrauen heißt und was es bewirkt.

Vertrauen heißt immer: vertrauen auf ein Du, enthält also einen Akt der Kommunikation, der Begegnung mit einem Du; es gründet sich auf eine wechselseitige liebende Beziehung besonderer Art. Das Besondere liegt darin, daß das Du, dem ich vertraue – hier also die Mutter – ein viel größeres, mich ganz umfassendes Du ist. Es weiß alles und kann alles, es ist voraussehend und versteht alles. Aber, obwohl es soviel größer und reicher ist, bleibt dieses mütterliche Du nahe und ohne Anspruch, denn liebend schenkt es sich dem Vertrauenden ganz. Für das Kind ist dieses mütterliche Du von je da, ihm erschließen sich gleichzeitig Welt und Du im immer erneuerten Geschenk der mütterlichen Zuneigung.

Die Mutter schafft in ihrer sorgenden Liebe für das Kind einen Raum des Vertrauenswürdigen, Verläßlichen, Klaren. Was in ihm einbezogen ist, wird zugehörig, sinnvoll, lebendig, vertraut, nahe und zugänglich.

Ungeheuer ist die aufschließende Kraft des Vertrauens. – Auch die

Dinge, nicht nur die Menschen offenbaren ihr Wesen, ihre Ordnung, ihren verborgenen Sinn. Daher eben stammen die Kräfte der Einsicht, die dem Kind den Zugang zur Welt, zu den Menschen und zu den Dingen ermöglichen.[3]

Auch wir Erwachsenen erfahren an vielen Orten in unserem Dasein die schöpferischen, kommunikativen Kräfte des Vertrauens, etwa in der Freundschaft oder den Beziehungen zu einem verehrten Menschen. Es formt den, dem Vertrauen gegeben wird, sofern er es annimmt und sich seiner als würdig erweisen möchte, wie den, der vertrauend sich an ein menschliches Sein hält. – Es trägt und schafft lebendige, von dienender Liebe gestaltete Gemeinschaft.

Wie sehr nur dem Vertrauenden die Möglichkeit zugehört, den verstehenden Zugang zum anderen und zu den Dingen zu finden, wird noch deutlicher, wenn wir einen Augenblick die Wirkungen des Gegenstücks, des Mißtrauens, bedenken. Die mißtrauische Begegnung distanziert, verschließt, macht unzugänglich, isoliert, die Kommunikation bricht ab. Menschen und Dinge werden feindlich und drohend, fremd, sie verschließen ihr Sein. Auch in einer solchen Situation kann, wie wir alle erfahren haben, ein warmherziges, vertrauendes Lächeln die eisige Atmosphäre des Mißtrauens brechen und Nähe und Verstehen aufblühen lassen.

Im Dasein der Heimkinder, wie es vorhin geschildert wurde, fehlte die Mutter, fehlte damit alles Vertrauenswürdige. Da ist niemand, der anspricht, dem man antworten könnte; in diesem Dasein gibt es keine Kommunikation, kein Du. Hier ist keine Möglichkeit, Welt zu gewinnen; sie bleibt vor diesen Kindern, außerhalb, fremd, gleichgültig, unzugänglich, unvorstellbar leer. Die menschliche Welt wird nicht. Sie kann sich nicht eröffnen und sie kann nicht erschaffen werden, weil sie sich nur dem Vertrauenden zeigt. Ein solches Kind ist nicht im eigentlichen Sinn in der Welt, es kann sich nicht verwirklichen –, es kann diese fremde Welt nicht annehmen und nicht ertragen, es siecht dahin und stirbt.

Diese Beobachtungen aus der frühen Kindheit scheinen mir sehr eindrucksvoll zu zeigen, daß menschliches Sein sich nur in einem Raum entfalten kann, in dem eine vertrauenswürdige, von einem umfassenden liebenden Du her geordnete Welt ihr eigenes Sein offenbart und den Menschen in dieses Sein aufnimmt.

Von den Grenzen dieser Welt her kann unvermutet die Angst einbrechen, die Verlorenheit und Ratlosigkeit. Sie verweist den Menschen auf sich selbst zurück, sie vereinzelt ihn, aber sie läßt ihn zugleich im Verlust und Wiederfinden das erschütternde Glück des Vertrauendürfens, der Geborgenheit erfahren.

Diese vom Vertrauen getragene und durchwärmte Welt: das ist die glückliche, heitere, zuversichtliche, hoffnungsfrohe, so rein gläubige Welt der frühen Kindheit.

Aber sie kann nicht von Bestand sein. Sie trägt von Anfang an den Keim der Vergänglichkeit an sich. Gerade die Totalität des Vertrauens ist der Grund, daß sie scheitern muß; denn irgendwann bricht die Einsicht in die menschliche Unvollkommenheit der Mutter durch. Damit endet die Geschlossenheit dieser Welt. – Es bleiben die Erinnerungen, das fast Urbildhafte des Vollkommenen dieser Zeit, es wirken mächtige Strahlungen von dort in die Zukunft, aber das in sich Ruhende ist verloren.

Wenn der Verlust sie durchdringt, was wird dann aus den Kindern? Und da wir ja diese Kinder sind, wäre zu fragen: was wird aus uns? Ich will mich bei dem Wenigen, was ich hierzu sagen möchte, möglichst nah im Umkreis der bisherigen Betrachtung halten. Auch dabei muß ich mit sehr vereinfachten Linien zu zeichnen versuchen. Das Bild wird dadurch überscharf und zugleich unvollständig, nur andeutend das Gemeinte darstellen.

Es scheint auch für uns wie für die Kinder zu gelten: ohne Vertrauen auf eine in unserem Dasein wirkende, sinnvoll gestiftete Ordnung kann der Mensch nicht wahrer Mensch sein, gerät er in Unsicherheit und Ratlosigkeit, in die er sich immer unentrinnbarer verwickelt.

Aber wo sehen wir eine Ordnung, nicht ein kleine, im begrenzten Raum, sondern eine umfassende, der wir selber zugehören? Wo finden wir das große bergende Du, dem wir uns vertrauend hingeben könnten, das sich uns schenkt, uns den Verdienstlosen? –

Wir wissen, daß die christliche Lehre und Verkündigung auf diese Fragen antwortet. Für wie viele aber ist sie nicht getragen von reinem, bedingungslosem Vertrauen, bleibt sie Lehre: unausgefüllt, nicht bindend, weil keine reale Erfahrung sie durchglüht, weil wir fast nicht mehr wissen, daß gläubig sein heißt: Erfüllt, durchdrungen, überwältigt sein von der Gegenwärtigkeit Gottes. Das ist so. Verhielte es sich anders, dann existierten die Probleme nicht, die uns so bedrängen. – Aber was sollen wir tun? Es kann nicht helfen, daß man sich entschließt, sich dem oder jenem Glauben anzuhängen. Er wird durch solch einen Entschluß nicht glaubwürdiger. Es hilft auch nichts, sich einfach von den Nöten abzuwenden und sie im Getriebe des Tages untergehen zu lassen. Sie haben ihre eigene Mächtigkeit und wirken als Realität weiter. – Wir haben auch erfahren, daß es nicht weiter führt, wenn wir Vertrauen und Hoffnung nur an Menschen und menschliche Ideen hängen. Sie alle sind sehr unvollkommen, verletzlich und brüchig. – Und nun sind wir ratlos. Immer sinnloser erscheint das Leben, je älter der Mensch wird, so ausgeleert, weggerückt, kalt – ohne Zukunft.

Weil sich da und dort Ansätze zeigen, die vielleicht weiterführen, vielfach aber einfach auch aus Gedankenlosigkeit, neigen wir dazu, uns einzureden, wir seien über diese kritische Lage schon hinweg. Es wird notwendig sein, sich an einem Beispiel von ihrer noch gültigen Realität zu überzeugen. Plügge hat die Lebensgeschichte einer größeren Zahl jugendlicher Selbstmörder auf die Motive zur Tat geprüft. Er fand keine unlösbaren Konfliktsituationen und daher begreifbare Verzweiflung, überhaupt nicht tiefe Erschütterungen. Immer wieder war das Leben dieser Menschen zerfahren, arm, ohne tragende menschliche Beziehung, gänzlich ausgeleert. Ein geringfügiger Anlaß genügt, um es wegzuwerfen. – Es lohnt nicht.[4] – Unheimlich wird durch diese Tatsachen unsere Situation beleuchtet. Das sind junge Menschen, wie so viele heute, die rücksichtslos, nüchtern, jede Illusion verachtend fragen, was dieses Leben reizvoll und lohnend machen, was ihm einen Sinn geben könne, und es bleibt für sie leer, schal, langweilig – ohne Bindung an irgend etwas, ohne Hoffnung, nicht wert, es zu leben. – Es ist das Dasein, aus dem das Vertrauen geschwunden ist.

Muß dieses Fragen zu einem solchen Ende, zu dieser Mißachtung des Lebens kommen? Warum führt es so ins Ausweglose? – Wir stehen diesen Menschen viel zu nahe, um sie nicht zu begreifen, ihr Schicksal hat unser eigenes zu vielfach berührt. Doch wissen wir auch: dies Ende darf nicht sein. – Aber wo ist der Irrtum, wo steckt der Fehler? –

Vielleicht ist ganz einfach dieses bohrende Fragen falsch. Es ist zu viel Anmaßung in ihm, eine hochmütige Verachtung, eine ganz ungerechtfertigte Überwertung der eigenen Person.

Könnte es uns vielleicht helfen, wenn wir an der Stelle, an der wir gerade stehen: vor einem Ding, vor einer Aufgabe, vor einem Menschen, eine kleine Wendung machen, allerdings doch eine radikale: von uns weg dem Ding zu, dem Menschen entgegen? Getrieben von der zunächst unbestimmten Hoffnung, daß in jedem Ding, in jedem Menschen, in jeder Aufgabe etwas Kostbares verborgen sei? Dazu müßten wir den Mut haben, alles, was wir an Vertrauen vermögen, also auch unsere verletzlichen Teile, in diese Wendung hineinzutun, müßten Kraft aufbringen zur Geduld und zur Gelassenheit und damit warten vor den Dingen und vor den Menschen: nüchtern, ganz ohne Illusion, aber offen zugewendet. Vielleicht beginnen die Dinge und die Menschen zu sprechen von ihrem Wesen, von ihren Ordnungen. – Sie werden sprechen: etwas aus ihnen kommt auf uns zu; sie werden uns für Augenblicke mit ihrem Sein erfüllen.

Gewiß, diese Erfahrung ist begrenzt. Aber sie offenbart in ihrer Begrenztheit etwas Gültiges, einen Anteil an der Wahrheit, und sie fügt uns ein. – Sie ist begrenzt, aber da zeigt sich ein Weg. Wie weit er führt, wieviel an gültigen Offenbarungen, an vertrauenswürdigen Ordnungen uns auf ihm geschenkt werden, wissen wir nicht; das steht nicht in unserer Macht. Wir können von uns aus nichts anderes tun, als uns zuwenden, bereit halten, warten und ausharren: immer wieder die Kraft unseres Vertrauens einsetzen.

Sie muß auch dem Furchtbaren gegenüber standhalten, dessen Grauenhaftigkeit unser Begreifen übersteigt. Man denke nur an den Zerfall der Menschen in den Lagern, im Hunger, an die erfrorenen Kinder – und noch so vieles andere. Wir dürfen dem nicht ausweichen, dürfen es nicht verkleinern, nicht wegstreiten, nicht vergessen.

Nie werden wir dieses Grauenvolle billigen, aber, auch ohne zu verstehen, müssen wir versuchen, mit dieser Wirklichkeit so fertig zu werden, daß wir sie annehmen und tragen – müssen versuchen, uns so zu halten wie jener Mönch, von dem der Pater Paneloux in der „Pest" berichtet: als von den 81 Mönchen seines Klosters nur noch vier am Leben waren, ergriffen drei die Flucht. Einer aber blieb inmitten der Pest, inmitten des Todes. Der Pater – in seiner Predigt – bricht in die Worte aus: „Meine Brüder, man muß der sein, der bleibt."[5]

Das heißt: nicht wegwenden, nicht fliehen, auch nicht stumm ertragen wie die leidende Kreatur, sondern ausharren wie jener Mönch, mit der äußersten Anspannung sich hinhalten und annehmen – in der großen, aus dem Vertrauen geborenen, metaphysischen Hoffnung des Menschen sagen:

„Meine Brüder, man muß der sein, der bleibt."

Die Bedeutung der Familie für die frühe Kindheit

Der neugeborene und ganz junge Mensch ist seiner Welt in einer grundsätzlich anderen Weise zugeordnet wie das junge Tier. Das tierische Verhalten wird von Anfang an und dann über das ganze Leben hin durch feste angeborene Verhaltensweisen geregelt. Bestimmte Auslöser in der Umwelt des Tieres bewirken bestimmte zugehörige sinnvoll erscheinende Verhaltensweisen wie Angriff, Verteidigung, Flucht, Nahrungsaufnahme, Nestbau und Paarung. Sie sind eingeboren, nicht durch Übung erlernt und sichern in allem Wesentlichen das Dasein des Tieres. Dadurch wird das Tier zugleich fest und geschlossen, in weitem Umfang eindeutig in seine natürliche Umwelt eingepaßt. Diese Einpassung gibt uns – dem Menschen – den Eindruck einer abgestimmten, ausgeglichenen Vollkommenheit.

... und wenn es geht, so geht's
in Ewigkeit, so wie die Brunnen gehn.
Rilke

Wir selbst stehen keineswegs in solchem Einklang mit unserer Umwelt. Man kann sogar sehr wohl sagen, daß es unsere Aufgabe sein wird, mit dieser Umwelt eine Möglichkeit der Übereinstimmung zu finden oder zu schaffen. Denn was das Kind vorfindet, ist nicht „Natur", sondern die vom Menschen geschaffene, nach Zeiten, Völkern und Lebensgewohnheiten ganz verschieden geartete Kulturwelt. Es kennt nichts von ihr, es versteht nicht, mit dem umzugehen, was es da gibt, und könnte sich in ihr nicht sinnvoll verhalten. Mit der einzigen Ausnahme der Nahrungsaufnahme in einer sehr frühen und kurzen Periode gibt es keine Auslöser wie beim Tier, kein zugehöriges, geordnetes Verhalten. Wäre der Mensch auf sich allein gestellt, dann bliebe er, verglichen mit dem Tier, über Jahre hin hilflos und wäre dem Elend preisgegeben – „das verwaisetste Kind der Natur", wie Herder ihn genannt hat.[1] – Seine Weise, sich zu dieser Menschenwelt zu verhalten, sie zu begreifen und zu verwenden, sich glücklich und froh in ihr zu fühlen, muß erst im Umgang mit ihr entwickelt und erworben werden. Somit eignet sich jedes einzelne Kind erst an, was die menschliche Lebensform bestimmt:

Zivilisation, Kultur, Tradition. – Es wird also deutlich, daß der Mensch bei der Geburt nur einen sehr begrenzten direkten Zugang zur Welt hat. Es schlummern aber in ihm noch unerweckt fast unerschöpfliche Möglichkeiten, sich diese Welt zu erschließen. Diese Möglichkeiten verwirklichen sich aber nicht von sich aus, nehmen nicht aus inneren Gesetzmäßigkeiten Gestalt an. Wie uns eindrucksvolle Erfahrungen an vernachlässigten jungen Kindern zeigen, bleiben sie unerweckt, wenn sie nicht vom Menschen gerufen und gefördert werden. – Um den gleichen Umkreis von Tatsachen noch konkreter zu fassen, darf ich an folgendes erinnern: Daß dem Menschen angeborene Weisen des Verhaltens nicht zur Verfügung stehen, bedeutet zugleich, daß seine Art, sich zu bewegen, ihm nicht eingeboren ist. Er lernt es, in stets erneuerter Übung langsam seine Motorik zu entwickeln und einzusetzen, vom Greifen und Gehen zu Spiel und Handwerk, schließlich bis zur hochdifferenzierten Präzisionsarbeit oder zur fast unbegreiflichen sicheren Virtuosität des musizierenden Künstlers. Wenn diese Bewegungen auch am Ende scheinbar automatisch ablaufen, in Wirklichkeit sind sie aus einem unbeholfenen Anfang durch anhaltendes Üben ausgeformt.

Was mag aber den Säugling zu diesen ersten Bewegungen veranlassen, durch deren Vermittlung er beginnt, die Menschenwelt zu erkennen? Was treibt ihn zu dieser Leistung, deren Mühen doch ein ganzes Leben hindurch nicht mehr aufhören werden? – Wenn es gelänge, diese Fragen einigermaßen zureichend zu beantworten, dann müßte wohl etwas Entscheidendes von der Art sichtbar werden, wie der Mensch seiner Welt eingefügt ist. Eines allerdings wird sofort und schon hier deutlich: Die Notwendigkeiten der Lebensfristung, des Kampfes ums Dasein, der Existenzsicherung, können nicht bestimmend sein, denn sie sind noch auf lange Zeit im Leben des Kindes durch die Familie gesichert. Vielleicht kommen wir zum Ziel, wenn wir uns deutlich zu machen versuchen, wie diese Welt beschaffen ist, in der das Kind sich von der Geburt an vorfindet. Gibt es in ihr bestimmte, auf das Kind bezogene, allgemein gültige Strukturen und Ordnungen?

Derartige Strukturen werden häufig erst in Situationen deutlich, in denen sie im drohenden Verlust ihre bisherige Selbstverständlichkeit verlieren und überscharf sichtbar heraustreten. Ich möchte deshalb an einigen Beispielen zunächst Gefährdung und Verlust der kindlichen Welt darstellen. – Das erste dieser Beispiele, auf das ich früher in ähnlichem Zusammenhang schon hingewiesen habe,[2] betrifft einen sehr jungen Säugling. Er war als neugeborenes Kind fast hoffnungslos krank in die Klinik aufgenommen. Dort erholte er sich unter der Pflege einer aufopfernden Schwester überraschend, fand bei ihr, als der Ersatzmutter, den ersten Zugang zur Welt und wurde ein gesundes und fröhliches Kind. Nachdem die richtige Mutter ihn zu Hause in ihre Fürsorge übernommen hatte, traten innerhalb weniger Tage erneut schwere Krankheitszeichen auf: Nahrungsverweigerung, Erbrechen, Unruhe und zunehmende Teilnahmslosigkeit. Es mußte in sehr schwerem Zustand wieder in die Klinik zurückgebracht werden. Dort fiel neben dem elenden körperlichen Befinden vor allem der eigentümliche Ausdruck angstvoller Verwirrtheit und das Bild einer tiefen lähmenden Ratlosigkeit auf. Es zeigte sich, daß das schwere Bild durch den Verlust der ersten „Mutter", der pflegenden Schwester ausgelöst war. Es wurde allein durch ihre Gegenwart allmählich im Verlauf von Tagen wieder überwunden.

Bei älteren Kindern haben wir alle schon miterlebt, wie ein Kind, das sich eben noch heiter und selbstverständlich bewegte, in dem Augenblick, in dem es bemerkt, daß es allein in eine fremde Umgebung geraten ist, plötzlich von einem Gefühl der Verlassenheit und Ungesichertheit überwältigt, ratlos und gänzlich verwirrt in Tränen ausbricht. Der teilnehmende Erwachsene merkt, daß diesem Kind alles Zuverlässige, alles Greifbare, an dem es sich noch halten könnte, alle Sicherung aus seiner Welt entschwindet, daß es von einer unsagbaren, vernichtenden Leere überwältigt wird. Würde es von seinem Wissen, seinen früheren Erfahrungen Gebrauch machen, es wäre durchaus nicht so gänzlich hilflos; aber all diese früheren Erfahrungen stehen nicht zur Verfügung. Das sonst so selbstverständlich kindliche Leben hat in einer schwersten Verwirrung geradezu seine Kontinuität verloren.

Als Erwachsene sind wir von der uns fremden elementaren Heftigkeit und Tiefe der Erschütterung betroffen. Man kann sie als eine der vielen schwer verständlichen kindlichen Eigenarten hinnehmen, aber man fühlt sich auch gedrängt, zu fragen: Was ging da eigentlich verloren? Welche Welt brach zusammen? Was hat zuvor das Dasein dieses Kindes so ausgewogen und glücklich gesichert?

Ich nehme noch ein Beispiel aus *Rilke* (Malte Laurids Brigge), das mit dem Verlorenen zugleich die schützende Macht zeigt: „O Nacht ohne Gegenstände ..., o Stille im Stiegenhaus, Stille aus dem Nebenzimmer, Stille hoch oben an der Decke. O Mutter, o Du Einzige, die alle diese Stille verstellt hat, einst in der Kindheit. Die sie auf sich nimmt, sagt: Erschrick nicht, ich bin es ... oder wenn es unruhig ist in der Wand irgendwo, oder einen Schritt macht in den Dielen: So lächelst Du nur, lächelst, lächelst durchsichtig auf hellem Grund in das bangsame Gesicht ... gleicht einer Macht Deiner Macht in der irdischen Herrschaft? ... Du aber kommst und hältst das Ungeheure hinter Dir und bist ganz und gar vor ihm ... als wärst Du weit allem zuvorgekommen, was kommen kann, und hättest im Rücken nur Dein Hereilen, Deinen ewigen Weg, den Flug Deiner Liebe." Hier schenkt die Mutter wieder, was die unheimliche Stille der Nacht geraubt hat: Schutz, Sicherheit, das Geborgensein, die Leichtigkeit des Lebens. Da ist also jemand stärker als alles Unheimliche der Welt. Zwar bleibt dies Unheimliche, aber es verliert seine Kraft vor dem Lächeln der Mutter. Es wird wesenlos in der Wärme der liebenden Zuwendung: Die Macht der Mutter ist größer als jede irdische Herrschaft. – In diesem Größeren und Stärkeren, das in der Mutter leibhaftig Gestalt und Wirklichkeit hat, weiß sich das Kind vollkommen und unbedingt geborgen. Die ganze eigene Welt wird von ihm umgriffen und umschlossen, wie in mittelalterlichen Darstellungen die Gläubigen in den schützenden, unendlich bergenden Mantel der Madonna gehüllt sind. – Dieser Raum der Geborgenheit, den die Mutter abgrenzt, ist so von ihrer Gegenwärtigkeit erfüllt, daß selbst das fremdeste Außen nicht zerstörend in ihn eindringen kann. Wir haben in der Klinik oft Frauen aus dem Osten auf der Flucht mit ihren Kindern beherbergt. Es war ergreifend zu sehen, wie manche dieser Kinder, wenn die erste Not gestillt war, im Spiel mit dem Bescheidensten eine Kinderwelt entstehen ließen, die im mütterlichen Schutz von all dem Furchtbaren, was sich um sie ereignet hatte, unberührt geblieben war.

Wie schon der Sprachgebrauch zeigt, bedeutet Geborgenheit etwas viel Reichhaltigeres, als geschützt oder gesichert sein. Geschützt oder gesichert sind wir „vor" Feindlichem, Drohendem, Gefährdendem. Geborgen aber wissen wir uns „in" einem Größeren, uns ganz umfassenden, Geborgenheit erfahren wir also als eine eigene menschliche Weise des In-der-Welt-Seins. Eigentümlich dieser Seinsweise bleibt immer das Gänzliche und Unbedingte, Uneingeschränkte. Zugleich aber offenbart sich das umgreifend Bergende als „Du" in der Person der Mutter, als inniger und tiefpersönlicher Bezug zwischen den beiden Partnern, in dem das vertrauend sich hingebende Kind von der liebend sorgenden, zärtlich sich zuwendenden Mutter ganz umfangen ist.

Beides: Das ganz Geborgensein und dieses liebende Du-Verhältnis, dieses innige Ansprechen und Angesprochensein scheint auch allen späteren gewandelten Erfahrungen der Geborgenheit notwendig eigen zu sein. So kann der Mensch in der Zugehörigkeit zur Heimat das Bergende erfahren. Dann öffnet sie sich ihm liebend, er fügt sich ihr ein, wird wieder zugehörig, so daß die Fremde ihm nichts mehr anhaben kann. In solcher Weise nimmt in *Hölderlins* Gedicht „Rückkehr in die

Heimat" die überwältigende Fülle des Vertrauten den Heimkehrenden auf:

Ihr milden Lüfte! Boten Italiens!
Und Du mit deinen Pappeln, geliebter Strom!
Ihr wogenden Gebirg', o all ihr
Sonnigen Gipfel! so seid ihr's wieder?

Nicht im unverpflichtenden Bild, sondern aus der Erfahrung einer übergroßen Wirklichkeit wird das Vaterland als ein verehrungswürdiges Wesen, als das „heilig duldende", wird die Heimat im liebenden „Du" angesprochen:

. . . *und nimm und segne Du mein*
Leben, o Himmel der Heimat wieder.

Das Kind beginnt also sein Leben, geborgen in liebender Gemeinsamkeit mit der Mutter — in einem Bund, der sich täglich erneuert, der wie ein nie versiegender Quell reine Beglückung schenkt. — Aber an diese schützende mütterliche Nähe grenzt eine fremde und unheimliche Welt, die, wie die Beispiele zeigten, unerwartet da ist und herrscht, wenn die Mutter fehlt: Mit dem Menschwerden, mit dem Dasein in der Geborgenheit zugleich, ist die ständige Möglichkeit des Verlustes dieser Welt gegeben.

Früher Ausdruck und erstes Merkmal dieses Seins an der Grenze zum Namenlosen und Leeren scheint mir das Lächeln des Kindes zu sein.[8] Wenn die Mutter sich im Darüberbeugen ihrem Kind nähert, wenn für das Kind noch fragwürdig ist, was sich ereignen wird, dann bereitet sich das Lächeln in einer noch spürbaren Ungewißheit, in einer kurzen Dauer schwebenden Ungesichertseins vor, bis es plötzlich aufblühend dem liebenden Anruf der Mutter antwortet. Lächeln heißt dann: aus diesem Ungewissen sich ganz vertrauend der Liebe der Mutter eröffnen, heimkehren und wieder aufgenommen sein in den Raum der Geborgenheit. Es entsteht an der Grenze zum Unheimlichen, an der Umschlagstelle vom Grauen der Angst zur Wärme des Vertrauens. In ihm wird das Wesen des Menschen durchscheinend in seiner Hinfälligkeit und Größe: Denn seine Größe, seine schöpferische Kraft nährt sich wesentlich aus dem Vertrauenkönnen und dem Vertrauendürfen.

Das kindliche Vertrauen zur Mutter kennt keinen Zweifel, ist unbedingt und ohne Grenze. Es weiß gar nicht ausdrücklich um sich, es gehört zum geborgenen Dasein des Kindes als dessen notwendiger Bestandteil. Weil es so ganz vertraut, vertraut es auch sich selbst der Mutter an. In diesem Sich-Anvertrauen geht es eine Bindung besonderer Art ein, die noch etwas genauer hervorzuheben ist: Wenn wir als Erwachsene einem anderen etwas zur Bewahrung übergeben, dann rechnen wir mit seiner Zuverlässigkeit und Ehrlichkeit, sehen im anderen ein Gegenüber, das bestimmte, mir bekannte Eigenschaften besitzt. Wenn ich ihm aber etwas anvertraue, übergebe ich ihm ein Gut, das mir kostbar ist, oder weihe ihn in ein Geheimnis ein, das sich mit dem Grund meines Wesens verbindet. Etwas von mir selbst geht mit dem Anvertrauten auf den anderen über, von dem ich hoffe, daß er es wie ein Eigenes annimmt. – Das Kind aber, das sich seiner Mutter anvertraut, übergibt nicht nur etwas von sich, es schenkt ohne Rückhalt sich selbst, seine ganze kleine Person. Nur weil es der einzig gültigen Macht dieser irdischen Welt, weil es der Liebe der Mutter unbegrenzt vertraut, fühlt es sich ganz zugehörig wie ein lebendiges Stück des mütterlichen Seins. Und die Mutter nimmt dieses Geschenk lächelnd auf. Sie weiß schon in der Erwartung und vom ersten Anblick des Neugeborenen an, daß dies Leben ihr anvertraut ist. Das schutzlos so sich darbietende lebendige Geschöpf, seine Hilflosigkeit, sein der Verletzlichkeit preisgegebenes Wesen – gerade dies, was den Menschen „zum verwaisetsten Geschöpf der Natur" macht, wird zur Kostbarkeit, wirkt den „Anruf" an die Mutter. Die wahre Mutter lebt – wie wohl der Mensch überhaupt – im „Gerufensein", ihr Wesen ist „der ewige Weg", das „Hereilen", der „Flug der Liebe" (Rilke).

Im Raum der Geborgenheit trägt und durchwärmt das Vertrauen die mitmenschlichen Beziehungen. Aber auch die Verbindungen zur übrigen Welt, zu ihren vom Mitmenschen geschaffenen Gehalten, werden nur dem Vertrauenden sichtbar. – Ich möchte diese entscheidende Tatsache wegen ihrer zentralen Bedeutung an einem Beispiel deutlich zu machen versuchen, das ich *Saint-Exupéry* entnehme.[4] Auch hier zeigt sich die Eigenart des Lebens im Vertrauen an der Bruchstelle, in der Abhebung zur Wirkung des Mißtrauens. – Auch hier ist es das Lächeln, das am Umschlag der Stimmung erscheint. – Der Verfasser ist im Bürgerkrieg von Terroristen gefangengesetzt, deren Sprache er nicht versteht, und fühlt im drückenden Schweigen eines kaum erleuchteten Kellerraums das feindselige und bedrohende Mißtrauen der Männer. Er bittet vage lächelnd einen von ihnen um eine Zigarette. Der Fremde erwidert zögernd mit dem leichten Versuch eines Lächelns. „Es war wie der Anbruch des Tages. Dieses Wunder löste das Drama nicht, sondern schaffte es einfach aus der Welt – wie das Licht den Schatten ... dieses Wunder änderte nichts, was man hätte sehen können ...

alles blieb so, wie es war. Aber jedes Ding war bis in seinen Kern verwandelt. Dies Lächeln machte mich frei ..., es öffnete den Zutritt zu etwas Neuem ... Es war, als hätte ein unsichtbares Blut wieder zu kreisen begonnen, das alle Dinge zu einem einzigen Körper zusammenband ... Ich hatte einen außergewöhnlichen Eindruck von Gegenwart. So ist es: Von Gegenwart! Und ich fühlte mich verwandt." Der Junge, der gelächelt hatte, blieb zwar ein Terrorist, wie die anderen, „aber die Geburt des Menschen in ihm machte sein verwundbares Teil so hell". – Das Mißtrauen schafft die feindliche Distanz, verbreitet eine lähmende Kälte, in der jede lebendige Beziehung, selbst zu den Dingen, erstarrt. Es zerstört die Möglichkeiten, im Eigentlichen Mensch zu sein und Menschliches zu verwirklichen. Welt und Menschen werden fremd, verschlossen, drohend, sprachlos. Durch das vertrauende Lächeln geht die Welt auf. Sie wird nah, gegenwärtig, vom Leben durchpulst, Glanz zeigt sich im Dunkel, sie beginnt zu sprechen. Die anderen werden zu verletzlichen Menschen, wie ich selbst. Der Mensch hat aus der Erstarrung sich selbst und die Hinneigung zum Mitmenschen wiedergefunden. Die objektive Beschreibung ergäbe an den Dingen das gleiche wie zuvor, „nichts hat sich geändert" und doch „alles ist gewandelt". – Wir alle kennen aus vielfältigen Erfahrungen diese aufschließende und zugleich so geheimnisvolle Kraft des Vertrauens. Ohne sie bliebe dem Kind die Welt immer verschlossen. Nur dem Vertrauenden kann sie sich in ihrem wahren Gehalt eröffnen.

Wir können jetzt die Frage wieder aufnehmen, die wir anfänglich offen lassen mußten, was denn das Kind veranlaßt, seine Motorik zu gebrauchen und zu üben. – Das Kind, das im mütterlichen Raum seiner nahen Welt eingefügt ist, trifft dort zwar überall auf Unbekanntes und Neuartiges, aber es ist ja zugleich die mütterliche Welt, deren Ordnung und deren Gehalt ihrer Macht zugehören. Dort kann man die Dinge vertrauensvoll befragen. Sie gehören zu dieser Ordnung. Sie haben in ihr eine Bedeutung und einen Sinn. Irgendwann geben Sie dem prüfenden und suchenden Kind Antwort und zeigen ihr sinnerfülltes Wesen. Sie werden dann ganz einbezogen in die heimatliche Welt, werden nah und zugehörig, sie werden selbst „vertraut". – Es gehört offenbar zu den großen Beglückungen des Kindes, wie des Menschen überhaupt, wenn ein bisher Verborgenes dem Suchenden plötzlich seinen Sinn offenbart. Das Vertrauen auf die Welt also – nicht die Notdurft –, die Fülle der Erwartungen, das Glück des Beschenktwerdens machen den Menschen zum Wesen, das handelnd sich bewegt.

Jeder solche Erwerb bedeutet zugleich, daß ein bisher Fremdes in das eigen Dasein hereingeholt und ihm eingefügt wird. Sich mit dem Unbekannten einzulassen, bleibt immer ein Wagnis – ein Unternehmen, dessen Ausgang man nie sicher voraussehen kann. Dieses ständige, erregend lustvolle Vordringen in unerforschte Regionen wäre für das Kind jedoch unmöglich, es wäre bald vom Unbegreiflichen dieser Welt überwältigt, wenn es nicht im Schoß der Mutter Schutz suchen und Kraft gewinnen könnte zum neuen Vorstoß. Aber es verliert bei diesem Wagnis immer wieder, wenn auch nur vorübergehend, die Geborgenheit und findet sich stets der gleichen entsetzlichen lähmenden Leere ausgesetzt, verlassen im Nichs, im Substanzlosen. Das Wiederfinden der Mutter wird dann zur Heimkehr, zu einem erschütternden und völlig überwältigenden Glück. Sie allein vermag die alte, vertraute Welt wieder aufzurichten. In einem sind Mutter und Zuhause, Vertrauen und Fülle des Lebens wiedergeschenkt. Ein übermächtiges Gefühl der Dankbarkeit drängt im Kind zum Ausdruck. Es wirft sich in die Arme der Mutter, es stammelt Worte der Freude, es bringt sich selbst zum Dank. – Es wird hier deutlich, wie sehr das Danken zur ursprünglichen Natur des Menschen gehört, der in einer geborgenen Welt lebt. Wir haben dies vielfach vergessen, weil wir so häufig dem formalen, anerzogenen, nicht aus dem übervollen Herzen kommenden Dank begegnen.

Die große Schenkende ist die Mutter. Sie gibt aus der überströmenden Fülle ihres mütterlichen Seins, dessen Reichtum sich aus Quellen erneuert, die geheimnisvoll unerschöpflich scheinen. Dieses reine Schenken richtet sich auf das Kind, das die Fülle empfängt und nimmt und im Danken antwortet. Das dankende Kind erfährt in der Person der Mutter ein größeres Du, das es in seine bewahrende Zuneigung aufnimmt, vor dem das Kind selbst seine Kleinheit frei zeigt; diese Kleinheit des Dankenden ist nicht bedrückend, sie gehört einfach zur rechten Ordnung des gegenseitigen Seins, denn in einem tieferen Sinn darf man wohl sagen: Ich danke: nicht weil ich beschenkt bin, sondern weil es den Schenkenden gibt, den Reichtum, die Fülle und die Schönheit der Welt, weil ich durch den Schenkenden in meiner Dürftigkeit in diese volle Welt aufgenommen bin.

Die wahre Mutter gibt ohne Gedanken an sich selbst. Wenn sie doch Dank findet, dann ist er ihr selbst beglückendes Geschenk – eine Bestätigung, die verpflichtet, weiter und in reinerer Weise gebend zu sein.

Diese Wechselseitigkeit des Bezuges zwischen Gebendem und Empfangendem, in der die beiden Partner sich zu einer gemeinsamen Lebensform zusammenschließen, zeigt sich mit ebensolcher Klarheit im Vertrauen. Wer dargebrachtes Vertrauen annimmt, wird durch die Erwartung des anderen, durch das Bild, das er im anderen von sich sieht, gewandelt, so wie der Schenkende am Dank sich wandelt. Es offenbart sich auch hier die dem Vertrauen eigene schöpferisch gestaltende Kraft.[5]

In der Dankbarkeit bindet sich der Mensch ausdrücklich an die Vergangenheit. Sie enthält eine Zustimmung von besonderem persönlichen Gewicht, ein freudiges Ja-Sagen zu früher Gewesenem. Der Dankbare erfährt im Strom des schicksalhaft ablaufenden Geschehens mit Beglückung die Gabe eines Menschen als dauerhaft Verpflichtendes. Er anerkennt aus dem vielen Tatsächlichen einen Zusammenhang als verbindlich, der auch jetzt in der Gegenwart trotz aller Unsicherheiten der unmittelbar gegebenen Situation gültig bleibt.

Schon das in der Dankbarkeit Erfahrene weist über sich selbst hinaus in die Zukunft. Es kann in seiner Verbindlichkeit nicht in der Gegenwart abbrechen: Im aufschauend reinen Vertrauen ist das Kind dessen ganz gewiß, daß die Mutter immer da sein wird, immer bereit, das Kind in ihrem bergenden Schutz aufzunehmen. Die Mutter von ihrer Seite aus enttäuscht dieses gläubige Vertrauen nicht. Geborgenheit könnte ja nie bestehen, wenn die Mutter nicht verläßlich, nicht bereit wäre, über alle kommenden Gefährdungen hinaus in liebender Treue zu sorgen und zu wachen. – Im Vertrauen und der ihr begegnenden Treue erwächst aus dem Gegenwärtigen die verpflichtende Bindung an die Zukunft. – Auch diese doppelte, wechselseitige Verschlingung in Dankbarkeit und liebender Treue gilt nicht nur in dieser kindlichen Welt, sondern findet sich in allen geborgenen Welten wieder. Das schon angeführte Gedicht *Hölderlins* „Rückkehr in die Heimat“ ist im ganzen der erschütternde Anruf des Dankenden an die Heimat, an das Vaterland, das die „Ungetreuen“ mahnt, die „ferne schweifen und irren“, das aber selbst in allen Wechseln des Lebens Treue bewahrt.

Doch Du, mein Vaterland! Du heilig –
Duldendes! siehe, Du bist geblieben.

Das Sein in der Geborgenheit gründet sich auf Vertrauen. Vertrauend formt sich das einzelne Leben von der Vergangenheit zur Zukunft durch Dankbarkeit und Treue. Dies bedeutet also eine eigene Geschichtlichkeit des geborgenen Menschen: Er lebt im Wesentlichen unabhängig von den blinden Schicksalsmächten, er formt und gestaltet sein Dasein in freier Bindung an die umfassende bergende Macht. – Vertrauen, Dankbarkeit und Treue gehören notwendig zur Geborgenheit; sie sind Seinsbestandteile, nicht irgendwie ablösbare Werte. Sie wirken und sind da, selbst wenn – wie beim Kind – ein ausdrückliches Wissen darum fehlt. Indem es sich so in seine heimatliche Welt einfügt, entfaltet das Kind über alles nur Naturhafte hinaus einfach und stark nach rückwärts und vorwärts in Dankbarkeit, Vertrauen und Treue echtes menschliches Sein.

Wenn das kindliche Leben sich auf dem großen und fraglosen Vertrauen aufbaut, dann entspricht diesem Vertrauen notwendig der Gehorsam, wenn die Situation ihn verlangt.

Der geliebte Erwachsene unternimmt und spricht manches, was dem Kind unverständlich bleibt. Er stellt auch Forderungen, die die augenblicklichen Absichten des Kindes stören. Er greift regelnd und ordnend ein und gibt dem Ablauf der Geschehnisse mitunter eine Richtung, die nicht zu den Wünschen des Kindes paßt. Selbstverständlich kann das Kind nein sagen, kann es widersprechen und versuchen, seinen eigenen Willen durchzusetzen. Dies wird um so eher der Fall sein, je mehr das Gehorchen durch Unterwerfung und durch Gewalt erzwungen wird. Diese Art der Folgsamkeit, die es in den Familien heute glücklicherweise seltener gibt als früher, gründet sich auf Willkür oder noch häufiger auf ein starres Festhalten an Grundsätzen, deren lebendiger Gehalt längst erstorben ist. – Demgegenüber bedeutet echter Gehorsam die freie Zustimmung zum Geforderten; in der geborgenen Welt des Kindes also nichts anderes, als daß es sich der Führung der Mutter ganz und bedingungslos anvertraut. Wie fraglos sich das Kind in großen kritischen Situationen als zugehörig einfügt, haben doch eindrucksvoll die Kriegserfahrungen, die Nöte von Bombenangriff und Flucht gezeigt.[6]

Die heutige Psychologie, vor allem in den angelsächsischen Ländern, ist vielfach der Ansicht, das kindliche Wesen stecke dem autoritätsfordernden Erwachsenen gegenüber voller Aggressionen. Der Erzieher müsse diesen Aggressionen freien Lauf lassen, damit aus ihnen nicht gefährliche Affektstauungen, unberechenbare Entladung und Ähnliches entstünden. Ich bin der Überzeugung, daß diese Auffassung das Wesen des Kindes und die Ordnung, in der der Mensch heranwachsen sollte, verkennt. Ich fürchte, daß wir die ungünstigen und vielleicht verhängnisvollen Auswirkungen nur schwer werden ausgleichen können. Im Bereich der Familie gibt es echte Rangordnungen, die nicht ohne Schaden in falscher Weise nivelliert werden können. Dem Kind ist diese Ordnung selbstverständlich, ihre Zerstörung macht es weder freier noch glücklicher, sondern verwirrt die klare Bestimmtheit seiner Welt. – Weil sie uns so fremd sind, können wir uns nur mit großer Anstrengung in die Ordnung einer geborgenen Welt versetzen.

Das Kind aber ist in ihr zu Hause und stimmt dieser heimatlichen Welt im Gehorsam ausdrücklich zu.

Auch dieser freie Gehorsam wird vom Glück der tiefen, vertrauensvollen Hingabe getragen. Da er in Situationen gefordert wird, die in irgendeiner Weise den Einsatz des Kindes verlangen, vermittelt er die Erfahrung des Dienens mit heiterem, starkem und zustimmendem Herzen. – Es ist eigentümlich, wie fernliegend uns diese menschlichen Wirklichkeiten geworden sind, die doch unsere Natur in ihrer Besonderheit bestimmen.

Sie werden schon lange innerlich gegen diese Darstellung den Einwand machen, daß doch überall, selbst wenn man diese Ordnung anerkennt, dem Kind (und auch der Mutter) die Möglichkeit bleibt, nicht zu gehorchen, die Treue und das Versprechen nicht zu halten, die Bindung der Dankbarkeit zu zerreißen. – Das ist gewiß richtig. Beide Partner, die in diesen Ordnungen leben, sind Gerufene. Auch das Kind kann, wie die Mutter, die Annahme dieses Rufes verweigern. Aber es verfehlt sich damit gegen die Ordnung seiner Welt. Sein Gesicht verrät, daß es um diese Verfehlung weiß. Das Kind, das notwendigen Gehorsam verweigert, spürt, wie ein anderes warnendes Ich dem Ungehorsam widerstrebt. Noch im Bruch erkennt es die gebrochene Ordnung an. Ausgeschlossen aus dem mütterlichen Raum, zerstören dann die innere Ungesichertheit, Zweifel und oft eine trotzige Hartnäckigkeit die Leichtigkeit und den Reichtum des bisherigen Lebens. Von welcher Seite auch die Weigerung ausgeht, dem jungen Kind ein geborgenes Sein zu erhalten, immer führt der Verlust und schon auch die Minderung zu innerer Verarmung und zum Versiegen jener Kräfte, die das Kind zur Fülle der Welt offenhalten.

Ich habe früher an einigen Krankengeschichten darzustellen versucht, daß dieser Verlust bis zu schweren somatischen Störungen führen kann; daß der Körper hinwelkt, wenn die lebenspendende Heimat verloren geht.[7]

Zu den Phänomenen, in denen sich uns bisher das Leben in der Geborgenheit darstellte, ist noch ein letztes umfassendes anzufügen, das zunächst überraschend scheinen kann. – In dieser frühen Zeit ist das Kind doch so ganz hilflos, allem Unverständlichen und Drohenden ausgesetzt; es scheint so überaus gefährdet und ungesichert und doch lebt es in jener einfachen, für die kindliche Welt so selbstverständlichen Freiheit. Sie findet ihre volle Entsprechung und Darstellung in der frühkindlichen Motorik. Die Bewegungsabläufe, so merkbar schon die individuelle Eigenart sich zeigt, haben doch zugleich etwas Gemeinsames: Die einzelne Bewegungsgestalt schwingt ungehemmt, ohne

Sperrung und ungebrochen aus. Sie hat auch bei gewichtigen Kindern etwas Gelöstes und Weiches, entwickelt sich bis zum ausklingenden Ende in einer fühlbaren Harmonie, in ihren schönsten Formen zu einer fast schwerelosen Leichtigkeit und natürlichen Anmut. – Es ist der Charakter der Freiheit, der sich so im Motorischen ausdrückt, die glückliche Bejahung der Welt und des eigenen Daseins in dieser Welt – vielleicht am reinsten sichtbar im freien und vertrauenden Kinderblick. Das Kind ist unbeschwert von drückenden Sorgen, von Zweifeln und Skrupeln, unbekümmert und sicher, frei und offen der Welt zugewendet. – Daß diese Freiheit und ihre motorische Entäußerung an das Leben in der Geborgenheit gebunden sind, verrät sich darin deutlich, daß sie innerlich und in ihrer sichtbaren Gestaltung sofort verloren wird, wenn die gewohnte kindliche Welt zerstört, ja wenn sie nur ernstlich gefährdet ist. An ihr wird in einer neuen Weise die Eigenart geborgenen Lebens deutlich: Die Freiheit, die sich in ihm verwirklicht, ist nicht die Freiheit der Entscheidung, nicht die Freiheit, sich zu einem Menschen oder einer Situation so oder so zu verhalten – es ist die Freiheit als Möglichkeit, sich in einem Raum frei zu bewegen.[8] Dieser Raum der Freiheit umfaßt jenen Bereich, den die Liebe der Mutter aus der übrigen Welt ausgrenzt, über den sie die schützenden Hände breitet. In diesem von der Macht der Mutter behüteten Raum liegt die Welt offen zugänglich da, überall ist sie vertrauenswürdig und freundlich, unerschöpflicher Spielgefährte. Nicht alles, was es gibt, wird damit durchsichtig, aber man kann das Unbegreifbare hinnehmen, weil das Eine geschenkt ist, was not tut: Die Gewißheit des Geborgenseins. Nur einer Entscheidung bedarf es, damit das Kind in diese heimatliche Welt aufgenommen werde: der völlig vertrauenden Zustimmung zum großen Du der Mutter. In dieser Entscheidung begegnet ihm die paradoxe Erfahrung, daß, wer sich in solchem Einverständnis ganz bindet, ganz frei wird.

Es wird der ganz Gebundne
der ganz Erlöste sein.

Bergengruen

Bei dem bisher unternommenen Versuch, diese frühe Lebensform des Kindes in einer glücklich gefügten Familie darzustellen, empfinde ich immer wieder ein Ungenügen. Man glaubt, noch dies und jenes dringend hinzufügen zu sollen, um das Andersgeartete, in sich Geschlossene, das Vollkommene dieser Zeit erstehen zu lassen. Im Formulieren will es aber immer seine Lebendigkeit verlieren. Ich muß mich damit abfinden –

vielleicht kann nur das dichterische Wort von dieser Welt richtig zeugen.

Bisher habe ich nur von der Mutter gesprochen, und Sie werden sich schon gefragt haben, welche Aufgabe denn dem Vater in dieser frühen Zeit zugedacht sei, worauf sich seine Beziehungen gründen. Ohne Zweifel kann unter bestimmten Bedingungen, etwa wenn die Mutter fehlt, auch der Vater die mütterlichen Funktionen in ihrer Gesamtheit übernehmen. Aber im allgemeinen liegt darin sein Beitrag nicht. Er ist wohl auch nicht so vorgesehen, weil das Kind im ersten Jahr in der Ernährung ganz auf die Mutter angewiesen ist und erst die neueste Zeit es davon freizumachen beginnt.

Die eigene Rolle des Vaters[9] wird nur deutlich werden, wenn wir die Art der Bindung sichtbar machen können, die ihn der Familie angehören läßt, die dazu führt, daß er mit Recht und in der richtigen Weise „mein" Kind oder „unser" Kind sagen kann. Wir verstehen, daß die materielle Sorge für die Familie zwar wichtig und notwendig, aber vergleichsweise doch etwas Äußerliches ist, das er ohne innere Bindung zu leisten vermag. Näher steht er zum Kind, wenn er in ihm das vollenden möchte, was ihm das Leben an äußerem Erfolg versagt hat; wenn es mit zukünftigen Leistungen die eigenen Enttäuschungen ausgleichen soll. Aber deutlich verbirgt sich hinter solchen Erwartungen ein Egoismus, der die kindlichen Möglichkeiten in bedenklicher Weise einengt und zu ersticken beginnt. Im Grunde nicht anders stehen jene Väter zu ihren Kindern, die ihnen aus der Fülle ihres erworbenen Besitzes all das bieten wollen, was sie selbst in ihrer Jugend glauben entbehrt zu haben. Auch sie kennen nur sich und ihr eigenes Leben und lassen anderes daneben nicht in seiner Eigenart gedeihen. – Bei einigem Nachdenken wird kaum jemand bestreiten, daß die Entwicklung der Familie, die mit solchen Zielsetzungen erstrebt wird, nur auf irgendeine Form des Besitzes geht, der z. B. zur Schau gestellt oder durch das Kind gemehrt werden soll. Das Eigentliche, was das Kind braucht, wird dann in der Familie um so mehr verfehlt, je mehr der Vater dominiert. Solche Väter pflegen aber das ganze Gewicht ihrer Energie für ihre Absichten einzusetzen. Und doch erhält dieser väterliche Wille, wenn auch entstellt und entartet, im frühesten Antrieb den bestimmenden, und wie ich glaube, richtigen Ansatz: Daß das eigne Kind größer werden solle als der Vater. – Wenn dieser Ansatz richtig ist, wovon soll er dann geleitet werden, damit er nicht in die beschriebene Enge und Unfruchtbarkeit gerät?

Wenn die Frau Mutter wird, entdeckt sie eine ungeahnte Fülle in sich. Mit dem in ihr heranwachsenden Kind bereitet sich jener Wandel ihrer Person vor, durch den sie zur liebend umfassenden Beschützerin ihres Kindes wird. Es ist ein geheimnisvoll fremdes und zugleich ganz nahes unausdrückbares Glück, ein Beschenkt-Sein, dessen Gabe als würdiges Gefäß aufzunehmen zum geheimen und innigen Wunsch wird. Dies Kind, das ihr Leben neu aus nie gekannten tiefen Quellen strömen läßt, wird als Geschenk des Vaters empfangen und begrüßt und zugleich als Geschenk an ihn und für ihn geboren. Auf solche doppelte Weise ist der Vater als Gebender und Empfangender in das Geheimnis des Kindes, in das Danken der Mutter einbezogen. Nimmt er dies an, so wandelt er sich selbst, weil auch hier der reine und unverdiente Dank zur Verpflichtung wird, seiner wert zu sein. Für den unbefangen empfindenden Vater ist hier die Erfahrung des Unverdienten besonders offenkundig und stark, weil der Vater sich nicht als der eigentlich Gebende erfahren kann, sondern als Mittler, durch den ein Gut weitergereicht wird, für das er selbst nur Hüter war. Es weist zurück auf ein über ihn gestelltes Größeres, das zu benennen nicht unsere Aufgabe ist. Dieses Größere, das im Kind lebendige Wirklichkeit wird, weiterzugeben und es in reinerer Form im Kind zur Entfaltung zu bringen, ihm gemeinsam mit der Mutter in staunender Ehrfurcht zu dienen, wird Aufgabe und Verpflichtung. – Eine der Schwierigkeiten der heutigen Familie hat ihren Grund darin, daß dieses Größere, das sich in der Familie erneuert und vertieft und die Lebendigkeit der Familie aus sich hervorgehen läßt, für die große Mehrzahl der Eltern nicht nur verdeckt ist, sondern daß sie sich fast gewaltsam vor ihm verschließen.

Sicherlich kann es sich in ihm nicht um die biologischen Tatsachen der Zeugung und Fortpflanzung handeln; denn daß diese Ereignisse als rein tatsächliche Gegebenheiten für den Vater ohne die lebendige Erfahrung einer verpflichtenden Aufgabe eintreten können, ist offensichtlich. Die wahre Vaterschaft wird von einem Akt der Anerkennung getragen, mit dem der Vater für das eigene Kind, für die Fülle des Lebens, das sich in ihm darstellt, die Weite der Verantwortung übernimmt. Dieser Akt bedeutet nicht nur diese besondere herausgehobene Zustimmung zum eigenen Kind. Er wird zugleich Bekenntnis zu Kind und Mutter, zur Gemeinschaft der eigenen Familie. – Anerkennung und Bekenntnis sind hierbei nicht im rechtlichen Sinn gemeint und nicht durch rechtliche Normen faßbar. Sie werden freiwillig gegeben und bleiben nur in der ständigen Erneuerung lebendig. Das gibt ihnen die eigentümlich ausstrahlende Kraft, durch die der Vater in seiner Weise Schirmherr der geborgenen Welt wird.

Wir können die Gültigkeit solcher Bindungen bestreiten, können sie als Relikte einer vergangenen Zeit lächerlich machen. Sie sind ihrem Wesen nach nicht zu beweisen, sind nicht auf kausale Zusammenhänge zurückzuführen, aber sie begegnen dem offenen Menschen als erfahrbare Wirklichkeiten und haben für den, der sie erfahren hat, selbst wenn sie ihm als solche nicht bewußt sind, eine unausweichbare Überzeugungskraft. Wir erkennen sie an ihren zukunftsbildenden Leistungen, wir sehen andererseits dort, wo sie in der gestörten Familie erlahmen, die beklemmende Enge: Die Väter, die ihre Aufgabe nicht anerkennen, erkalten in entscheidenden Bereichen ihrer eigenen Menschlichkeit. Wir erleben Mütter, die den liebend dankenden Bezug zum Vater verlieren und in ihm nur noch die Person sehen, an die man für sich und die Kinder Ansprüche zu stellen hat, die „berechtigte" Forderungen erfüllen muß: Ihr eigenes Dasein erstarrt; das ehemals unbegreifbare Geschenk wird zur toten Gewohnheit. Auch die Fülle des kindlichen Lebens wird gestört. Sie verarmt um so mehr, je mehr jene Bindungen ihre lebensspendende Kraft verlieren. Die beunruhigende Zunahme solcher Schäden macht heute die Realität und die Wirksamkeit dieser zwischenmenschlichen Kräfte der Familie überaus deutlich sichtbar.

Diesem Verlust und seinen Gründen müßten wir jetzt nachgehen, wenn wir zur Frage der heutigen Familie Stellung nehmen wollten. Das Bild, das ich entwerfen müßte, würde kein freundliches. Die zerstörenden Kräfte dringen noch immer tiefer ein und gefährden ihre Grundlagen. – Aber doch wohl nur deshalb, weil ein aufbauender und bindender Lebensgehalt fehlt, der begeistert, der Dienst verlangt, der Zukunft eröffnet. Eine verborgene, vielfach durch Zerstreuung und Scheinziele überdeckte Leere raubt auch der Familie ihre Substanz. Ich glaube: Weil rings um uns und in uns alles Klare und Gefügte zu entschwinden droht, wird uns so deutlich, was wir im Begriff sind, zu verlieren. Die geborgene Welt, die früheren Generationen noch fraglos sicher war, wird von unzählbar vielen Kindern nicht mehr erfahren. Die Eltern ahnen kaum, welche Schuld sie damit auf sich nehmen, daß sie sie nicht gewähren. – Deshalb schien es mir notwendig, den Versuch zu unternehmen, sie für uns wieder sichtbar zu machen, damit wir begreifen: sie ist als ein Soll, als eine Art Urbild an den Beginn des Menschenweges gestellt. Denn wirkliches Kindsein gibt es nur im Raum der Geborgenheit. Von all dem, was den Menschen vereinsamt, was ihn auf sich selbst zurückweist, was ihn resignierend oder gleichgültig werden läßt, hat das Kind noch wenig erfahren. Es lebt – dem Dasein weit geöffnet – noch unmittelbar aus der Nähe zu Menschen und Dingen, es nimmt echt und mit ganzem Herzen Anteil. Sein Weltbild schafft es noch kaum aus leidvollen Erfahrungen, nicht in Bewußtheit und kritischer Prüfung, sondern aus der Schau in ein allbeseeltes Dasein, dem es selbst vertrauend angehört. Trotz des Unheimlichen, das eindringen kann, bleibt es eine glückbringende Welt, eine Welt, die es preisen und rühmen wird, so weit seine kleine Stimme reicht.

Diese Kinderwelt trägt freilich von Anbeginn an den Keim der Vergänglichkeit in sich. Geborgen fühlt sich das Kind im Schutz der geliebten Erwachsenen. Im reinen Vertrauen und mit unbedingter Gläubigkeit schaut es zu ihnen auf; es sieht sie so, als ob ihre Liebe immer bereit, ihr Können unbegrenzt sei. Der kindliche Glaube schafft sich in liebender Verehrung die alles bergende Mutter, den allwissenden und schützenden Vater. Wir aber sind nur begrenzte Menschen. Irgendwann einmal muß dem Kind diese Einsicht bewußt werden, schrittweise oder überraschend. Mit ihr endet die Welt der kindlichen Geborgenheit. — Glücklich die Zeiten und glücklich die Kinder, deren Eltern es verstehen, die ihnen geschenkte Gläubigkeit einer größeren Macht zu übergeben und anzuempfehlen. Der Übergang aus der Kindheit kann dann milde und ohne gefährliche Erschütterung erfolgen. Sicher viel häufiger wird die Wahrheit Stufe auf Stufe wiederstrebenden, blutenden Herzens erfahren. Nur selten ahnen wir etwas von den einsamen Schmerzen des hellsichtig werdenden Kindes, Schmerzen, die es in der Tiefe seines Wesens verbirgt. — Manchmal aber bricht die kindliche Welt in einer einzigen furchtbaren Einsicht zusammen. Ich darf als Beispiel und Beleg einen Abschnitt aus Fritz Reuters „Ut mine Stromtid" anführen, weil in ihm ein typisch kindliches Schicksal dieser Art dargestellt ist: Luise, das Kind des verwitweten Inspektors Habermann, wird im Pfarrhaus behütet und in warmherziger Geborgenheit erzogen. Sie ist zufällig bei einem Gespräch zugegen, in dessen Verlauf die Gutsnachbarn ihren innig geliebten und verehrten Vater als Schleicher und Betrüger bezeichnen. „Die Augen leuchteten und schossen Blitze auf die beiden, die ihres Vaters Namen angetastet hatten und das junge Wesen, das bis zu dieser Stunde in Fried und Freuden hingelebt hatte, bebte durch und durch ... ihr war auch ein reiner Gottestempel, in dem sie oft in Lieb und Andacht gebetet hatte, in grauer Asche begraben, und ihr Jammer darüber brach in einem Tränenstrom aus, als ihre gute Pflegemutter sie in den Arm nahm und aus der Stube brachte ... Nun hat die erbarmungslose Welt mit ihrer harten, schwieligen, schmutzigen Hand an das weiche reine Herz gegriffen, und die Fingermale werden das ganze Leben nicht mehr auszulöschen sein."

In dem Augenblick, in dem Niedertracht und Schlechtigkeit offenbar werden, deren die Erwachsenen fähig sind, bricht die alte gültige Ordnung, die Welt vertrauendgläubiger Gemeinschaft unwiederbringlich zusammen und läßt den jungen Menschen einsam, auf sich selbst verwiesen, unter unbegreiflich gewordenen Erwachsenen. — Bei der Gewaltsamkeit des Abbruchs wird deutlich, daß von nun an die Kindheit zu Ende ist, daß eine andere Lebensform beginnt. Eine völlig neue Wahrheit dringt ganz hell ins Bewußtsein: So ist in Wirklichkeit die Welt der Erwachsenen, das Bild, das Du Dir gemacht hast, war falsch, die Geborgenheit, an die Du geglaubt hast, gibt es nicht unter ihnen. An dieser tief schmerzenden Erfahrung wird das Kind erst im eigentlichen Sinn seiner selbst bewußt als eines einzelnen, abgesonderten Wesens. In der vergangenen Geborgenheit kannte es diese scharfe Aussonderung nicht. Es war als glücklicher Teil zugehörig und eingefügt in eine geschlossene einige Welt. Jetzt hat die alte Gemeinschaft ihre selbstverständliche, unbezweifelbare Gültigkeit verloren — eine neue, andersartige wird zu schaffen sein, in der das Wissen von der Möglichkeit der Entzweiung bleibt.

Wenn die geborgene Welt auch verloren wird, bleibt sie doch in der mahnenden Erinnerung durch die Tiefe der erfahrenen Seinsbezüge und so oft in der schöpferischen Sehnsucht des Erwachsenen lebendig. Immer klingt etwas von der Größe und Fülle, von Glück und von der Süße dieser Zeit nach. Damit diese Betrachtung nicht allzu schwer ende, lassen Sie mich mit einem solchen Nachklang aus dem Gedicht von *Spitteler* „Das bescheidene Wünschlein" abschließen. In ihm erwacht eine sehnsüchtige Erinnerung an lange Vergangenes, nachdem alle großen Pläne ihre Kraft und Bedeutung verloren haben:

... Heute, wenn die müde Hoffnung
wieder sich zum Wunsch bequemte,
wünscht ich nur ein kindisch Wünschlein,
dessen der Verstand sich schämte:
Möchte wissen, was die Glocke,
die mich in den Schlaf gewöhnte,
damals ganz zuerst am Anfang
möchte wissen, was sie tönte.

Verlust des Hauses, Vertrauen der Dinge

Ärztliche Beobachtungen an Säuglingen und sehr jungen Kindern, die nur äußerlich in Ernährung und körperlicher Pflege versorgt werden, um die sich aber menschlich niemand kümmert, denen also jede mütterliche Zuwendung fehlt, haben uns überraschende und erschütternde Einblicke in das Wesen des Menschen ermöglicht. Solche Kinder werden nicht eigentlich zum Menschen. Sie lachen nicht und weinen nicht, sie greifen nicht und kommen nie zum Stehen oder Laufen, nicht zum Spielen oder zum Sprechen. Sie bleiben leer, dumpf, teilnahmslos, unansprechbar. Auch körperlich werden sie zu elenden, abgemagerten und verkümmerten Geschöpfen.[1] – Sie haben uns eindringlich gezeigt, daß das Kind einen Menschen braucht, der es behütet, der einen Raum schafft, in dem es Zuhause ist. Nur wenn dieser Raum von der mütterlichen Liebe gestaltet, mit gegenseitigem Vertrauen erfüllt ist, kann es sich entfalten. Vertrauen ist also nicht etwas gewissermaßen zusätzlich Schönes oder Beglückendes, sondern Grundvoraussetzung, um den Zugang zur Menschenwelt zu finden.

In einem solchen Dasein, das in tiefe mütterliche Zuneigung eingebettet ist, ist auch das Vertrauen unbegrenzt. Seine Weite, sein Umfang sind uns fast unverstehbar geworden. Es ist wirklich am ehesten jenem überströmenden und übergreifenden Gefühl der großen Liebe vergleichbar. So wendet es sich allem zu, was das Dasein des Kindes berührt. Durch die aufschließende Kraft dieses Vertrauens wird die nahe Welt, in der das Kind sein Leben beginnt, in eigentümlicher Weise verwandelt.

Ich möchte versuchen, im Nachfolgenden die Art dieser Wandlung deutlicher zu machen. Sie zu verstehen, verlangt, daß wir etwas von unseren gewohnten Vorstellungen absehen, daß wir eine Unbefangenheit suchen, die diese frühen Erfahrungsbereiche wieder sichtbar werden läßt.

Um den Zugang zu dem Gemeinten einfacher zu finden, möchte ich Ihnen über die Krankengeschichte eines kleinen Buben berichten. Sie ist an sich fast unscheinbar, doch kann sie wohl einiges zu der Frage beitragen, die uns beschäftigen soll.

Das zweieinhalbjährige Kind war bisher nie krank. Die Mutter gibt an, daß er ein folgsames, ausgeglichenes, leicht zu erziehendes Kind gewesen sei.

Beide Eltern (Flüchtlinge aus dem Süd-Osten) und die fünfjährige Schwester sind gesund. Die Familie lebt auf dem Land auf einem Bauernhof. Der Vater arbeitet in einer nahegelegenen Fabrik, die Mutter hilft in der Landwirtschaft. Auf diesem Hof hatte die Familie zwei große, sonnige Zimmer. Das Essen wurde gemeinsam mit den Bauersleuten eingenommen, mit denen die Flüchtlinge gut zusammenpaßten.

Ungefähr acht Tage vor Pfingsten war die ganze Familie auf dem Feld. Den Buben, der sonst um diese Zeit immer schlafengelegt wurde, hatte die Mutter zufällig mitgenommen. Die fünfjährige Schwester spielte im Nachbarhof. Plötzlich sahen sie in der Richtung ihres Hauses eine große Rauchsäule aufsteigen. Als sie nach zehn Minuten dort ankamen, standen zwei Scheunen und das Wohnhaus in Flammen. Ein sechsjähriges Kind hatte in der Scheune im Stroh Feuer gemacht. Es konnten nur noch zwei Kühe gerettet werden, alles übrige, auch der bescheidene Besitz der Flüchtlingsfamilie, verbrannte. Die ganze Aufregung des Brandes hatte der Bub, um den sich niemand kümmerte, im Hof stehend durchgemacht.

Gleich nach dem Brand wurde das Schwesterchen von einer befreundeten Familie aufgenommen. Den Eltern wurde zusammen mit dem Jungen im gleichen Ort ein Notzimmer zugewiesen, das kalt war, keine Fenster hatte, und mehr einem Keller als einer Wohnung glich. Der Bub war außerordentlich aufgeregt, schrie nachts aus dem Schlaf auf „es brennt, es brennt"! Er stellte sich ins Bett und schlug um sich, so daß ihn die Mutter schließlich festbinden mußte, damit ihm nichts passiere. Tagsüber rief er immer wieder: „ich will heim". In unbewachten Augenblicken lief er weg und suchte an der Brandstelle nach dem Haus. In dieser Zeit aß er kaum noch etwas. Nach einigen Tagen hustete er, fieberte und fühlte sich elend, so daß er acht Tage nach dem Brand in ein Kinderkrankenhaus eingeliefert werden mußte.

Wie wir nachträglich von dort erfuhren, war organisch kaum etwas an ihm zu finden. Er hatte eine leichte Bronchitis mit Husten, keine Temperaturen mehr, und konnte schon nach einigen Tagen wieder aufstehen. Man hielt ihn mit Rücksicht auf die häuslichen Verhältnisse im ganzen vier Wochen im Krankenhaus. Dort durfte er aufstehen, auch in den Garten gehen, und blieb in der ganzen Zeit unauffällig.

Die Mutter nahm das Kind dann wieder mit in die Notwohnung. Es war sofort wieder verstimmt und in seinem Wesen völlig verändert. Er schrie nachts wieder, wurde sehr schreckhaft. Tagsüber zog es ihn immer wieder zur Brandstelle zurück. Auch jetzt sagte er zur Mutter:

„ich will heim". – Nach wenigen Tagen begann das Kind wieder zu husten und fieberte hoch. Es aß nichts mehr, trank nur noch Kamillentee mit Zucker. Auch während des Fiebers kletterte der Junge jeden Tag aus dem Bett und suchte das abgebrannte Haus. Zuletzt wurde er sehr müde und so schwach, daß er kaum noch aufstehen konnte. Da sich die Mutter mit dem Kind nicht mehr zu helfen weiß, bringt sie es acht Tage nach der Entlassung aus dem auswärtigen Krankenhaus zu uns. Sie äußert, daß sie nach der Klinikentlassung eine Pflegestelle suchen müsse oder den Buben in ein Heim geben werde, bis das Haus wieder gebaut sei, denn so könne es nicht weitergehen.

Bei der Aufnahmeuntersuchung findet sich nur ein leichter Katarrh, keine Temperaturen. Während der ersten Tage ist das Kind noch ängstlich, scheu und zurückhaltend, dann taut es auf, wird vergnügt, spielt ausdauernd und sinnreich und fügt sich ganz in das Leben der Station ein.

An dieser Krankengeschichte ist gewiß nicht auffallend, daß das Kind von dem unerwarteten Schrecken des Brandes schwer getroffen, sich zunächst nicht mehr zurechtfand. Es wird kaum ein Kind geben, daß nicht ähnlich aus der Fassung geriete. – Was uns aber erstaunt, ist der weitere Verlauf. Auch nachdem das Ereignis schon länger vergangen ist, findet das Kind seine Ausgelassenheit und seine Lebensfreude nicht wieder, es kann das Unbegreifliche nicht von sich tun. – Es hat doch seine Mutter behalten, den Vater und die Schwester nah erreichbar. Sie sind freundlich zu dem Kind, geben sich alle Mühe, ihm zu helfen und ihn zu trösten. Man erwartet doch, daß die erhaltene, im Menschlichen ungestörte Familie gewichtiger und bestimmender sein müsse als der Verlust von Haus und Wohnung und Besitz.

Warum genügt die Gegenwart der Mutter nicht, um alles wieder in Ordnung zu bringen, wenn doch das Kind, wie wir sagten, ursprünglich seinen ganzen Lebensmodus aus ihrer Liebe gewinnt? Warum weiß das Kind sich nicht mehr zu helfen? Warum läuft es immer wieder an den Ort, an dem ehemals das Haus stand? Warum kann es die schlichte Ordnung seines früheren Daseins nicht wiederfinden? Es spielt nicht mehr, es mag nicht essen, es kann nicht schlafen. Umgetrieben von einer unbegreiflichen Unruhe wird es krank. Zweimal wird es fiebernd in eine Klinik gebracht. Dort in der veränderten Welt, die mit der alten keinen Zusammenhang hat, wird sofort alles wieder gut. Das Kind verhält sich unauffällig, wie ein gesundes.

Auch die Mutter sieht dieses Zusammengehören von Ortswechsel und Gesundwerden. Sie hatte alles, was sie vermochte, getan, um ihm die Ruhe wiederzugeben, aber es half nicht. Sie sieht jetzt keinen anderen

Ausweg, als den, das Kind nach der Entlassung von Zuhause wegzugeben. Das kann sicher nicht die Lösung sein, aber daß die Mutter diesen Vorschlag als einzigen noch macht, zeigt wie verzweifelt sie war. Verloren hat das Kind sein „Zuhause“, ausgedrückt in dem Ruf „ich will heim“, von außen gesehen also das Zimmer, in dem es lebte, mit seinen einfachen Möbeln, dem Bett, dem Hausgerät, vielleicht ein paar Kleinigkeiten zum Spielen. Dieser Verlust war auch für die Eltern schmerzlich, aber er wurde verhältnismäßig rasch durch die Hilfe der Nachbarn und durch eigenes Bemühen ausgeglichen und damit überwunden.

Das Verhalten des Buben zeigt aber, daß dieser Verlust, das Kind viel tiefer und nachhaltiger als die Erwachsenen getroffen hatte. Es fand die bis dahin gültigen Ordnungen seines Daseins nicht wieder.

Was soll man darunter verstehen? Wir müssen, um zu dieser Frage etwas aussagen zu können, auf einige allgemeine Grundlagen kindlichen Daseins zurückgehen.

Die Welt, in die das Kind geboren wird, ist unsere Menschenwelt, für das Kind also der Lebensraum der Familie. Diese Menschenwelt, die uns im Verlauf der Jahre so selbstverständlich wird, ist dem jungen Kind noch ganz und gar unbekannt ... Wir gewinnen sie sehr langsam, Stück um Stück. Der erste Greifring, den die Mutter dem Kind hinhält, ist zunächst fremd. Die Mutter führt mit Geduld die kleine Hand und legt sie um den Ring. Aber das Kind weiß nicht, was es bedeutet, es fühlt nur die Mutter und die freundlichen Worte. Aber einmal, zum Entzücken der Mutter, wird es anders – neu. Die Hand kommt entgegen, ungeschickt und langsam und greift und hält. Die andere Hand kommt dazu und dann halten beide, schieben hin und her, lassen fallen und nehmen wieder auf. – Ein wenig später schüttelt das Kind den Ring und strahlt, weil nun ein zartes Geräusch antwortet auf das Schütteln.

Auf solche Weise gewinnt der Mensch seine Welt: im Umgehen, im geduldigen Versuchen, das sich wieder und wieder einläßt. – Die Möglichkeit des Menschen besteht nur darin, sich dem Unbekannten, zuzuwenden, sich um den Sinn und den Gehalt dieses noch Fremden hingebend zu bemühen. Er kann sich nur bereit und offen halten, angelockt von diesem rätselhaften Gegenüber; irgendwann zeigt sich ihm dann als überraschende Erleuchtung das Ding in seinem eigenen sinnerfüllten Wesen. – In solchen plötzlichen Erhellungen, nicht etwa in einem rationalen Denkvorgang, werden alle Dinge der kindlichen Welt erfahren. Wir erleben diese sprunghaften Einsichten ständig beim Umgang mit Kindern. Es selbst kann darüber nichts aussagen. Es fehlt ihm die Möglichkeit, reflektierend zum eigenen Erlebnis Stellung zu nehmen. Der Mut, den das Kind braucht, sich all diesen Unbekannten auszusetzen, stammt aus der Kraft des Vertrauens. Es ist jene überströmende Fülle freudiger Erwartung, die die Welt fragend und suchend einbezieht.

Nicht der Widerstand der Dinge im Raum, das Harte, an dem das Kind sich stößt, nicht irgendeine Weise des Erleidens schafft die frühen Beziehungen zur Welt – im Reichtum überströmender Freudigkeit und Hoffnung, durch glückliche Erfahrungen bestätigt, macht sich der Mensch auf zu seiner abenteuerlichen Wanderung. – Ich weiß, das ist sehr erwachsen ausgedrückt, aber es scheint mir trotzdem wesentlich Zutreffendes auszusagen.

So erschließt sich dem Kind der Ball, der kleine Wagen, der Tisch und wird zur Quelle freudiger Überraschungen, wird zum Partner, der sein eigenes Wesen hat, mit dem man freundlich, aber auch tadelnd umgehen kann. Das vertrauende Eindringen könnte allerdings dem Partner nicht begegnen, wenn die Welt, nicht aus einer sinnvollen Ordnung bestünde. Diese geheime Ordnung, in die das kindliche Leben eingefügt ist, ist die Ordnung der Familie, die Ordnung des Hauses, die Ordnung der nahen menschlichen Gemeinschaft. Die Dinge, die sich dem Kind zeigen, sind lebendig wie der hinterlassene Gruß eines Freundes. Seine Herzlichkeit, seine Treue, sein heiterer Mut sprechen zu mir. Der Gruß ist nicht etwa Symbol unserer Freundschaft – er schenkt mir die lebendige Gegenwärtigkeit dieses Freundes.

Die in diesem Bereich erfahrenen Dinge gehören von jetzt an in die Welt des Kindes. Sie finden dort ihren festen Ort, sie sind nicht mehr draußen, unbekannt, sondern nahe und beständig, sie halten die Treue, man kann sich auf sie verlassen. – Aus der fremden Welt ist eine vertraute geworden, in der das Kind sich frei bewegt.

Sie werden sicher auch jetzt noch nur mit Zögern auf die Vorstellung eingehen, man dürfe – mit dem Anspruch etwas Zutreffendes zu sagen – von der Verläßlichkeit, von der Treue der Dinge, von ihrem eigenen Wesen sprechen. Als Beleg für die Richtigkeit der Darstellung, zugleich um zu zeigen, daß eine im Entscheidenden übereinstimmende Erfahrung auch für den Erwachsenen Gültigkeit hat, daß es menschliche Erfahrungen schlechthin sind, möchte ich Ihnen eine briefliche Aussage *Rilkes* vorlesen: „Übrigens ist er (Malte Laurids Brigge) es, der mich verpflichtet, diese Opferung fortzusetzen, mich auffordert, alle Dinge, die ich gestalten will, mit allen Fähigkeiten meiner Liebe zu lieben . . . Stellen Sie sich einen Malte vor, der in diesem für ihn so furchtbaren

Paris eine Geliebte oder selbst einen Freund gehabt hätte, wäre er dann wohl je so tief in das Vertrauen der Dinge eingetreten? Denn diese Dinge, ... deren wesentliches Leben Sie wiedergeben wollen, fragen Sie zuerst: Bist Du frei, bist Du bereit, mir Deine ganze Liebe zu widmen?" Wenn diese ganze Liebe nicht da ist, dann „versagt es sich, Dir sein ganzes Herz zu geben, Dir sein geduldiges Wesen zu vertrauen." Gewiß ist da ein Unterschied in den beschriebenen Erfahrungen: dem schöpferischen Künstler zeigen die alten, schon lange gebrauchten Dinge unbekannte Tiefen ihres Wesens, während das Kind die alten Dinge in ihrem alten Wesen neu entdeckt. Aber das Gemeinsame, das geduldige Sich-Hinhalten, die liebend vertraute Zuwendung, das Sich-Schenken der Dinge, zeigt die wesentliche Verwandschaft der Erfahrungen.

Weil so die Dinge in dieser frühen Zeit ihr eigenes Wesen zeigen, sind sie für das Kind nicht auswechselbar, nicht der Stuhl durch einen anderen, nicht die Tasse, nicht das Bett, nicht der Bär durch einen anderen Bär. Wir wissen das alle. Welches Kind würde seinen alten geliebten Bär gegen einen neuen vom gleichen Fabrikat umtauschen? Der alte Bär ist ein vertrauter Freund geworden, der Begleiter vieler Abenteuer, der Partner heimlicher Gespräche, der Tröster in der Fremde. Der große Trost – wie könnte er einem neutralen Ding anhaften? Wo könnten die Kräfte des Überstehens herstammen, wenn hier nicht wirklich ein Freund wäre, der mitträgt, der Kraft gibt und Zuversicht.

Sie tragen also ihr eigenes Wesen in sich, diese Dinge, das sie mir anvertrauen, das ich beschütze, das auch mich behütet. – Nichts wäre dem Kind natürlicher, als daß es schonend mit ihnen umgeht. Ein kleiner Hinweis würde, wenn überhaupt nötig, genügen. Aber wie gedankenlos sind oft die Eltern. In diesen Tagen sagte ein Vater, als wir die kleine Tochter davon abbringen wollten, das Bilderbuch zu zerreißen: „Lassen Sie nur, es macht nichts, sie mag das so, sie darf es zerreißen, ich kaufe wieder ein neues." Für ihn sind die Dinge käuflich, auswechselbar, vorhanden für ein augenblickliches Verlangen. Er ahnt nichts von jenem inneren Bezug, der den Dingen Lebendigkeit und Dauer verleiht. –

Im späteren Leben wird der Umgang mit diesen Alltäglichkeiten zur Gewohnheit. Die Dinge werden zu bestimmten Zwecken verwendet und gebraucht, sie haben ihre festen Eigenschaften, die man kennt und bei Bedarf benutzt. Die früheren, im lebendig fragenden Einsatz gewonnenen Erfahrungen blassen mehr und mehr ab. Ihre helle Gegenwärtigkeit ist nicht von Bestand – jedenfalls nicht für alle Bereiche und nicht für alle Menschen.

Aber für diese Zeit des frühen Zugangs zur Welt darf man sagen: die Macht des gläubigen Vertrauens, das durch die Mutter geweckt ist, verwandelt das unbekannte Dunkel in die durchsichtige Wärme einer geordneten und liebenswerten Welt, in der die vertrauten Dinge ihren Ort haben.

Ehe wir auf unsere Krankengeschichte zurückkommen, wollen wir noch kurz das bedenken, was ich eben den Ort der Dinge, „ihren Ort" nannte. Der Ort war für das Kind das heimatliche Zimmer. Der Raum, der Tisch, die Stühle, der Schrank. Dort kam die Mutter an das Bett und nahm das Kind zu sich auf den Arm, dort lernte es, die ersten Schritte zu machen, von dort ging es über die Schwelle in den Hof, in den Garten, in die weite Welt. Dorthin kam es zurück. In ihm begegnete es den frühen Dingen, dort gab es den stillen Winkel zum Spielen, in ihm stellt sich die Welt der Menschen dar, die ihn bewohnen, ihre Gewichtigkeit, ihre Herzlichkeit, ihre Ordnungen . — Weniger der Mensch in seinen Bedürfnissen wird sichtbar als der Mensch in den Eigenschaften, die über ihn hinausweisen: Liebe, Klarheit, Sorgfalt, Gläubigkeit. Nur in diesem Raum haben die Dinge ihr wahres Leben, ohne ihn wäre ein menschliches Leben nicht vorstellbar. Deswegen schafft sich auch das Kind „seinen Raum", wenn es von zu Hause getrennt die Trennung überstehen soll. Das Kind in der Klinik hält im Bett seinen Bären ganz dicht ans Gesicht, hüllt sich und ihn in die Decke; sie halten sich dicht aneinander, von der gemeinsamen Hülle umschlossen und schaffen sich den kleinen sicheren Raum der Vertrautheit, ihr Zuhause, in dem sie geborgen sind.

Das kindliche Bild trifft überraschend zusammen mit der Formulierung Heideggers, „wohnen heißt, zum Frieden gebracht sein".[2]

Das Kind gehört zu diesem heimatlichen Raum, so wie er zum Kind gehört. Auch ihn erfahren wir als etwas schützend Personhaftes. Er ist für mich da, er umfängt mich und nimmt mich auf. — Wenn ein Kind nach längerer Trennung seine Wohnung wieder betritt, dann begrüßt es sein Zimmer, streichelt den Stuhl und das Bett, setzt sich träumend glücklich auf seinen Stuhl, lächelt all dem Vertrauten zu. Dies alles, Liebe, Vertrauen, Zugehören, Glück, Geborgenheit war für unseren Patienten in dem kleinen Satz zusammengefaßt: „Ich will heim."

Vielleicht ist aber das Letzte, um das es hier geht, gar nicht der Raum, in dem Dinge und Menschen wohnen, sondern ein anderes an diesem Raum, das sich nur schwer benennen läßt. Vielleicht sind es feierliche und doch ganz schlichte Erfahrungen der Stille — der Stille am Abend beim Einschlafen oder der Stille im friedvollen Alleinsein, wenn ein Strahl der Sonne flimmernd das Zimmer durchzieht —. Augenblick einer Stille, in der sich alles Vertraute, das Zugehören, das tiefe Glück des Geborgenseins schwebend nah, zeitlos offenbart.

Wir wissen, daß diese heimatliche Welt in ihrer äußeren Gestalt hinfällig und vergänglich ist, dem Kind aber scheint sie fest und für dauernd gefügt. Für den Buben, von dem ich berichtete, ging mit dem brennenden Haus unerwartet und ganz unvorbereitet eine Ordnung unter, in die sich sein kindliches Dasein eingefügt hatte, eine Ordnung, die nach seiner bisherigen Erfahrung unzerstörbar war. Da niemand in der Aufregung des Brandes auf ihn achtet, wird er ohne Schutz von der vollen Wucht des Ereignisses getroffen. — Wir verstehen jetzt die Tiefe der Verwirrung und Ratlosigkeit des Kindes.

In seinem innersten Bestand bleibt das Wissen um ein Zuhause wohl unzerstörbar, denn es ist nicht unlösbar mit diesem einen realen Haus verbunden. Sein Wirklichkeitsbereich ist umfassender, aber das Kind kann dies noch nicht begreifen und niemand vermochte das Kind aus seiner Not zu lösen.

Der Bub lebte sich in der Klinik rasch ein. Er war ein einfaches, gut zu leitendes Kind, dabei temperamentvoll und voll Tätigkeitsdrang. — Wir wußten nicht recht, wie wir helfen sollten, zumal er, wie wir hörten, zunächst in die Notwohnung zurück mußte. Für ein aufklärendes Gespräch war er natürlich noch zu jung. Man mußte versuchen, in ihm ein neues Heimatgefühl zu erwecken. So schenkten wir ihm, gewissermaßen als Ursprungszelle einer neuen, ihm zugehörenden Welt — ein Kinderstühlchen. Er zog bald bei uns den ganzen Tag damit herum und wurde von ihm unzertrennlich.

Es gelang. — Es ging dann zu Hause gut. Er blieb auch dort unzertrennlich von seinem Stuhl. — Mit seiner Hilfe hat sich die Ordnung wieder aufgebaut.

Ich glaube, die Krankengeschichte gibt uns eine Ahnung davon, wie stark und vom Ursprung herkommend die Zugehörigkeit des Kindes zu seinem Haus, zu seiner Wohnung und all den vertrauten Dingen sein muß. Daß der Verlust das Kind in eine so tiefe Verwirrung gestürzt hat, dazu wird wohl noch ein Weiteres mitgewirkt haben: Das Kind erfuhr zum ersten Male deutlich, daß es zerstörende Kräfte gibt, die stärker sind als der Mensch — daß auch die Macht der Eltern und die Kraft des gewiß mächtigen Bauern nicht ausreichen, sie abzuhalten. — Die Schmerzen der Erfahrung zeigen die Störung der bis dahin gültigen Ordnung an, die auf den Glauben an die unbegrenzt schützende Macht der Eltern ruhte. Mit dem Verlust des heimatlichen Hauses erscheint zugleich die frühe Ahnung von der Hinfälligkeit alles Menschlichen.

Doch endet mit dieser Erfahrung nicht das Vertrauen und nicht die Liebe zur Welt überhaupt. Sie weist aber daraufhin, daß sich im späteren Leben das Vertrauen noch tiefer begründen muß als auf die Liebe der Eltern, um alles tragen zu können.

Das Bild der Heimweh-Reaktionen beim jungen Kind

Die Selbstverwirklichung des jungen Kindes wird in sehr weiten Bereichen durch seine mitmenschliche Umwelt ermöglicht und geformt. Diese Umwelt muß offenbar aber gewisse Vorbedingungen erfüllen, sie muß einen bestimmten menschlichen Gehalt haben, damit das Kind sich in der „richtigen" Weise entwickeln kann. (Was mit dem Wort „richtig" gemeint ist, soll die weitere Untersuchung an einigen Beobachtungen darzustellen versuchen.) Sind jene Vorbedingungen nicht oder sehr unvollständig gegeben, dann leidet die Entwicklung des Kindes not. Diese Störbarkeit des kindlichen Gedeihens, seine Abhängigkeit von der Umwelt, hat in der Wirklichkeit des kindlichen Lebens sehr vielfältige Anlässe. Die fast unerschöpfliche Fülle der Phänomene, in denen sie sich ausdrückt, läßt sich in ihrer mannigfaltigen Bedingtheit nicht zureichend beschreiben, ohne ins Uferlose zu geraten. Es soll deshalb versucht werden, eine einzelne Gegebenheit des kindlichen Daseins von besonderer ordnender Kraft herauszunehmen und deren Verwirklichung oder Gefährdung in großen Linien darzustellen.

Die zentrale Gegebenheit, deren Bedeutung für das Kind untersucht werden soll, ist die des Heimat-Habens; die Frage, um deren Beantwortung wir uns bemühen werden, die nach dem Verhalten des Kindes, dessen Bindung an seine Heimat ernstlich gestört wird.

In eine solche Fragestellung geht unvermeidlich das Bild ein, das der Untersuchende überhaupt vom Menschen hat, so wie zum Beispiel die Deutung der Kindheit bei Freud aus einer bestimmten, vorausgesetzten Auffassung vom Menschen entwickelt wird. Um dieser Gefahr so weit wie möglich zu entgehen, wird man sich von voreiligen Festlegungen zurückhalten müssen, wird versuchen, die Phänomene selbst möglichst genau aufzuzeigen, um auf solche Weise zu erreichen, daß sich der in ihnen liegende Sinngehalt aufdeckt.

Die Umwelt, von der wir hier also sprechen wollen, bedeutet nicht so sehr den weiten Umkreis alles dessen, was sich dem Menschen zeigen und was ihm zugänglich werden kann. Gemeint ist mit ihr vor allem auch nicht „Natur", sondern jene Menschenwelt, in die das Kind hineingeboren ist, in der es sich vorfindet: Die Eltern, insbesondere die

Mutter, Geschwister, das Zimmer, die nahen, vom Menschen geschaffenen sinnvollen Dinge. Diese Welt geht nicht gleichmäßig in die andere, unbegrenzte, große über. Sie setzt sich von ihr zwar nicht absolut ab, doch hat sie eine fühlbare Grenze, ihre eigene und eigenartige Dichte, ihre Wärme, Verläßlichkeit und Vertrautheit. Gewissermaßen im innersten Kern der ungeheuren und weiten Welt, in ihrem Mittelpunkt liegt dieser kleine ausgesonderte Raum. In ihm lebt das Kind, in ihm findet es alles, was es braucht, um sich froh zu entwickeln: Sein Haus, seine Gespielen, seine Familie. Oder umfassender gesagt: Dort liegt, von der Mutter behütet, der Raum der Heimat.

Wir Menschen sind dieser Umwelt gegenüber nicht so gestellt, daß wir uns in ihr durch ererbte, in unserer Natur festgelegte Weisen des Verhaltens zurechtfinden könnten, vergleichbar der Art, wie das Tier seiner Umwelt zugeordnet ist. Was wir zu lernen haben, steht, wie schon Herder sehr klar erkannt hat, zu dem, was uns fertig mitgegeben ist, „im größten Mißverhältnis". Wir sind bei der Geburt „aller Leiterinnen des Lebens beraubt" und werden so zum „verwaisetsten Kind der Natur".[1] Dies zunächst so hilflose Wesen ist aber mit weiten, fast unerschöpflichen Möglichkeiten begabt, sich seine Welt lernend und übend anzueignen. Jedoch muß das zunächst noch schlummernde Vermögen durch das Vorbild der Eltern und die liebende Anregung der Mutter erweckt werden. Die vorgefundene und gegebene Umwelt wird also nur dann für das Kind zur Menschenwelt, wenn es sich in immer erneuerten Versuchen den Sinngehalt und die Ordnung dieser Welt Stufe für Stufe gewinnt. Das Kind findet so seine früheste Selbstverwirklichung an den Begegnungen und Erfahrungen, die die heimatliche Welt ihm bietet. Darum kann es gar nicht anders sein, als daß tiefer reichende Störungen in den Ordnungen dieser Welt auch zu Abweichungen in der Entwicklung des Kindes führen.

Ich will versuchen, an einigen Krankengeschichten und Beobachtungen deutlich zu machen, in welcher Weise das Kind in seinem Befinden und Verhalten auf Störungen in diesem nahen heimatlichen Bereich antwortet. Da es sich bei einer solchen Betrachtung nur um die Darstellung von persönlichen Schicksalen handeln kann, um die Lebenssituation des einzelnen Kindes, ist eine statistische Bearbeitung nicht sinnvoll und wäre auch nur in begrenztem Umfange möglich. Doch wird, wie ich hoffe, deutlich werden, daß sich an diesen Einzelschicksalen mit ihren pathologischen Reaktionen zugleich Gemeinsames und allgemein Gültiges darstellt.

Die für das junge Kind ungünstige Situation ist dann zu erwarten, wenn ihm unvermutet sein bis dahin ungestörtes, glückliches und selbstverständliches Zuhause entschwindet, die Situation also des plötzlichen und unvorbereiteten Verlustes einer echten und behüteten Heimat.

Das erste Beispiel ist zunächst überraschend, nicht nur, weil es einen sehr jungen Säugling betrifft, sondern weil „Heimat" hier die Klinik war, „Fremde" das Elternhaus. Wir haben ähnliche Bilder, insbesondere bei Säuglingen, die lange wegen schwerer Erkrankung in der Klinik waren und dann nach Hause entlassen wurden, so oft erlebt, daß wir an ihrer Gültigkeit nicht zweifeln. Verwandte Reaktionen gibt es natürlich auch sonst, Beispiele lassen sich unschwer finden. Ich gehe aber hier deshalb von einer solchen Beobachtung aus, weil wir diese Kinder durch die vorausgehende langdauernde stationäre Behandlung in ihrem Wesen und ihrer Eigenart gut kannten.

Ein wenige Tage altes Neugeborenes wird mit akuter Enteritis bewußtlos und toxisch, mit ausgeprägter dekompensierter Azidose in fast aussichtslosem Zustand gebracht. Gegen alle Erwartung erholt sich das todkranke Kind. Vor allem war dies der aufopfernden Pflege der Stationsschwester zu danken. Auch in den nachfolgenden Wochen wird es fast ausschließlich von dieser Schwester versorgt, beginnt ihr zuzulächeln, findet mit ihr seinen ersten Zugang zur Welt und wird ein froher, gesunder, blühender Säugling. Mit sieben Wochen wird er der Mutter übergeben und kommt zu Hause in sehr günstige Lebensverhältnisse. Schon am Abend ruft aber die Mutter an, weil sich das Kind so verändere: Es ist unruhig, weint und jammert, lacht nicht mehr, will nicht mehr trinken. Wir trösten die Mutter und raten zum ruhigen Abwarten. Am folgenden Tag jedoch nehmen die beängstigenden Symptome zu. Es trinkt fast gar nicht, erbricht, reagiert nicht mehr, liegt wie schwerkrank im Bettchen. Die Mutter, die sich die größten Sorgen macht, fürchtet ein Wiederaufflackern der Krankheit und bringt das Kind zurück. – Wir finden es völlig verändert; es sieht aus, als ob es eine schwere Krankheit in sich trüge, blaß mit schlaffer Muskulatur und welker Haut, fast bewegungslos und ohne Anteilnahme, mit großen, zurückgesunkenen, dunkel umränderten Augen. Ganz besonders auffallend und merkwürdig ist der eigentümliche Ausdruck angstvoller Verwirrtheit im Gesicht, das Bild einer tiefen Ratlosigkeit. – Als die Schwester es wieder übernahm, ging der leichte Anflug eines Lächelns über das Gesichtchen, aber es vergingen noch mehrere Tage, in denen wir im Zweifel blieben, ob nicht doch eine organische Krankheit ausbricht. Danach fand das Kind sich langsam wieder und erholte sich.

Es überrascht, daß allein der Übergang des Säuglings aus der Sorge der Schwester auf die Mutter eine solch bedrohliche Reaktion auszulösen vermochte. – Auf welche Weise konnte dieser Säugling mit der Person der pflegenden Schwester so nah und eng verbunden sein, daß die Trennung ihn offenbar in eine fast unlösbare Verwirrung stürzte? – Da waren bisher immer die gleichen Hände, die aufnehmen und tragen, die baden und füttern, zärtliche Bewegungen und Haltungen, in die das Kind sich einschmiegt. Immer wieder beglückte von neuem das Hereinholen und Einbeziehen in den Raum mütterlicher Umhegtheit, das schützende Darüberbeugen. Da sind Augen, die schauen, eine Stimme von besonderem, vertrauten Klang, der das Kind im Lächeln antwortet.

Dies alles fehlt plötzlich, alles ist verwandelt, unbegreifbar fremd. Die Welt, die noch eben warm und vertraut und selbstverständlich war, ist verloren und für das verlassene Kind ausgelöscht.

Sicherlich erfährt der Säugling diesen Zustand nicht in dieser ausdrücklichen Weise, in der ich ihn darstelle, aber die entscheidenden Grundphänomene: Das Entschwinden alles Festen, die gänzliche Verwirrung und auflösende Ratlosigkeit scheinen mir ganz unverkennbar.

Das Bild dieser Heimwehreaktion (nach der Klinik) zeigte auch bei den anderen Säuglingen, die wir beobachteten, stets diese gemeinsamen Merkmale: Sie sind verstört, verwirrt, dem beruhigenden Zuspruch unzugänglich, einer ständig zunehmenden Angst und ängstlichen Unruhe preisgegeben. An körperlichen Symptomen herrscht der Eindruck der schweren Allgemeinstörung vor. Er ist bedingt durch Blässe, eingesunkene, überwache Augen wie bei Übermüdung und die Erschlaffung in Muskulatur und Haltung. Störungen der Nahrungsaufnahme bis zur Nahrungsverweigerung sind die Regel, oft verbunden mit Erbrechen und Durchfällen, nicht selten sehr schwerer Art. Auch beobachteten wir in auffallender Häufung kurz nach der Entlassung sich einstellende hohe Temperatursteigerungen. Teils war dabei – ganz unerwartet – die vorausgehende Erkrankung rezidiviert, teils waren die objektiv faßbaren Befunde nur ganz unscheinbar. Die Mehrzahl dieser Kinder entfieberte nach ihrer „Heimkehr" in weniger als 24 Stunden; nur vereinzelt bleiben die Temperaturen noch länger erhöht.[2]

Ein sicherer Zusammenhang zwischen Heimwehreaktion und diesen fieberhaften Infekten läßt sich daraus noch nicht ableiten. Aber vor allem die meist rasche Entfieberung machen die inneren Verknüpfungen wahrscheinlich. Diese Wahrscheinlichkeit wird durch andere gesicherte Befunde noch erhöht, denen wir später begegnen.

Im gesamten Verhalten ist es die „Ratlosigkeit", die das Erscheinungsbild bestimmt. An ihr wird deutlich, daß etwas verloren ging, das bisher dem Kind Sicherheit gegeben hatte, eine Ordnung, der das kindliche Leben zugehörte – ein Mensch, der „Rat" wußte, der diese Ordnung erhielt und bewahrte. „Ordnung" ist dabei jedoch ein zu enges Wort, um den Reichtum der Geborgenheit und das völlige Vertrauen auszudrücken, mit dem das Kind in seiner Welt beheimatet war.

Vielleicht vertieft es das Verständnis für die Größe des Verlustes, wenn ich auf Beziehungen zu altnordischen Vorstellungen verweise, die ich dem Werk von Grönbech „Kultur und Religion der Germanen" entnehme. Dort kann – vergleichbar dem Kind in der Familie – der einzelne nur im Bereich der Sippe sein Dasein verwirklichen. Wenn er die Sippe und damit sein „Heil" verliert, wird er „ratlos". Für den Nordländer bedeutet Ratlosigkeit „Unfähigkeit, einen Weg zu finden". Sie bewirkt „Kraftlosigkeit, Angst und Dumpfheit". „Die Kraft zur Freude selbst" ist gestorben, die Fähigkeit zum Handeln ist getötet, die Energie wird aufgelöst und weicht einem Zustand, den der Nordländer mehr als alles andere fürchtete: der Ratlosigkeit.[3]

Man fragt sich, wie nachhaltig und nachwirkend diese tiefen Erschütterungen beim Säugling wohl sein mögen. Wir wissen es nicht sicher; aber manche Mütter meinen, daß sie bei ihren Kindern die Wesensveränderungen noch nach Wochen spüren. Man kann vermuten, daß sie besonders bei Wiederholung frühzeitige Erfahrung menschlicher Ungesichertheit hinterlassen.

Auch beim älteren Säugling und Kleinkind ist das Bild des plötzlichen Verlustes der alten Heimat ein ganz ähnliches, uns nur bekannter als heftige Heimwehreaktionen älterer Kinder. Wir erlebten sie in allen Schweregraden, zum Beispiel als Folge der Aufnahme in die Klinik. Meist macht das verlassene Kind zunächst mit heftigem Schreien, motorischen Ausbrüchen, weinerlichen Rufen nach der Mutter seinem bedrängten Herzen Luft. Es wird zornig-aggressiv, unmutig, reizbar gegen Schwester und Arzt, es lehnt jede Verbindung, jeden Versuch eines freundlichen Gesprächs brüsk ab.

Gelingt die Eingewöhnung nicht, wie beispielsweise manchmal bei bäuerlichen Kindern aus abgeschiedenen Gehöften, dann ändert sich das Wesen des Kindes. Man kann dabei, wie mir scheint, ein zweites Bild von den Anfangserscheinungen abheben, wobei das eine zum anderen allmählich übergeht: Die heftigen, noch kraftvollen Reaktionen treten zurück, das Kind wird stiller, es weint, besonders am Abend und am Morgen, leise vor sich hin. Am Tag sitzt es unbeweglich im Bettchen, starrt mit schwermütigen Augen, die nicht begreifen, nach unten. Es spielt nicht mehr, es nimmt an nichts Anteil. Noch später sieht man es auch nicht mehr weinen, es lacht nie, es schaut nur müde und hoffnungslos auf, wenn der Erwachsene sich um das unglückliche Kind bemüht. Selbst der frühere Schmerz ist in der dumpfen Leere eines Daseins erloschen, das nicht mehr teilhat am übrigen Leben.

Daß eine solche langsame Verwandlung schon den Säugling treffen kann, wenn er die innige Beziehung zu seiner Mutter verliert, soll die nachfolgende Krankengeschichte belegen:

Sie betrifft einen drei Monate alten Säugling, das erste Kind aus einer glücklichen Ehe. Bis vor sechs Wochen war es bei ausschließlicher Muttermilchernährung prachtvoll gediehen. Dann begann es unlustig zu trinken, nahm immer weniger, verlor seine frühere Munterkeit, wurde still und weinerlich und blieb erheblich in der Gewichtszunahme zurück, obwohl Milch im Überfluß vorhanden war. Die Mutter brachte schließlich ihr Kind wegen der unüberwindlichen und beängstigenden Nahrungsverweigerung in die Klinik. – Wir fanden bei der Aufnahme und der weiteren Beobachtung die Angaben der Mutter bestätigt. Milch war reichlich vorhanden, das Kind trank aber nicht, auch nicht aus der Flasche. Es war abweisend und still, sah elend aus und war diesem Zustand entsprechend körperlich untergewichtig und dystroph. – Da keinerlei Erkrankung zu finden war, die die dystrophierende Störung hätte erklären können, suchten wir zu erfahren, ob nicht vielleicht in den letzten Wochen in der Beziehung zwischen Mutter und Kind eine Störung oder Entfremdung eingetreten sein könnte, so wenig wahrscheinlich dies auch bei der echten Besorgtheit und Liebe der Mutter schien. – Das führte zu einer überraschenden Klärung: Die Mutter war in einer ersten kinderlosen Ehe kriegsgetraut. Ihr Mann blieb nach Kriegsende vermißt und wurde schließlich als tot erklärt. Aus einer zweiten glücklichen Ehe stammte dann der kleine Patient als erstes Kind. Vor sechs Wochen, unmittelbar, bevor die Krankheit des Kindes begann, erhielt die Mutter die Nachricht, daß ihr erster Mann noch lebte und heimgekehrt war. – Die Tiefe der Bestürzung, die Unsicherheit der eigenen Lage und die Unklarheit der zukünftigen Entwicklung bedrängten die sonst ausgeglichene und ihrem Kind schlicht zugetane Mutter. – Nun wurde die Sicherheit der kindlichen Welt wankend, nicht in der faßbaren äußerem Fürsorge, die unverändert blieb, aber über jene schon besprochenen Wege der Gebärde, des geduldigen und freundlichen körperlichen Aufnehmens, der warmherzigen Ansprache, die ihren vertrauten Klang verliert.

Bei diesem Kinde konnte bald eine Klärung der Lage geschaffen werden, die ihm seine Heimat und damit die Gesundung wiedergab. – Aber wie oft gelingt das? Wie oft sind Schicksale, die dem geschilderten vergleichbar wäre, nicht wieder gut zu machen?

Ich will damit zum Ausdruck bringen, daß diese Krankengeschichte, so außergewöhnlich sie auch sein mag, zugleich etwas Allgemeines von großer Bedeutung zur Darstellung bringt: Jene folgenschwere Lockerung des innigen Aufeinander-Abgestimmtseins von Mutter und Kind, die durch die einsetzende und anhaltende Erschütterung der Mutter eingeleitet wird. Mit ihr dringt etwas Auflösendes, ein rätselhaft bedrängender Mangel in die bis dahin dichte und warme heimatliche Geborgenheit ein.

Wie von selbst stellen sich, wenn wir von Heimat sprechen, Ausdrücke ein von der Nähe und Dichte, vom Reichtum und der Fülle dieses heimatlichen Raumes. Sie meinen etwas von größter Bedeutung für den Menschen überhaupt, gründen sich auf Erfahrung einer Wirklichkeit, die wir wohl kennen, die aber einer eindeutigen Beschreibung zu widerstreben scheint.

Vielleicht macht der Mangel deutlicher, was gemeint ist: Wir alle haben an uns selbst – zum Beispiel in Zeiten äußerster Vereinsamung – Zustände erfahren, in denen wir uns gleichsam entleert und ausgehöhlt empfanden. Menschen und Dinge um uns sind abgerückt, fremd und unbegreifbar geworden; ja, wir selbst haben die Nähe zum eigenen Ich verloren. – Im Gegensatz dazu erleben wir etwa im intensiven Gespräch mit einem vertrauten Freund, oder beim Wiedersehen mit dem aus dem Krieg heimkehrenden Sohn, aber auch bei der Begegnung mit einem Kunstwerk, in dieser Begegnung zugleich eine Dichte des eigenen Seins, eine Fülle, die sich in uns ausbreitet und überströmt. Allein dieses Überströmen entbindet die schöpferischen Kräfte in uns; denn wir sind im Eigentlichen schöpferisch nicht aus Not, sondern im Glanz eines Reichtums, der nicht nach Bedürfnissen fragt.

Trägerin dieser Fülle, die das noch schlummernde kindliche Sein aufnimmt, ist die Mutter. In der Wärme des täglichen Miteinanderseins wird jene Freude am Suchen und Entdecken erweckt, die den richtigen Zugang zur heimatlichen Welt ermöglicht. Nur aus der zentralen Bedeutung, die diese gegenwärtige Fülle für das Kind hat, wird verständlich, warum alles, was von der Mutter her die fruchtbare Dichte dieser Gemeinsamkeit beeinträchtigt – mag es in noch so verschiedenen Anlässen begründet sein –, diese deutlichen und oft sehr nachhaltigen Störungen zur Folge haben kann.

Um das Bild noch lebendiger zu machen, das sich entwickelt, wenn über lange Zeit keine rechte Heimat für das Kind gegeben ist, soll noch über eine weitere Krankengeschichte berichtet werden. Sie wird zeigen, daß wir den entscheidenden Mangel zunächst selbst nicht erkannten. Ich bin überzeugt, daß wir ihn bei ähnlichen Befunden häufig übersehen, wenn wir nicht ausdrücklich nach ihm suchen. Jedenfalls, seitdem wir diese Möglichkeiten sorgfältiger beachten und nach ihnen mit einiger Geduld und Ausdauer fragen, entdeckten wir eine fast bedrückende Anzahl ähnlicher Schicksale.

Ein achteinhalb Monate alter Säugling wurde in verhältnismäßig gutem Allgemeinzustand zur Zeit einer epidemischen Viruserkrankung wegen eines hartnäckigen Infekts der Luftwege aufgenommen. Während der vier Wochen, die er in der Klinik war, blieb er verstimmt, elend und anfällig, neigte zu Durchfällen und nahm etwas an Gewicht ab. Gegen unseren Rat holte die Mutter ihn plötzlich ab. – Die häuslichen Verhältnisse waren ungünstig, die Eltern und zwei Kinder lebten in einem Zimmer ohne Küche, vor allem aber stritten sich zwei ständig eingreifende, sich gegenseitig bekämpfende Großmütter um Erziehung und Ernährung, eigentlich um den „Besitz" des Kindes, und ließen weder das Kind noch die Mutter zur Geltung kommen. Schon nach 6 Tagen brachte eine der Großmütter den Jungen wieder. Er hatte bei heftigem Durchfall viel erbrochen und nur wenig getrunken, er sah sehr schwer krank, verfallen und ausgetrocknet aus, hatte von 7100 g bei der ersten Aufnahme auf 5800 g abgenommen. Trotz aller Bemühungen in der Ernährung, trotz Infusionen und Transfusionen, unter Verwendung antibiotischer Mittel, verfiel das Kind während der folgenden vier Wochen unaufhaltsam. Mit welker, schlaffer, faltiger Haut, kümmerlicher Muskulatur, Untertemperatur, greisenhaftem, teilnahmslos verschlossenem Gesichtsausdruck bot es das Bild der schwersten Atrophie. Im Alter von fast einem Jahr wog es mit 5300 g nur 2 kg mehr als bei der Geburt. – Wir sahen es hoffnungslos dahinwelken.

Im Verlauf der Erkrankung hatten wir immer mehr den Eindruck gewonnen, daß die unglücklichen und unerträglichen Verhältnisse zu Hause mitbestimmend an der mangelnden Lebenslust und Lebenskraft des Kindes waren. Da aber bei der umfangreichen klinischen Arbeit niemand sich so hingebend mit dem Kind befassen konnte, wie es notwendig gewesen wäre, wenn wir dem Kind die fehlende Heimat ersetzen wollten, machten wir – selbst zweifelnd – einen letzten Versuch: Wir übergaben das Kind einer jungen mütterlichen Pflegerin, die sich ihm auf der Station ausschließlich widmen durfte.

Und nun ereignete sich das Wunderbare. Ohne Änderung der bisherigen Therapie ging nach 8 Tagen das erste freundlich zugewandte Lächeln über das runzlige Gesichtchen. Von da an ging die Gewichtskurve fast geradlinig nach oben; schöner noch war die strahlende Freude, mit der der Kleine seine Pflegemutter begrüßte. – Vier Wochen später erschienen wieder die beiden Großmütter und holten ganz unvorbereitet den Kleinen nach Hause. Aber schon nach zwei Tagen brachten beide, diesmal aus Erschöpfung geeint, ihn wieder zurück. Er hatte zu Hause ununterbrochen geschrien und geweint, war „wie vom Teufel besessen“, hatte erbrochen und kaum noch getrunken.

Er war noch völlig verstört, als er kam. Nachdem er sein früheres Bettchen wieder bezogen hatte und die Pflegemutter bei ihm saß, war auch die alte Heimat wieder da und das Glück des Wiederfindens groß.

Der hier fast heitere Abschluß der Krankengeschichte zeigt nochmals die Folgen des unvermittelten Verlustes der Heimat. Aber es war nur das Nachspiel einer äußerst schweren dystrophierenden Störung. Ihr wäre der kleine Patient mit Sicherheit erlegen, wenn die mütterliche Wärme der Pflegerin das Kind nicht dem Leben zurückgewonnen hätte. Das Wort „Zurückgewinnen“ scheint mir die innere Verfassung dieses Kindes zutreffend darzustellen: Jedes Zeichen einer freudigen Zuwendung zum Leben fehlt; weder sitzt das Kind, noch greift es, es spielt nicht und lacht nie. Teilnahmslos abwesend liegt es in sich verkümmert im Bett, ohne Verbindung, ohne Zugehörigkeit zu einer fremden und leeren Welt. – In voller Entsprechung dazu schwindet sein Körper dahin. Auch hier finden sich in vielen Varianten Störungen in der Ernährbarkeit des Kindes, wie Nahrungsverweigerung, Appetitlosigkeit, Erbrechen und Durchfälle. Aber auch ohne sie verkümmert das Kind, dystrophiert in beängstigender Weise, Infekte aller Art häufen sich und beschleunigen den Verfall. – Hierbei bedeutet es für den Ablauf nur wenig, ob ursprünglich eine glückliche Heimat vorhanden war, die für lange verlorenging, oder ob sich, wie in der geschilderten Krankengeschichte, alte, lang bestehende Mängel langsam vertieften.

Wir standen bei der Beobachtung dieses Verlaufs ganz unter dem Eindruck, daß alles, was wir bei dem ursprünglich scheinbar gar nicht so schwer geschädigten Kind auch unternahmen – und wir hatten alle diätetischen und medikamentösen Möglichkeiten eingesetzt – ohne entscheidende Wirkung blieb. Nichts konnte den Verfall aufhalten.

Ich möchte dies noch entschiedener formulieren: Wenn dem Säugling die mütterliche Wärme und Fülle abgeht, wenn er – nur äußerlich versorgt – vereinsamt und auf sich verwiesen leben soll, dann ist er wirklich „das verwaisetste Kind der Natur“. Keine noch so vollkommene medizinische Technik kann ihn dann ins Leben zurückholen. – Wir sind als Menschen von allem Anfang an in Gründen verwurzelt, die in einer anderen Tiefe liegen, als alles, was durch Technik gewandelt werden kann.

Es gibt noch eine letzte, schwerste Form der Heimatlosigkeit für jene Kinder, die von Anfang an eine nur ganz unzureichende Heimat hatten. Gerade zu dieser Frage kennen wir Schilderungen und Beobachtungen von eindringlicher Deutlichkeit. Sie stammen meist aus Heimen, die zahlenmäßig nur ganz ungenügende Pflegekräfte zur Betreuung der Kinder einsetzen konnten. Auch hier wurde unser Blick für die Problematik durch eigene Beobachtungen geschärft.[4] Diesen Kindern fehlt das Zuhause in der äußeren Form nicht. Sie leben in Heimen teilweise unter günstigen hygienischen Bedingungen. Was aber zur wirklichen Heimat fehlt, das ist die Mutter. v. Pfaundler hat schon 1909 die Auswirkung des „Hospitalismus" klar gesehen. Er schreibt: „Die Reaktion der Unruhe auf das Sich-Selbst-Überlassensein hört da nach Tagen bis Wochen auf und dann setzt langsam fortschreitender Verfall ein, dessen Zeichen fast die ganze Pathologie des ersten Lebensjahres einschließen können."[5] Pfaundler hat Bestätigung gefunden und Widerspruch erfahren, wie etwa durch Finkelstein.[6] Die Erfolge der dann rasch sich entwickelnden Ernährungstherapie haben wohl diese Gedanken vergessen lassen.

Der Zustand dieser Kinder gleicht also in den Grundzügen dem, was wir bei langdauerndem Mangel an Heimat schon beschrieben; nur ist alles noch viel schwerer geworden. Zwei- und Dreijährige sind in der Entwicklung auf der Stufe des Säuglingsalters. Sie sind selbst im Sitzen noch unsicher. Sie sprechen und sie spielen nicht, sie machen den Eindruck schwachsinniger, teilnahmsloser, gefühlsarmer Geschöpfe. Die dystrophierenden Einflüsse erreichen bei diesen elenden und dahinkümmernden Wesen solche Ausmaße, daß zum Beispiel das Körpergewicht eines Dreijährigen noch unter dem eines normalen einjährigen Kindes liegt, daß sogar das Körperwachstum weit zurückbleibt.[7]

In dem nur körperlich versorgten jungen Kind, dem der Reichtum einer wirklichen Heimat fehlt, werden die entscheidenden Kräfte nicht geweckt, die ihm die Menschenwelt eröffnen. In solchen Wesen verkümmert damit zugleich das körperliche Dasein. Es erlischt in der Leere einer Welt, in der es nichts Verläßliches gibt, die sinnlos bleibt, weil sie keine Heimat bietet.

Wir haben den Zustand des Kindes, das unerwartet seine Heimat verliert, als „Ratlosigkeit" gedeutet. Wenn wir für den langanhaltenden Mangel an Heimat für dies dahinsiechende und schließlich verwelkende Leben einen zusammenfassenden Ausdruck wählen wollen, so ist es das „Leben ohne Hoffnung".

Die anthropologische Bedeutung der Hoffnung für den Menschen darzustellen, würde weit die hier gegebenen Möglichkeiten überschreiten. Ich darf aber darauf verweisen, daß sich in der modernen Philosophie eine vertiefte Besinnung auf das Wesen der Hoffnung vollzieht (Gabriel Marcel, O. F. Bollnow, in medizinischer Fragestellung H. Plügge).[8] Durch sie wird deutlich, wie sehr der Mensch — auch wenn er selbst darum ausdrücklich gar nicht weiß — Hoffender sein muß, wenn er nicht der Gefahr der Vereinsamung und unfruchtbarer Erstarrung preisgegeben sein soll; denn Hoffnung ist nicht lediglich „ein subjektives Anregungsmittel", „sie ist im Gegenteil ein vitaler Bestandteil eben des Vorganges, durch den eine Schöpfung entsteht".[9] Die hier mitgeteilten Beobachtungen bestätigen diese Erkenntnisse unübersehbar in einer neuen Tiefe: In einem hoffnungslos entleereten Dasein stirbt auch der Leib ab.[10]

Dazu decken sie — zunächst für das Kind — die unlösbare Zusammengehörigkeit von Heimat-Haben und Hoffen-Können auf: Das Geborgensein in der Fülle der Heimat schafft jenes feste und tiefe Vertrauen in eine sinnvolle Ordnung des Gegenwärtigen, das in der Richtung auf Zukünftiges Hoffnung ermöglicht.

Man muß, wie mir scheint, aus den mitgeteilten Beobachtungen folgern, daß es im „Bauplan" des Menschen vorgesehen ist, daß er als Kind in eine Heimat liebend aufgenommen wird, daß es ihm zugemessen ist, an einer mütterlichen Hand in das Leben eingeführt zu werden. — Heimat ist weder allein die naturhaft-animalische Vorbedingung des Gedeihens, noch eine nur begünstigende Vereinfachung der auch sonst möglichen Einfügung in die Welt. — Heimat-Haben gibt dem Kind den festen Grund, den es braucht, damit sich in ihm menschliches Sein in seinem vollen Umfange verwirklichen kann. Es liegt in der Freiheit des Menschen, dem Kind Heimat zu schaffen, richtiger: Heimat aus dem Überströmen der Zuneigung zu schenken oder sie ihm zu versagen.

Einige der wesentlichen Folgen der Weigerung habe ich darzustellen versucht. Hierfür sind zwar ausgeprägte, dabei aber nicht besonders ungewöhnliche Beispiele ausgewählt. Die vielfältigen Störungen jedoch, die einem teilweisen Heimatverlust, einer nicht voll genügenden Heimat zuzurechnen wären, mit ihrer reichhaltigen klinischen Phänomenologie, sind hier ganz übergangen.

Trotz der weitgehenden Vereinfachung also, die ich nicht besser zu vermeiden wußte, wird deutlich geworden sein, warum uns als Ärzte der Mangel an Heimat, auf den wir zunehmend häufiger treffen, so sehr bedrängt. Als eine verborgen wirkende, von innen her zerstörende Macht, die den Reichtum und die Fülle des kindlichen Lebensgefühls entkräftet, entzieht er in frühester Zeit Grunderfahrungen, an denen ungeteiltes menschliches Sein sich ausformen sollte.

Unsere Möglichkeiten, zu helfen, sind eng begrenzt. Wohl sehen wir die Verlassenheit dieser Kinder oder ahnen sie; wir können manches tun, ich unterschätze es gewiß nicht. Diese Not übersteigt aber wahrhaft den Bereich, in dem wir als Ärzte zu führen vermögen. Darüber sollten wir uns, meine ich, keiner Täuschung hingeben. Wir sind nur bescheidene Mitwirkende, die bei der Begegnung mit dieser entleerten Welt oft genug selbst den ganzen Mut anrufen müssen, um Hoffende bleiben zu können und nicht einer eingestandenen oder in Geschäftigkeit getarnten Resignation zu erliegen.

Von der Eigenart jugendlichen Verhaltens

Wir alle wissen aus vielfältigen Erfahrungen, daß die Möglichkeit, jugendlich zu denken, jugendlich zu fühlen und sich jugendlich zu verhalten nicht unbedingt an das Lebensalter gebunden ist. Wir würden sogar dem zustimmen, daß der Weisheit und Güte des gereiften alten Menschen eine Offenheit des Verstehens zugehört, die von einem warmherzigen jugendlichen Anteilnehmen getragen ist. Jugendlichkeit des Verhaltens und Reife der Persönlichkeit schließen sich demnach nicht aus.

Gewissermaßen als Gegenstück dazu begegnen wir Personen, die an Jahren jung, aber innerlich festgelegt und unbeweglich, nichts mehr von Jugendlichkeit des Wesens zeigen. Selbst an Kindern finden wir mitunter „alte" Züge, nicht nur bei jenen, die der Sprachgebrauch deswegen als „altklug" bezeichnet. – Wir unterscheiden also bei solchen Urteilen das „innerliche" Altwerden eines Menschen von einem dazu äußerlichen, vom Altwerden des Körpers in seiner Gesamtheit.

Zugleich geht wohl immer in eine solche Gegenüberstellung eine bestimmte Wertung ein. Jugendlich bleiben gilt als Vorzug, verdient Anerkennung. Etwas von einem wichtigen Bemühen, das geleistet werden muß, ist in diesem Urteil enthalten.

Die nachfolgende Untersuchung über die Eigenart jugendlichen Verhaltens wird wesentlich unter den zahlreichen sonst noch gegebenen Möglichkeiten eben diesen beiden Fragen nachgehen: Worin das Bemühen liegt, von dem wir sprachen, und in welchen Zusammenhang kindlichen Weltzugangs überhaupt es eingefügt ist. Und dann der Frage, worauf diese in unseren Urteilen mitlaufende Bewertung sich gründen mag.

Zunächst soll eine einfache alltägliche Beobachtung in den gemeinten Fragenbereich einführen: Während der Ferien auf dem Land höre ich, wie der ungefähr zweieinhalbjährige Bauernbub geschickt wird, um von der Wiese vor meinem Fenster einen kleinen Korb hereinzuholen. Der Weg führt vom Gang aus noch innerhalb des Hauses über eine hohe Steinschwelle hinunter in den Vorraum und dann nach außen. Diese Steinschwelle macht ihm noch wegen ihrer Höhe einige Schwierigkeiten. Vom Fenster aus kann ich sehen, wie er den Korb nimmt und zurückgeht, aber er kommt nicht an. Man hört, daß er sich draußen im Gang geräuschvoll bewegt und hört ihn sprechen. Sein eigener Name Rudi ist zu erkennen und dann ein nicht ganz deutliches Gespräch in seiner Mundart mit der Treppe. Beim Nachschauen gibt sich folgendes Bild: Der Großvater hat ihm innen an der Hauswand neben der steinernen Stufe erst vor wenigen Tagen in der für ihn richtigen Höhe einen schönen glatten einfachen Holzstab als Geländer angebracht, an dem er sich festhalten kann. Dieses Geländer studiert er, es abtastend, ganz dicht mit den Augen davor, genau und immer wieder. Dann erprobt er die hohe Stufe: hinauf, umkehren, hinunter, mit Festhalten am Stab, ohne Festhalten, den Korb abwechselnd in der rechten und linken Hand. Sein Gesicht strahlt vor Glück und Eifer, während er völlig hingegeben und versunken seine Versuche unternimmt. Dabei spricht er mit der Treppe und dem schönen, glatten Holzgeländer, das ihn sichtlich entzückt. – Daß er nicht ankam, war nicht Ablenkbarkeit und auch nicht Vergeßlichkeit, ihm war unterwegs der große Stein begegnet – dieser alte Bekannte, den er schon so oft zu übersteigen hatte. Jetzt hat er in dem glatten Holzstab einen neuen Helfer; man mißt die Kräfte aneinander, stimmt sich gegenseitig aufeinander ab, Geländer und Bub auf der einen Seite, der Stein als Partner auf der anderen. – Noch für lange Zeit wird der Stein dieser Partner bleiben, an dem man sich erproben kann. Man kann ihn in mannigfacher Weise ersteigen, kann in einem Anfall von Mut auch herunterspringen, man kann seine Härte prüfen. Oft wird er Sitzplatz sein. Spieltisch. Immer verrät er noch Neues von sich.

Ursprünglich war der Stein fremd, dann wurde er vielleicht als erstes an der Hand des Großvaters Zugang zum Haus. Später versucht sich das Kind allein an ihm. Und da zeigt er eine unerschöpfliche Fülle von Möglichkeiten und Eigenschaften. Er hat sein eigenes Wesen, seine sinnvoll ihm zugehörenden Gehalte. Doch sind diese nicht von Anfang an offenbar. Das Kind entdeckt sie, sie zeigen sich ihm, während es prüft und sucht und sich bemüht, unvermittelt in plötzlichen beglückenden Erhellungen, wie eben jetzt im Umgang mit der schönen Stange.

Nur in solchen Erhellungen wird die Welt dem Menschen in seiner frühen Jugend zugänglich. Es gibt einige Berichte darüber, frühe Erinnerungen, die meist im Dunkel der Kindheit versinken. Sie lassen immer wieder erkennen, wie nach einem oft langen und ergebnislosen Bemühen unerwartet wie in einer Erleuchtung das bis dahin Unverstandene sinnvoll und durchsichtig wird.

Eine solche Erfahrung schildert Erika Hoffmann. Sie konnte in frühem Alter schon Buchstaben lesen und Worte zusammensetzen. Trotz aller Bemühung blieb aber das bedruckte Blatt ein fremdes, unzugängliches Gegenüber. Der Sinn des Gelesenen ging ihr nicht auf. Die Wendung brachte ein kleiner Satz: „Dieser denkwürdige Satz war: Das Haus hat ein Dach. Es ist schwer zu beschreiben, was ich empfand; denn ich hatte gar keine Worte dafür. Heute kann ich sagen: ... daß das Wort die Wirklichkeit spiegelt, das ging mir an diesem Satz auf ... Die blitzartige Erkenntnis durchbebte mich wie ein Sturm, ein ungeahntes Entzücken durchfuhr mich, ich schaute in einen geistigen Zusammenhang und war überstrahlt von diesem Glanz."[1]

Oder aus dem „Selbsterzählten Leben" von Barlach: „Beim Streifen durchs Fuchsholz aber fiel mir die Binde von den Augen und ein Wesensteil des Waldes schlüpfte in einem ahnungslos gekommenen Nu durch die Lichtlöcher zu mir herein – die erste von ähnlichen Überwältigungen in dieser Zeit."

Diese Einsichten werden also nicht durch systematisches, rationales Denken oder Anleiten gewonnen, sie „schlüpfen herein". Überwältigende Gegenwärtigkeiten, die zugleich mit Ahnungen erfüllend über sich hinausweisen. Barlach sagt: „Wie das Zwinkern eines wohlbekannten Auges durch den Spalt des maigrünen Buchenblätterhimmels".[2]

Auch die Schwelle, der Stein zeigt sich dem Kind in dieser Weise. Er verrät etwas von sich, er gibt Antwort, wenn man ihn ausdauernd genug befragt; er hat ein eigenes Dasein. Daher ist er auch für das Kind „lebendig". Dabei bleibt das Andere ein Anderes, aber es zeigt sein umgängliches Wesen. Der fremde Stein wird vertraut.

Der ganze lange Weg dieser Partnerschaft ist ausgefüllt mit solchen Erfahrungen nahen Zusammengehörens. – Vielleicht ist es gut, darauf hinzuweisen, daß diese Art des Umgehens im Eigentlichen keine spielerische ist. Im Spiel kann der Bauklotz z. B. Turm oder Mann oder Auto sein. Ihm wird eine schon bekannte Rolle zugeteilt, in der er mitspielt. Hier bleibt der Stein der Eigene, Unbekannte, der erst diesem hingegebenen Suchen sein Wesen zeigt. Nach einer längeren Zeit allerdings wird alles erfahren sein. Das Kind kennt dann den Stein und setzt sein Kräfte ohne bewußte Beachtung in die erforderliche Beziehung. – Das Darüber-Gehen wird „gewohnt". – Wir können diese Verschiebung auch so beschreiben: Der „vertraute" Stein wird zum „gewohnten".

Die steinerne Schwelle an der Haustür, erst fremd, dann Partner, Urort lebendiger Erfahrungen, wird gleichgültig, distanziert, unbeachtete Stufe. Sie steht jetzt nicht mehr im Bezug zur Person des Kindes, sie dient ihm nicht mehr, sondern sie dient zu etwas, ist technisches Hilfsmittel geworden. – Eben in dem Maß, in dem kindliches lebendiges Umgehen verblaßt und nur der Gebrauchswert bestimmt, wird auch die steinerne Schwelle zum festgelegten und unwandelbaren Ding, das der Person des Kindes sich wieder entfremdet. Das Eigenwesen, das noch immer Neues von sich zeigte, ging verloren; es wird als kindliche Torheit abgetan. Der Stein ist tot.

Wir würden aber einem folgenschweren Irrtum verfallen, wenn wir wirklich glaubten, dies alles sei kindliche Torheit gewesen. Es verrät vielmehr die beim Kind noch so durchsichtige, klare und unmittelbare Art, mit Neuem, dem Verlockenden, aber noch Unbekanntem umzugehen. – Sie gilt auch für uns Erwachsene in ganz gleicher Weise: Nur wer sich dem Neuen etwa in der Begegnung mit Menschen oder in der Kunst völlig aussetzt, dem zeigt dieses Fremde sein Wesen. Doch ist es für unsere menschliche Natur unvermeidbar, daß vieles ursprünglich lebendig Erfahrene allmählich seine Leuchtkraft verliert, zum markierten Ding, zum stereotypen Verhalten wird. Selbst die nächsten Menschen verändern sich oft gleichsam zum Gebrauchsding. Es können so weite Bereiche in uns erstarren. Je mehr sie den Menschen in seinem Wesen bestimmen, desto mehr erscheint er uns innerlich unlebendig und abgestorben. – Für das Kind ist die Gefahr des Gewohnten zunächst noch nicht von bedenklichem Gewicht. Zuviel Unerwartetes und Unbekanntes gilt es zu bewältigen. Ja, das Gewohnte gibt hier einen gewissen notwendigen Schutz. Aber im Leben des Erwachsenen bestimmt es zunehmend das gesamte Verhalten. Es vereinfacht dann das Leben: Der immer neue Ansatz wird nicht verlangt; es bietet Berechenbarkeit und Sicherheit, es hält das Ungewisse ab. Das Leben im geschlossenen Kreis des Gewohnten fordert das Wagnis nicht, das zum Wesen der offen sich aussetzenden Anteilnahme gehört. – Der älter werdende Mensch sieht sich also ständig einer Entwicklung ausgesetzt, in der ehemals lebendig Erfahrenes mit der Wiederholung seine Lebendigkeit verliert, in der es festgelegt und nur noch zum Gebrauch eingesetzt wird. Ohne es zu bemerken, ergibt er sich in diesen Prozeß, sein Leben wird immer enger und verschlossener. Auch das neu Hinzukommende wird am fertigen Schema des Bisherigen gemessen und ihm eingeordnet. Jugendliches In-der-Welt-Sein wird ihm dann fremd, töricht und unbegreifbar. – In einer der Kindheitserinnerungen Barlachs wird dieser Kontrast der Weltbilder eindrucksvoll herausgehoben: „Ein anderes Mal stand ich an der Nordecke der Insel, am großen See hinter dem Gymnasium bei einem ganz artig heranfahrenden Winde und erlebte im Augenblick des Zerfließens einer Welle ein ähnlich übermächtiges Gefaßtwerden – dabei muß mir eine auffällige und ziemlich lächerliche Gebärde entfahren sein, denn ich hörte, wie jemand verweisenden Tons orgelte: ‚Barlach, Barlach‘ – und sah aufblickend in meines Lehrers Bertheau vor Unbehagen steif gewordenes Gesicht. Sein Fleisch wucherte mit einem entsprechenden Wuchs der inneren Menschlichkeit um die Wette; sein von Korps und Couleur gezüchtetes Weltgefühl war im Augenblick von meiner offenbaren Hingegebenheit an irgend etwas peinlich Unangemessenes tief gekränkt. Er schämte sich meiner, sein Gesicht war blau und wie versteinert."[3]

Der Erwachsene muß allerdings nicht so werden wie Barlachs Lehrer Bertheau. Jugendliche Art des Teilnehmens kann auch bei ihm in weiten Bereichen wach gehalten werden. Selbst frühkindliche Erlebnisformen können aus der Tiefe wieder auftauchen. So erfahren – zum Glück für die Kinder – nicht wenige Mütter mit dem eigenen Kind neu die rätselhafte Anziehung der steinernen Treppe. Das erworbene Wissen, obwohl es jederzeit hervorgeholt werden könnte, tritt vor der wieder neuen Gegenwärtigkeit zurück. Die Mutter erlebt den Stein mit dem Kind in der Weise des Kindes, ohne sich zu verstellen oder gekünstelt nur scheinbar auf das Kind einzugehen. Sie sind beide mit dem gleichen freudigen Ernst ihren Entdeckungen hingegeben.

Auch wenn ein Künstler die Stufe zeichnen wollte, müßte er sich zuvor – einer Beschreibung Barlachs folgend – „in die Wesen einsaugen".[4] Und da entstünde nicht die Stufe des Gebrauchs, sondern wieder die Treppe der Kindheit, der Geschlechterfolge, des Überdauerns. Der Künstler würde vor uns an diesem Geringen das Wesen der Dinge, die Tiefe der Welt auftun. – Die kindliche Haltung ist mit der des Künstlers nicht identisch, aber sie muß ihr im Kern verwandt sein – in dem, was Barlach das „Einsaugen" nennt, dem sich die Wesen zeigen.

Außerhalb und selbst innerhalb dessen, was sich in Gewohnheit und starre Ordnung verschließt, kann sich also der Mensch die Möglichkeit bewahren, Begegnendes unbefangen wie im ersten Einsatz der Kindheit zu befragen, wenn er in sich die kindliche Kraft der Zuwendung wach hält.

Es gehört zur Eigenart der hier beschriebenen Phänomene, daß sie sich grundsätzlich nicht objektivieren lassen. Zwar kann deutlich gemacht werden, daß Einsatz, Gegenwärtigkeit und anteilnehmende Zuwendung vor dem Anderen verlangt wird. – Daß dann irgendwann das Andere sich zeigt, daß unvermutet das Dunkel weicht und die Sicht weit wird, das ist in seiner überwältigenden Realität nur der eigenen Erfahrung zugänglich. Nachträglich kann dies so Geschaute bedacht, begründet und z. B. auch wissenschaftlich überprüft und formuliert werden. Zunächst aber bin ich von ihm innerlich ergriffen, es gehört von da an zu mir als Teil meines Wesens. Mein Wissen von der Welt ist um dies Geschaute weiter und tiefer geworden.

Nicht nur, daß so Geschautes seine Kraft und Gegenwärtigkeit wieder verlieren kann, ist eine der Gefährdungen der Lebendigkeit des Menschen, gegen die er sich zu behaupten hat. Ihn bedroht eine weitere, vielleicht noch verhängnisvollere Möglichkeit, ja Neigung seiner Natur. Wir können uns unter dem Schein innerer Anteilnahme Weltkenntnis durch eine Art von Umgehen und Lernen aneignen, die Vorgefundenes und Angebotenes als fertig Gegebenes übernimmt, es sich einprägt und damit hantiert. Das so Übernommene wird dabei als echter Erwerb vor sich und anderen ausgegeben. Dieser gewissermaßen nur von außen angeheftete Umgang mit der menschlichen Welt erhält später oft eine verhängnisvolle Gewichtigkeit. Ich möchte versuchen, auf den Ort und auf die Art seiner Entstehung hinzuweisen, um daran wieder typisch jugendliches Verhalten in seiner Eigenart sichtbar werden zu lassen.

Um das Gemeinte an einem Beispiel deutlicher zu machen, will ich zunächst von einer ärztlichen Situation ausgehen: Ein achtjähriger Knabe wird von seiner Mutter in die Sprechstunde gebracht, weil er seit ungefähr zwei Jahren an häufigen kolikartigen Bauchschmerzen leidet, für die sich aber nie eine organische Ursache finden ließ. – Er fällt sofort durch sein forsches, lautes und selbstbewußtes Benehmen auf. Die Handbewegung bei der Begrüßung und der Blick zeigen deutlich: Ich weiß, was ich will und wer ich bin, ich habe meine eigene Meinung und lasse mir von dir nichts vorschreiben. – Er beginnt damit, selbst den Arzt über seine Absichten zu examinieren; doch wird diese Befragung bald unsicher und stockend und bleibt bei sichtbarer Verlegenheit in einigen herausfordernden Sätzen stecken.

Es ist nicht viel Erfahrung notwendig, um das Mißverhältnis zwischen der dargestellten Haltung und dem tatsächlichen Befinden des Kindes zu sehen. – Das Kind war, wie die Mutter dann berichtete, früher eher schüchtern und ängstlich vor anderen Menschen, dabei selbstunsicher und körperlich sehr ungeschickt. Seit er zur Schule geht, wird er vom Vater, der sich über die Zaghaftigkeit des Buben ärgert, zum „Mann“ erzogen. Er soll sich wehren, soll dreinschlagen, soll sich in der Klasse durchsetzen, soll „auf die Gasse“, soll ein „rechter Bub“ sein, wie der Vater dies nach seinen Schilderungen auch war. – Früher blieb er am liebsten zu Hause, beschäftigte sich mit Bilderbüchern, baute gerne und spielte geduldig und phantasievoll mit seiner jüngeren Schwester.

Aus Liebe zu dem bewunderten Vater, der von ihm das Auftreten als „rechter Bub“ erwartet, steigert er sich in diese Art von „Männlichkeit“, benimmt sich wild und forsch und händelsüchtig. – Aber in Situationen, die überraschend kommen oder nicht kontrolliert sind, wie dann auch im weiteren Verlauf des Gesprächs, verrät sich in einem verlegenen Lächeln, einer hilflosen Bewegung der Schulter das wahre Wesen des Kindes: Seine Ängstlichkeit, die Scheu und auch das Zarte.

Solche verräterischen Durchbrüche ziehen ihm stets den Tadel des Vaters zu, der überhaupt immerfort an ihm auszusetzen hat. Das Kind vermehrt dann seine Bemühungen, versteift sich in seiner Haltung und lernt es, die Rolle zunehmend erfolgreicher durchzuhalten. Aber die Mutter betont während des Gesprächs immer wieder, er sei nicht mehr der alte und auch die Freunde der Familie könnten das früher scheue Kind nicht wiedererkennen.

In die Schilderung des zwiespältigen Wesens dieses Buben ist, wie Sie bemerken, fast von selbst eine Deutung eingegangen: Wir halten das, was früher war und jetzt noch in gelegentlichen Durchbrüchen erscheint, für das „wahre" Wesen des Kindes, dort war es „echt", hier trägt sein Verhalten die Merkmale des Gemachten, des Unechten. Wir zweifeln auch keinen Augenblick an der Richtigkeit dieser Deutung. – Das Kind übernimmt die ihm zunächst fremde Rolle des forschen Draufgängers. Mit der Zeit lernt es, sich in dieser Rolle fast durchgehend zu halten. Alles, was nicht zu ihr paßt, wird systematisch zurückgedrängt und beiseite geschoben. Zugleich festigt sich, unterstützt vom Vater, die Überzeugung, daß er tatsächlich so ist, wie er sich gibt. Es ist ein charakteristisches Merkmal des Unechten, daß es sich selbst – freilich erst nach einem unsicheren Beginn – später immer, und zwar mit Hartnäckigkeit für echt hält.

Nicht, daß er sich umformen will, bewirkt das Unechte, denn es gehört zum Wesen des Menschen, sich an einem gegebenen oder selbst gesetzten Vorbild zu formen. Die echte Wandlung auf dieses Bild hin verwirklicht sich jedoch als eine von Stufe zu Stufe fortschreitende, in der Auseinandersetzung sich ausgestaltende Reifung. Das Kind füllt den Raum des Abstandes in innerem Wachstum langsam mit Eigenem aus. – Hier aber überspringt das Kind all das an lebendiger Erfahrung Notwendige, das aus dem scheuen Kind ein selbstbewußteres und mutigeres machen könnte. Es übernimmt eine fertig ihm auferlegte Rolle und versucht, dieses angenommene Fremde als Eigenes echt Zugehöriges zu leben. – Zwischen seinem ursprünglichen Wesen aber und der jetzigen Rolle gibt es keine durchgehende und durchgestaltende Verbindung. Hinter der Fassade, die sich nach außen zeigt, liegt kein tragendes Haus mit heimatlich bewohnten Räumen, hinter ihr ist nichts als Verlassenheit und Öde.

Die Verwandlung des Kindes, in die es durch seine Rolle gezwungen wird, erscheint dem ferner Stehenden unbegreiflich. Sie wirkt wie eine Art von Verzauberung oder wie ein freiwilliges, selbst gewähltes Gefängnis. Doch findet der Unechte aus dieser Verzauberung von sich aus nicht mehr zurück, weil er selbst sein Gefängnis für die wahre Freiheit, seine Verzauberung für echte Wandlung hält.

Von Anfang an aber muß das Kind seine eigene Unsicherheit und das Ausgeleerte seines Daseins übertönen. Daher der allem Unechten – selbst dem, das sich als Demut gibt – so charakteristische Zug des Überlauten, Forcierten und Aufdringlichen.

Die frühere schlichte Selbstverständlichkeit ging verloren. Die übersteigerte Haltung bedarf der ständigen reflexiven Selbstkontrolle und der Bestätigung durch den Andern. Der Unechte muß sich gleichsam immerfort im Spiegel sehen, um sicher zu sein, daß die Rolle richtig und beeindruckend durchgehalten wird, daß er in der Konvention bleibt, die seine Rolle verlangt. Er kommt von sich selbst nicht fort, er steht sich ständig im Licht und verdeckt sich damit den Blick auf das Wirkliche um ihn.

Weil der Unechte unfruchtbar sich selbst bespiegelt, weil hinter der Fassade seines sich wichtig nehmenden Verhaltens Leere gähnt, vernichtet das Unechte in seinen Bereichen die schöpferische Lebendigkeit des Menschen. – Darin liegt die tiefe Bedeutung dieses Problems für die Entwicklung des Kindes und für die Natur des Menschen überhaupt.

In dem gewählten Beispiel verbraucht sich das unglückliche Kind in seiner Rolle, in seinen formelhaften Reaktionsweisen. Es bleibt keine Kraft und kein Raum mehr zu echtem kindlichem Dasein.

Im kindlichen Verhalten ist ursprünglich alles echt. Das selbstvergessene sich Einlassen mit den Menschen und mit der nahen Umwelt, von dem wir zunächst sprachen, ist in seiner unreflektierten Unmittelbarkeit echt. Die ganze zuversichtliche Kraft der kleinen Person steckt darin. Echtheit und hingebende Anteilnahme gehören insofern unlösbar zusammen. – Aber diese Welt scheint noch mehr als durch das Gewohnte durch das Unechtwerden bedroht. – Das Unechte kann sich später in allen Bezirken menschlichen Lebens ansiedeln: Im Umgang mit den Menschen, im künstlerischen Verstehen jeder Art, im Bereich religiöser oder philosophischer Bekenntnisse, in der Weise des Studiums, im Händedruck, im Lachen und Weinen. – In welchen Bezügen auch immer wir uns unecht verhalten, notwendig werden wir in diesen Bereichen formelhaft übersteigert und gekünstelt, unzugänglich der lebendigen Vielfalt, die unsere schöpferischen Kräfte hervorlocken könnte. – Scharf formuliert kann man sagen: Das im jugendlichen Weltzugang warme und erfüllte Dasein des Menschen hebt sich in seiner Fülle von einer tödlichen Leere ab, die es von Anfang an bedroht: In der Erstarrung im Gewohnten und in der Überwältigung durch das Unechte.

Wie soll man das Unechte abhalten? Kann man es überhaupt? – Sie verstehen, wie brennend uns diese Frage angeht. – Hier soll dazu nur einiges Hindeutende gesagt werden. Während der frühen Kindheit wird im Guten wie im Unguten am stärksten das Vorbild der Eltern wirksam. In unserem Bericht hat der Vater durch seine Forderungen die unechte Haltung geradezu erzwungen. Je dichter ganz allgemein das Unechte in der Umwelt des Kindes sich angesiedelt hat, desto schwerer wird es für das Kind, sein urspüngliches Echtes zu bewahren. Oft helfen Menschen aus dem weiteren Umkreis entscheidend mit: Die Großeltern, Nachbarn, die Familie eines Schulfreundes. Bei ihnen findet das Kind dann das mit dem Herzen gesuchte Vorbild aufrichtigen, geduldigen und freundlichen Bemühens, die schlichte Selbstverständlichkeit im Hinnehmen und Anleiten des Unfertigen.

Die Aussichten für das Kind, sich vom Unechten freizuhalten oder sich wieder von ihm zu befreien, scheinen oft bedrückend ungünstig zu sein: Aber vielleicht ist doch, trotz aller Preisgegebenheit, weniger Anlaß, für das Kind zu resignieren als für den Erwachsenen. Denn das Übernehmen einer unechten Rolle bleibt beim Kind lange Zeit unvollkommen. Immer wieder bricht echte Unmittelbarkeit durch, hofft das Kind auf den, der sein wirkliches Anliegen hören kann und ihm antwortet. – Aber darf man mit Recht sagen, es hoffe auf Antwort? Gibt es für das Kind eine Unterscheidungsmöglichkeit zwischen echt und unecht?

Mir scheint: Ja ... Das Maß, mit dem es mißt, hat das Kind in jenen beglückenden Erfahrungen gefunden, in denen sich ihm die Welt eröffnete. Zu ihnen gehörte unlösbar die einfache Wärme und Nähe des Anteilnehmens, das Glück, eingefügt zu sein, und die freudige Stimmung. Das Kind sträubt sich dagegen, die Rolle des nur scheinbaren Zugehörens zu übernehmen, deren Getue es innerlich unbeteiligt läßt, ja, mit Abneigung erfüllt. So bleibt es zum Beispiel dem Kind lange unmöglich, Gefühle der Zuneigung zu zeigen, von denen es nicht wirklich ergriffen ist, auch wenn sie noch so heftig von ihm gefordert werden. Je nachdrücklicher das Unechte sich auszubreiten versucht, desto deutlicher muß sich dem Kind selbst Ablehnung und Abwehr bemerkbar machen. Immer drängender wird es aufgefordert, sich ausdrücklich, sich vor sich selbst zu einer Haltung zu bekennen, die Unechtes zurückweist.

Die frühesten Beziehungen des Kindes — dem Dasein in Geborgenheit zugehörend — sind zwischenmenschliche: Vertrauen, Treue, Dankbarkeit. Hier wird ein erstes entschiedenes Sich-zu-sich-Selbst-Verhalten gefordert und angenommen. Um das Unechte, das mich ständig bedrängt, abzuweisen, muß ich wachsam sein, aufrichtig — wahrhaftig gegen mich selbst. Der Auftrag zur Wahrhaftigkeit ist mit dem Bekenntnis zum Echten und mit dem Wissen um seine Gefährdung unlösbar gegeben. — Bei der Analyse der Verhaltensweise des Erwachsenen formuliert Bollnow ganz gleichartig: „Wahrhaftigkeit entspringt erst da, wo Offenheit und Echtheit dem Menschen zum freigewählten Ziel werden."[5] — In unserem Zusammenhang dürfen wir sagen: Die Wahrhaftigkeit wird zur Hüterin des Echten.

Zum Abschluß sei noch einmal die Frage aufgenommen, die sich eingangs stellte: Wie ist es möglich, daß ein an Jahren und in seinem körperlichen Befinden alter Mensch innerlich jugendlich bleiben kann? — Wir hatten die Eigenart jugendlichen Verhaltens zur Welt nach zwei Richtungen deutlich zu machen versucht: Das Kind gewinnt den Zugang zu einer ihm zunächst fremden Welt nur dadurch, daß es sich ihr mit voller Bereitschaft hingibt, sich ihr zuwendet und öffnet, bis diese nahe Welt sich ihm in ihrem Reichtum zeigt. Diese ursprünglichen frühen Erfahrungen unmittelbarer Begegnung und Teilhabe sind zugleich Erfahrungen von Fülle und Tiefe. Sie schenken Einblicke, in denen bisher Verschlossenes durchsichtig wird und Zukünftiges sich dem ahnenden Inneren eröffnet, Erfahrungen einer geheimnisvollen Gegenwärtigkeit des Anderen in mir. Dieses innere Ergriffensein ist in seiner Unmittelbarkeit echt.

Nur diese Art echter Teilnahme vermittelt den wirklichen Zugang zur Welt. In ihr liegt auch das Wertvolle jugendlicher Haltung, über das wir uns Rechenschaft ablegen wollten. Da sie mit dem Alter nicht verlorengehen muß, kann der Erwachsene jugendlich bleiben. Doch wird von ihm hierfür Bereitschaft, Gegenwärtigkeit und teilnehmender Einsatz gefordert. Er muß sich in einer immer erneuerten Haltung dem Unbekannten und Ungewissen suchend und hoffend aussetzen, wahrhaftig gegen sich selbst.

Es ergeht also an uns alle — und in hohem Maße an Sie, die Sie vor einer anders gearteten Welt als Studenten beginnen — der Anruf, hierfür wach zu sein und wachsam zu bleiben. Das ist gewiß Forderung, aber nicht nur Forderung; denn ihr erweist sich eine zunächst vielleicht starr und eng erscheinende Welt unerwartet als reich und weit. Ich möchte mit einem Zitat aus den Sonetten an Orpheus schließen, das gültiger das zu sagen vermag, woran mir lag:

Alles Erworbene bedroht die Maschine ...
Aber noch ist uns das Dasein verzaubert; an hundert
Stellen ist es noch Ursprung. Ein Spielen von reinen
Kräften, die keiner berührt, der nicht kniet und bewundert.

Hypochondrie im Kindesalter

Das hypochondrische Kind wendet sich, wie der hypochondrische Erwachsene, mit ängstlicher Selbstbeobachtung und sorgenvoller Erwartung von Schlimmem seinem eigenen körperlichen Befinden zu. Es berichtet über unklare, krankhafte Zeichen vielfacher Art, die es an sich feststellt. Ein körperlicher Befund, der dieser unbestimmten und ruhelosen Angst entspräche, ist nicht zu finden. – Die ängstliche Besorgtheit gilt manchmal begrenzten körperlichen Bereichen: dem Herzen, dem Atmenkönnen, dem schmerzenden Kopf, öfter noch einer Vielfalt von verschiedenartigen, als krankhaft bezeichneten Empfindungen. Sie behält dabei immer etwas Ungenaues, Unbestimmtes und beim Nachfragen unbestimmbar Bleibendes.

Diese Beschreibung des hypochondrischen Kindes entwirft, wie Sie bemerkt haben, das Bild eines Ablaufs, in dem eine als erstes vorhandene, d. h. vorgeordnete angstvolle Unruhe gewissermaßen in den Körper hineinhorcht und dort krankhafte Zeichen wahrzunehmen meint, die wir als Nichthypochondrische nicht als krankhaft anerkennen können.

Wir müssen, um die Richtigkeit dieser Beschreibung zu prüfen, demnach fragen: ist die ängstliche Selbstbeobachtung tatsächlich die bestimmende Grundlage dieser eigenartigen Erkrankung? – und ferner: Was für eine Art von Angst kann das sein, in der sich – nach Meinung des Patienten – nahe bevorstehendes, körperliches Unheil ankündigt, für die aber ein körperlicher Anlaß tatsächlich nicht gegeben ist. – Eine Angst also, für die es – neben anderen Zeichen – wesentlich ist, unbegründet zu sein.

Das kindliche Dasein wird von frühester Zeit an, und sichtbarer als das des Erwachsenen, von Angst bedroht; denn die Gefahr, daß es sich aus seinen noch eng umgrenzten, vertrauten Bereichen in Fremdes und Unheimliches verliert, ist noch groß. Denken Sie an das Preisgegeben-Sein des wachenden Kindes in der Nacht oder versetzen Sie sich in die Verfassung eines Dreijährigen, der am Abend im Gewühl der Stadt plötzlich bemerkt, daß er die Mutter verloren hat, daß er allein ist. Er gerät in den Zustand einer nicht beschreibbaren, abgründigen Angst. Völlig ratlos, verwirrt und verlassen steht er da. Jedes Feste, Geordnete des Lebens schwindet. Selbst das Nächste wird unbegreifbar. Die eigene kleine Person löst sich in furchtbarer Verlorenheit auf. Diese gestaltlose, lähmende und unerträgliche Angst drängt beim Kind auf Erlösung durch den Menschen, durch die Mutter – sie, die schon in den frühesten Erinnerungen S t i f t e r s als „Stimme, die zu mir sprach..., Arme, die alles milderten", erscheint.[1]

Die Angst des hypochondrischen Kindes ist von einer anderen Art. Zum ersten Beleg sei kurz aus einer Krankengeschichte berichtet:

Von dem jetzt zehnjährigen Knaben, einem Einzelkind, macht die Mutter folgende Angaben: Sie hat den Jungen immer allein versorgt. Von früh an machte er schon Schwierigkeiten im Essen und klagte oft über Leibschmerzen. Im Juli und August 1958 kurzdauernde fieberhafte Infekte. Im Oktober lag er vorübergehend in einem Krankenhaus wegen eines fraglichen leichten Scharlachs; zugleich Enteritis mit blutig-schleimigen Stühlen. Dort schon seien Leber und Magen nicht in Ordnung gewesen. Man hat auf Drängen der Mutter eine Rektoskopie ausgeführt. Er wurde als gesund entlassen. Die Mutter blieb aber der Überzeugung, er sei noch immer schwer krank. Bei späteren Untersuchungen sei eine erhebliche Anämie festgestellt worden. Das Kind hat jetzt abendlich Schweißausbrüche, schläft nicht. In der Nacht stellten sich Zustände von beängstigender Atemnot ein. Die Mutter schleicht sich dann an die Tür und lauscht dem Stöhnen und Seufzen des schafenden Kindes. – Da er sicher auch magen-, leber- und herzleidend sei, ernährt ihn die Mutter mit einer selbsterdachten Diät. Seine Nerven seien allmählich völlig erschöpft. Das hat z. B. zur Folge, daß das Kind, das nur mit der Mutter lebt und ganz auf ihre Sorgen angewiesen sei, in Wutanfällen mit den Schuhen nach der Mutter wirft. Seit Oktober sei er so elend und kraftlos, daß er nicht mehr zur Schule geht. Die letzten Wochen liegt er meist im Bett, liest und spielt vor Schwäche kaum noch. Stundenlang schaut er, fast bewegungslos, den Vögeln auf ihrem Futterplatz vor dem Fenster zu. Dazwischen unternimmt er auch wieder lange Spaziergänge, die ihn nicht besonders anstrengen. Sein Freund aus der Nachbarschaft besucht ihn schon lange nicht mehr. – Der Vater hält sich zurück, schweigt und verläßt das Zimmer, wenn die Mutter zu reden beginnt.

Das Kind klagt selbst über Schwindel, Übelkeit, Zittern, Knochenschmerzen – überall –, pelzige Füße. In der letzten Zeit (Januar 1959), am meisten über Bauchschmerzen und unerträgliches Jucken in der ganzen Haut. Seit 3 Tagen sieht er nur noch verschwommen, es klopft in den Schläfen.

Die Mutter meldet ihn als herz- und leberkrank an. Spricht von einer schweren Bluterkrankung, Leukämie oder perniziöser Anämie. Im

Gespräch wird deutlich, daß die Besorgung des kranken Kindes den Lebensinhalt der Mutter ausmacht. Sie beobachtet ihn ständig, fragt eindringlich, registriert, liest in Büchern nach und kombiniert nach ihrer Phantasie. Da ihre eigenen Beobachtungen und die Klagen des Buben hinreichend klar ein schweres Leiden anzeigen, glaubt sie keinem der Ärzte, die ihn alle als gesund ansahen.

Sie macht den Eindruck einer von der Angst um die Gesundheit des Kindes getriebenen und unruhigen, dabei innerlich leeren Frau. Daß sie alles über das Kind am besten weiß, die Unkorrigierbarkeit ihrer Überzeugungen, zeigt sich in der wiederholten Wendung, „daß sie ihr Kind genauer wie jeder andere kenne". – Solche Formulierungen enthalten aber zugleich das starr Objektivierende und Distanzierte gewissermaßen des Fachmannes und verraten dadurch das Fehlen einer eigentlichen warmen mütterlichen Beziehung zu ihrem Kind. – Sie war auch späterhin im Inneren durch uns nicht von der Gesundheit des Kindes zu überzeugen.

Der Junge selbst war körperlich in gutem Zustand und kräftig, aber er blieb zunächst leidend im Bett liegen, klagte mit geängstetem, suchendem und fragendem Ausdruck über die vielerlei Beschwerden, die er an sich bemerkte. Er erkundigte sich am Tage mehrfach, ob wir nun gefunden hätten, wo er krank sei und ob man ihm noch helfen könne.

Es war nicht einfach, ihn aus seiner ängstlich beobachtenden Rückwendung auf sich auch nur zeitweise herauszulösen. Er widerstrebte lange unseren Versuchen, ihm seine eigene, vor ihm liegende Welt tätig zu eröffnen. Aber schließlich konnte er mit uns hin und wieder sogar über seine neu auftauchenden Ängste lachen.

Die Entstehung der hypochondrischen Angst dieses Kindes wird hier deutlich sichtbar: Die Mutter erweckt, unterhält und nährt die Angst durch ihr Verhalten. Sie erwartet ein Unheil und fragt mit angsterfüllter Miene ungezählte Male am Tag nach den Zeichen dieses Unheils, das sie aber selbst nicht genau auf etwas Eindeutiges festlegen kann. Das in diese ängstliche Erwartung mit einbezogene Kind beobachtet die verschiedenartigen beunruhigenden Zeichen an sich. Was jetzt das Leben des Kindes immer mehr umfaßt, ist nicht die Furcht vor etwas deutlich Nennbarem, sondern eine ungestaltet ängstliche Stimmung. In sie wird nahezu alles hineingenommen, was dem Kind begegnet. So führen Mutter und Kind ein gemeinsames, aus der übrigen Welt bedeutungshaft abgetrenntes Sonderleben. Der Junge erscheint in diesem Sonderleben in der Rolle eines unglücklichen, von einem bevorstehenden körperlichen Unheil bedrohten Kindes. Seine Angst ist unverkennbar nicht die Angst des verlassenen Kindes, nicht die plötzlich hereinbrechende Bedrohung, die alle Lebensbezüge vernichtet. Seine Angst hat die Mutter durch ihre ängstliche Erwartung erst erweckt, sie ist von ihr künstlich geschaffen. Sie bestimmt jetzt als unechte Angst das Verhalten des Kindes.

Was ist damit gemeint? Gibt es unechte Stimmungen? Worin erweisen sie sich als unecht? – Bekannter vielleicht als unechte Angst sind uns die unechten gehobenen Stimmungen. Deren Träger sind Menschen, die sich betont heiter, fröhlich und immer zuversichtlich geben. Doch wird ihre Heiterkeit nicht von überströmend lebendigen Impulsen getragen, sie erscheint vielmehr, trotz aller zur Schau getragenen Lebhaftigkeit, formelhaft und leer. Das Unechte verrät sich im Übersteigerten, Krampfhaften und Gekünstelten dieser Haltung. Obwohl der Unechte sich nur in der Rolle des Frohgemuten ergeht, betrügt er nicht, er hält sich selbst für echt; fühlt er sich doch als Zentrum ausstrahlender Lebensbejahung. In ständiger Selbstbespiegelung aber, in der Rückwendung auf sich, verbraucht er seine Kraft und seine Aufmerksamkeit damit, diese Rolle vor den Anderen und vor sich durchzuhalten. Daher fehlt dieser unechten Freudigkeit das Schöpferische der gehobenen Stimmungen.[2] Sie läßt nicht wie bei J e a n P a u l „alle jungen Kräfte wie Morgenstrahlen aufgehen", sie verzehrt sich in sich selbst.[3]

Der hypochondrischen Angst ist mit der „echten" Angst das Unbestimmte und nicht genau Faßbare, dem vernünftigen Denken sich nicht Fügende gemeinsam. Auch sie bezieht als Stimmung schließlich weite Lebensbereiche ein. Sie erreicht aber nie die alles erschütternde Tiefe echter Angst, die beim Kind nach Erlösung drängt. – Das hypochondrische Kind bewegt sich in der Rolle des Geängsteten. Es fühlt sich in dieser Rolle als etwas Besonderes. Seine Bitten um Befreiung von der Angst gehören in das Bild der Rolle. Sie sind kein Schrei um Erlösung, sie sind nicht echt. – Nach einiger Zeit geht das Kind wie jeder Unechte in seiner Rolle ganz auf, genießt sich in seiner vermeintlichen Erkrankung und wird damit sein eigener Gefangener. Hierin liegt einer der Gründe, warum Hypochonder dieser Art sich so schwer der therapeutischen Führung überlassen.

In der Frage nach der Bedeutung der Angst für die Natur des Menschen grenzt sich die wirkliche Angst wohl am klarsten von der unechten ab: Die Erschütterung in der Angst nimmt dem Dasein die Möglichkeit, in der „Uneigentlichkeit" und „Verfallenheit an die Welt" zu verbleiben.[4] Aus der Tiefe der Angst entspringt Freiheit und Größe des Menschen: „Die Angst ist die Möglichkeit der Freiheit; nur diese Angst ist schlechthin bildend ..., indem sie alle Endlichkeiten verzehrt."[5]

Das befreiende Glück des Überstehens solcher Angst, die Eröffnung von Neuem und Zukünftigem faßt *Rilke* am Bild des Morgens nach dem Überdauern der Nacht in Worte:

Alles atmet und dankt.
O ihr Nöte der Nacht,
wie ihr spurlos versankt.

Die unechte Angst ist aber selbst „Verfallenheit an die Welt", Rollenspiel im belanglosen Dasein. Niemals vermöchte sie den Menschen zu seinem eigentlichen Selbst zu erwecken. Die Unfruchtbarkeit des Unechten wird hier, ähnlich der unechten Freudigkeit, überzeugend sichtbar. – Für die kindliche Hypochondrie ließe sich also die Deutung der Hypochondrie als „existentielle Vertrauenskrise" kaum vertreten,[6] auch wenn der Hypochonder selbst seine Angst als tiefgreifende Angst darstellt.

Unechte Angst ist wohl stets grundlos, aber nicht immer gleichbedeutend mit unbegründeter Angst; denn auch tiefe Angst kann unbegründet sein. Wenn uns z. B. auf einer dunklen, einsamen Straße in der Nacht ein Mann entgegenkommt, so kann die Unheimlichkeit des schweigenden Aufeinanderzugehens schwere, angstvolle Bedrängung bewirken, die sich im Lächeln der Entspannung löst, wenn der unheimliche Fremde sich in freundlichem Gruß als Bekannter verrät. Die gewiß echte Angst war unbegründet.

Als Ergänzung sei noch von der Geschichte eines 11jährigen Jungen berichtet, dessen Angst echt begann und unecht wurde: Dem Jungen war im Spiel mit Freunden beim Schlag auf einen Karbid-Brocken ein Stückchen davon in den Mund gesprungen. Er hatte es sofort wieder ausgespuckt. Später fand sich auch nichts Krankhaftes an der Mundschleimhaut. Er selbst aber, der von der Giftigkeit des Karbids etwas gelesen hatte und glaubte, jetzt ersticken zu müssen, rannte in unheimlicher Angst zu seiner Mutter und meinte, er müsse jetzt sterben. Obwohl sehr bald auch durch einen Facharzt festgestellt wurde, daß nichts geschehen sei, obwohl er also eigentlich wie der Mann bei der Begegnung auf der dunklen Straße hätte erleichtert sein sollen, hielt er an der Erwartung fest, es werde sich noch Schreckliches ereignen. Er verfiel am Abend und während der Nacht in lang anhaltende Zustände der Atemnot. Bald breitete sich die Angst auf sein ganzes Verhalten aus. Sie heftete sich an ein Vielerlei, das mit dem beängstigenden Ereignis gar nicht mehr zusammenhing. Wie auf ein kommendes Unheil lauschend fühlte er sich elend, müde und leistungsunfähig. Er war nicht mehr dazu zu bewegen, in die Schule zu gehen, und wurde schließlich (nach 4 Monaten) wegen der zunehmenden Schwere der Störung eingewiesen. Die Mutter, die einsichtig war und selbst nicht an eine „wirkliche Krankheit" glaubte, versicherte, daß sie nicht mehr in der Lage sei, ihn aus der verfestigten Rolle herauszubringen.

Auch hier zeigen sich die Merkmale der unechten Angst: Nach einem Beginn mit echter Erschütterung wird sie nicht überwunden und aufgelöst, obwohl die Vorbedingungen dafür gegeben sind. Sie nährt von da an im Kind die Vorstellung und die aus dieser Vorstellung sich ableitende Rolle des andauernd von schwerer Schädigung Bedrohten und zieht immer weitere Lebensbereiche in die ängstliche Gestimmtheit ein.

Die Beschreibung dieser Angst als „übertriebene" Angst träfe nicht genau zu, denn beim Übertreiben können wir uns den wahren Sachverhalt noch leicht bewußt machen. Zu Beginn allerdings übertreibt der Unechte wohl immer. Er weiß noch, was wirklich gegeben, wie ihm wirklich zu Mute war. Aber dann übersteigert er sich. Er übertönt die Bedenken gegen die einsetzende Rolle und verdrängt das zu Anfang noch vorhandene, wenn auch nur undeutlich bessere Wissen. Von daher leitet sich das Überlaute alles Unechten ab, auch das der unechten Angst.

Diese frühe Verdrängung hat ihren Grund nicht darin, daß dem Kind etwa ein unerträgliches Wissen zugemutet wird, daß es eine unerträgliche Spannung nicht durchhalten könnte, oder daß es in eine Situation geriet, die es innerlich zu bewältigen nicht imstande war. Es ist, so darf man sagen, die Verdrängung einer „schlichten Wahrheit", eines Wissens oder einer Erkenntnis unseres Selbst mit den uns gesetzten Aufgaben und Grenzen.

In der gegebenen Krankengeschichte wird wohl bestimmend mitgewirkt haben, daß der Junge vor seinen Freunden und vor der Mutter, die Zeugen seiner vernichtenden Angst gewesen waren, nicht zugeben wollte, daß alles harmlos sei. Die Furcht vor dem Verlachtwerden, vor der Beschämung hinderte ihn, seinen Irrtum einzugestehen. Er wollte die schlichte Wahrheit nicht annehmen, daß wir alle gelegentlich den Kopf verlieren und dabei eine lächerliche Figur machen. Er verdrängte sie, indem er sich in die Rolle des Gezeichneten steigerte, den unheimlich Angstvolles bedrängt. Eine solche Rolle zu übernehmen, seinen Lebenslauf vom Unecht-Übersteigerten bestimmen zu lassen, ist dem ganz jungen Kind noch nicht möglich. Der früheste Zugang zur Welt wird nur in echter Begegnung und Erfahrung gewonnen. Erst nach Jahren kann vereinzelt entstandenes Unechtes sich zu einer Atmosphäre verdichten, aus der sich solche unechten Haltungen ausgestalten.

Echte Angst erschüttert die Person in ihrer letzten Tiefe. Wahre Angst ist nur im Durchgang zu ertragen. Wahre Angst drängt auf Befreiung. – Die unechte Angst ist zwar umfassend und alles durchdringend, aber sie geht nicht in die Tiefe. Sie kann als Rolle dauerhaft getragen werden, sie vernichtet nicht. Das hypochondrische Kind hofft nicht mit letzter Anstrengung auf Erlösung aus der Angst, auf das Geschenk des Befreitwerdens. Im Grunde „will" es von seiner Angst nicht entlastet werden, weil sie ihm nicht wirkliche Last bedeutet. Die Angst wird in das eigene Dasein als zur Person gehörig eingefügt. Sie wird zum Mittel, sich als der Geängstete darzustellen, der sich inmitten von unheilkündenden, nie ganz faßbaren körperlichen Krankheiten aufrecht hält. Das hypochondrische Kind fühlt sich in einem ständig bedrohten Dasein von den Gesunden als etwas Herausgehobenes abgegrenzt und beansprucht, als solches von den Menschen seiner nahen Umgebung geachtet und berücksichtigt zu werden. Da es dabei selbst ständig vor sich betont, daß es echt leidet und sich dies von den anderen bestätigen läßt, versperrt es sich die Möglichkeit, von seinem unechten In-der-Welt-Sein wegzukommen.

Ohne menschliche Hilfe findet es nicht mehr zu sich, zu seinem Eigentlichen zurück. Wie schwer diese Hilfe zu bringen ist, wissen wir alle aus der Erfahrung; denn sie wird nur möglich, wenn das kranke Kind dies alles, was ihm jetzt seine Besonderheit auszumachen scheint, aufgibt und zur schlichten Wahrheit zurückfindet.

Über kindliche Hysterie*

Hysterisches Verhalten beim Kind zeigt oft die enge Verflechtung mit der nahen menschlichen Umwelt des Kindes eindringlicher und wohl auch durchsichtiger als beim Erwachsenen. Man kann also hoffen, manche Zusammengehörigkeiten bei der Nähe zum Ursprung noch klarer zu sehen, als später, wenn die Lebensbeziehungen sehr viel kompliziertere geworden sind. An diesen Kindern wird die eigenartige Problematik bedrängend spürbar, der diese Krankheit zugehört. Wir treffen auf Grenzen der menschlichen Natur, die sich dem helfenden Bemühen entziehen wollen, die übermächtig zu sein scheinen und es auch oft genug bleiben. Wer trotzdem den Mut aufbringt, sich mit einem Kind mit schwerer Hysterie als Arzt einzulassen, der muß zu einem wachen menschlichen Einsatz bereit sein, braucht dazu Geschicklichkeit, Einfallsreichtum und viel guten Humor — und eine in ihrer Zuversicht unerschöpfliche Geduld.

Ich will zunächst kurz über eine Krankengeschichte berichten, damit wir von einem anschaulichen Bild aus versuchen können, uns einiges von der Wesensart und Handlungsweise eines Kindes mit hysterischen Zeichen verständlich zu machen.

Die Familie ist eine Flüchtlingsfamilie aus Ostpreußen. Nach mehrjährigem Lagerleben wohnen jetzt in einer Wohngemeinschaft zusammen: Großvater und Großmutter, eine Schwester der Mutter mit zwei unehelichen Kindern und die Mutter mit drei unehelichen Kindern. Die Älteste dieser drei ist die Patientin Irmgard (7½ Jahre). Der Großvater leidet an „Asthma". Die Familie zog deshalb von Schleswig-Holstein nach Süddeutschland, aber das Asthma wurde dort noch schlimmer. Die Großmutter ist seit Jahren herzkrank. Sie leidet an „Anfällen", in denen sie zusammensinkt, Schmerzen in der Herzgegend hat und sich nach dem Herzen greift. Sie wurde schon von vielen Ärzten ohne Erfolg behandelt. Die Mutter (jetzt 27jährig) hatte mit 17 Jahren einen „Krampfanfall" bei wachem Bewußtsein. Arme und Beine wurden steif, sie konnte sich dabei auf das Sofa legen. 1951 schnitt ein Arzt „zu tief" bei einer Mastitis; dadurch verursacht entstand ein Herzfehler und Anfälle: Sie sinkt häufig bei der Arbeit mit Schmerzen in der Brust zusammen, ohne das Be-

* Dieser Vortrag sucht die Hysterie aus „unechtem" Leben zu deuten, nachdem mein Vater aus ähnlichen Ursachen bereits die Hypochondrie zu erklären versuchte. Er selbst war sich nicht ganz sicher, wie weit seine Deutung für die Hysterie zutraf, und dachte aus diesem Grund nicht an eine Veröffentlichung. — Jetzt mögen seine Gedanken vielleicht dazu dienen, eine Diskussion anzuregen. *August Nitschke*

wußtsein zu verlieren. Es seien die gleichen Herzbeschwerden wie beim Kind. Auch sei sie unterleibskrank. Keiner der zahlreichen Ärzte, die sie aufsuchte, konnte ihr helfen. Die Mutter macht im Gespräch einen zerfahrenen, haltlosen Eindruck. Als sie merkt, daß man ihr zuhört, hat man Mühe, sie von der Schilderung ihrer eigenen, mit weinerlich leiernder Stimme vorgetragenen Beschwerden abzubringen und sie zur Schilderung der Krankheit ihres Kindes zu veranlassen.

Das 7½jährige Kind geht in die erste Schulklasse. Sie sei eine gute Schülerin. Da die Mutter in der Fabrik arbeitet, lebt das Kind fast ganz bei den Großeltern. – Bis September 1958 keine auffälligen Erkrankungen. Von September an erbricht das Kind gelegentlich, zeitweise auch täglich, vor allem morgens. Anfang Januar 1959, drei Wochen vor der Aufnahme, fieberhafter Infekt mit Husten. Das Kind ist seitdem bettlägerig. Seit 8 Tagen soll es fast nichts mehr gegessen haben. Vor einer Woche bemerkte die Mutter ein Zucken am Kopf, der sich nach rechts und hinten bewegt. Bald darauf zuckten auch die Schultern, das Kind konnte den Oberkörper nicht mehr aufrecht halten, griff mit den Händen nach der Brust, oder bewegte die verdrehten, steifen Arme nach der Seite. – Der Hausarzt zog vor zwei Tagen einen Kinderarzt zu Rate. Seit diesem Tag kann das Kind keinen Schritt mehr gehen, es sinkt beim Aufrichten unter Drehen des Kopfes nach hinten. Der Hausarzt gab seiner Meinung, daß das Kind völlig gesund sei, deutlichen Ausdruck. Darauf brachte die entrüstete Mutter das Kind im Krankenwagen zur klinischen Aufnahme.

Erste Untersuchung: Das wohlgenährte und gut aussehende Mädchen liegt mit Leidensmiene im Bett und kommt der Aufforderung, sich hinzusetzen, nicht nach. Frage „wo tut's denn weh?", „überall, im Kreuz, am Herzen, am Bauch ... ich habe Krämpfe ..., die Großmutter hat gesagt, es seien elektrische Krämpfe ..., die Mutter hat auch Krämpfe ...". „Hat sie die gleichen Krämpfe wie du?" „Nein, sie hat es im Unterleib und manchmal hat sie eben Krämpfe. Neulich hat sie Krämpfe gehabt und da hat man den Winkelmann (Arzt) gerufen und der ist nicht gekommen. Dann hat man den Maier gerufen, und der ist auch nicht gekommen. Jetzt geht die Mutter zum Schuster (Arzt). Der Großvater geht jetzt auch zum Schuster, der ist früher auch zum Winkelmann gegangen, weil er Asthma hat, aber der Winkelmann hat gesagt, er sei schon so alt und er könne ruhig sterben. Das hat sich der Opa nicht gefallen lassen und deshalb geht er jetzt auch zum Schuster ... die Großmutter und die Mutter sagen, ich hätte Krämpfe, aber (vorwurfsvoll) der Arzt sagt, ich sei gesund ..." (verzieht das Gesicht und faßt sich mit beiden Händen ans Herz). „Tut dir das Herz weh?" „Nein, aber ich habe Krämpfe ..." Auf erneute, dringende Aufforderung richtet sich das Mädchen schließlich unter schwankenden Bewegungen von Rumpf und Kopf auf, läßt sich dabei aber mehrmals wieder zurückfallen, wobei es auch mit dem Kopf gegen die Bettkante schlägt. Als es auf den Boden gestellt wird, ist es nicht bereit zu gehen, macht schließlich ein paar Schritte, wirft dann den Kopf nach rechts hinten, überstreckt den Oberkörper, schaut sich aber dabei insgeheim nach dem Beobachter um und läßt sich dann rückwärts in seine Arme fallen. Schließlich geht es ein paar Schritte zur Tür, lehnt sich dort an, weigert sich aber, zurückzukommen. Auf Drängen läßt es sich schließlich langsam auf die Knie nieder und kriecht auf allen Vieren zurück. Die Kriechbewegungen sind koordiniert. – Auf jede Aufforderung, etwas zu tun, reagiert es mit Verweigerung, Vorwurf und Weinerlichkeit. Es spricht gepreßt und leise und sehr langsam. Während es im Bett liegt, fängt es öfter zu jammern an, klagt über Krämpfe, wobei es sich streckt, den Kopf nach hinten wirft und mit den Händen am Körper entlang fährt.

Verlauf: Beim ersten Besuch stehen beide Großeltern im Gang und beginnen sofort einen Streit mit der Stationsschwester, die sie nicht ohne weiteres ins Zimmer lassen will. Die Großmutter ist dabei die Vorherrschende. Beide Großeltern gehen am Stock. Neben der Großmutter darf der Großvater nicht zu Wort kommen; die Großmutter spricht mit einer gleichförmigen weinerlichen Stimme, die ganz dem Tonfall des Kindes gleicht. Zwischendurch erhebt sie die Stimme zu einem keifenden Ton, besonders, wenn sie darüber berichtet – was den Hauptteil ihres Geredes ausmacht –, was die verschiedenen Ärzte an ihrer Familie und an dem Kind falsch gemacht haben. – Im Zimmer fragt sie das Kind sofort intensiv über das Verhalten der Schwestern und Ärzte aus.

Das Kind ist in der Klinik bald ganz aufgetaut und erzählt auch über die sehr unerfreulichen häuslichen Verhältnisse in einem affektierten, geschwätzigen Redestrom ohne Unterbrechung und ohne innere Beteiligung.

Die Großmutter erschien dann regelmäßig zu jeder Besuchszeit und war nicht eher befriedigt, als bis sie das zuvor ganz muntere Kind zum Weinen gebracht hatte. Trotz großer Bemühung unsererseits zeigte sich die Großmutter bis zur Entlassung völlig uneinsichtig. Sie war unfähig, das Gehörte auch nur aufzunehmen. Alle „Unterredungen“ benutzte sie dazu, sich in großem Wortschwall über all die vielen Menschen zu ergehen, die ihr Unrecht zufügen. Im Einzelnen wurde dabei deutlich, daß es zu Hause oft Schlägereien zwischen Großmutter und Mutter gibt, daß dabei ein sehr unflätiger Ton herrscht und daß die Großmutter die Enkelin sogar bei den Besuchen über jede Einzelheit dieser Beschimpfungen unterrichtet. Das Kind gab alsbald diese Berichte mit bedeutungshafter Miene an uns weiter.

Bei einer Vorstellung in der Vorlesung (die Anamnese wurde zunächst nicht gegeben) zeigt das Kind sein typisches Verhalten: Es kann nur mit Unterstützung gehen und läßt sich mit einer Kopfdrehung nach rechts hinten nach rückwärts fallen. Das Theatralisch-Demonstrative des Gebahrens, die deutlich sichtbare Beobachtung des Publikums und seiner Reaktion sind auch für den Unerfahrenen so spürbar, daß einer der Hörer meint, diese Krämpfe seien doch keine „echten“ Krämpfe. – Seine Beurteilung war zweifellos richtig, aber worauf stützt sich sein Urteil? Wie kommt der Eindruck des Unechten zustande?

Im organisch bedingten Krampf, z. B. beim Fieberkrampf der Kinder oder im epileptischen Anfall, wird der Kranke von einem fremden, unheimlichen und gewaltsamen Geschehen heimgesucht. Er ist ihm wehrlos ausgeliefert, selbst wenn er dabei das Bewußtsein nicht verlöre. Sein Körper, der sonst seinem Willen gehorcht, wird für ihn unverfügbar. Er macht sich selbständig: Dieses Fremde hat sich seines Körpers bemächtigt.

Auch im hysterischen Krampf, wie überhaupt bei allen hysterischen Bewegungsstörungen (z. B. Lähmungen) verliert das Kind seine Verfügbarkeit über den Körper, obwohl, wie wir feststellen können, am Körper nichts Krankhaftes zu finden ist. Das Kind täuscht also seinen Fall nach rückwärts, seinen „Krampf“ nicht vor, es betrügt nicht wissentlich. Es ist selbst fest davon überzeugt, schwerkrank zu sein. – Und doch muß zwischen diesen beiden Arten von Nicht - mehr - verfügenkönnen, von Fremdwerden des eigenen Körpers ein grundlegender Unterschied sein. – Wenn es gelänge, ihn zu fassen, dann könnte sich wahrscheinlich an ihm etwas von der Eigenart des hysterischen Verhaltens zeigen, das uns Einblick in das Wesen der hysterischen Störung überhaupt gäbe.

Mit „Verfügbarkeit" ist hier nicht nur gemeint, daß ich meinen Körper in der Art eines Werkzeugs verwenden kann, daß ich mit seiner Hilfe dies oder jenes mache. Ich bin vielmehr mit ihm darüber hinaus in einer sehr vielfältigen, schwierig zu fassenden Weise verbunden. Davon will ich Einiges deutlich zu machen versuchen, um daran unsere Fragestellung zu überprüfen: Wir sind zwar untrennbar voneinander, mein Körper und ich, aber doch bin ich mit ihm nicht identisch. Eher könnte man sagen, ich bin in meinem Körper zentriert. Er hat mich aufgenommen, ich wohne in ihm – manchmal in froher Zustimmung, so daß ich in ihm gleichsam beheimatet bin, mitunter auch ungern, erzwungen, unzufrieden und fremd. Ich kann dies Haus verlassen, oder nahezu verlassen: Im Traum z. B., oder in der Ekstase; aber immer muß ich zu ihm zurück, immer erweist sich, daß wir untrennbar bleiben, so verschiedenartig auch je meine Beziehungen zu ihm sein mögen. Und dies Haus – um bei dem unvollkommenen Bild zu bleiben – ist bis in seine äußere Gestalt nur lebendig bewohntes Haus durch meine Gegenwart. Wenn ich es nicht mit allen Kräften meiner Person durchdringe, wenn ich mich aus ihm zurückziehe, wird es öde und leer, – wenn ich es verlasse, verfällt es.

Solange ich gesund bin, vertraue ich diesem meinem Körper in weiten Bereichen. In kann ihn vor einem hohen Ziel, das Äußerstes an Leistung verlangt, wie einen treuesten Diener bis zum Tod überfordern. In solchen Lagen wird er zum verläßlichen Freund, zum Helfer und Ermöglicher. – *Rilke* – selbst schon totkrank – kannte diesen innigen Bezug und nennt ihn in behutsamer Zuwendung: Bruder Körper.

Bruder Körper ist arm . . . :
Da heißt es reich sein für ihn.
Oft war er der Reiche . . .

Wir nehmen dieses Verfügen-können meist als selbstverständlich und bedenken im allgemeinen den geschenkten Reichtum wenig. Wenn unser Körper aber ein Geschenk ist, dann wäre er auch als Gut anzusehen, als ein uns anvertrautes Gut. Daß er so zu uns gehört, daß er der Pflege und der Formung bedarf als unseren Dank an ihn — daß daraus wieder ein Wechselbezug gegenseitiger Gestaltung entspringt, das war offenbar in der antiken Welt eine Grunderfahrung, aber wir Heutigen wissen es nicht mehr klar. — Vielleicht kennen die Frauen eine solche Beziehung zu ihrem Körper noch deutlicher. Ich meine, man würde zu eng denken und urteilen, wollte man die Sorgfalt dieser Beziehung als allein erotische deuten. In ihr verwirklicht die Frau in einem sich stets erneuernden Ansatz den tief begründeten und berechtigten Willen nach Selbstdarstellung des eigenen Wesens im Körper.

Aus dieser vertrauensvollen Wechselseitigkeit ist der Ausdruck „Verfügbarkeit" zu verstehen. Er umfaßt also: Mein Körper ist mir gewissermaßen zugewandt, er steht meinem Wunsch offen, er nimmt meinen Anruf an ihn willig auf.

Diese Verfügbarkeit über meinen Körper wird mir im Krampf genommen, ebenso auch z. B. im heftigen Schmerz, den eine Verletzung des Armes mir verursacht. Der verletzte Arm gehört mir zwar noch, aber er ist mir entfremdet; er trennt sich von mir und von jenem Körper, den ich durchdringe. Er liegt als etwas Fremdes schon nahezu außerhalb meines Seins. Eine Ahnung des Todes, des gänzlichen Verlusts drängt in dieser Erfahrung in mein Bewußtsein. Das Ich zieht sich, so könnte man auch beschreiben, in den unverletzten Anteil zurück. Deshalb hat der still daliegende, geschonte Arm auch den personalen Ausdrucksgehalt nicht mehr, der ihm und seinen Bewegungen innewohnt, solange er ganz Teil meiner selbst war. — Die Lockerung des Bandes zwischen mir und meinem Körper wird also hier durch die Verletzung oder durch den Krampf erzwungen.

Bei dem hysterischen Kind aber findet sich nichts, was die Lockerung des Bandes, was die Entfremdung zum eigenen Körper erzwingen könnte; denn es ist, wie wir feststellten, körperlich gesund. Zwar hat es jetzt die freie Verfügung über seinen Körper auch verloren, aber ursprünglich muß es ihm diese Möglichkeit, selbständig zu werden, sich von ihm zu trennen, selbst zugestanden haben. — Die Krampfzustände können demnach keine „echte" Unverfügbarkeit anzeigen.

Der Vorgang, der sich dabei abspielte, muß etwa in folgender Weise verlaufen sein: Von der Vorstellung und Erwartung geleitet, daß der Körper in einem Krampf verfallen werde, gibt ihm das Kind den Anstoß, sich in solcher Richtung zu bewegen. Dieser Ablauf stellt sich dann in bestimmten hinzupassenden Situationen immer wieder ein. Er läuft zunehmend leichter und sehr bald ohne merkbares eigenes Zutun ab. Der erste, noch undeutlich bewußte Beginn wird verdrängt und vergessen. Von nun an lebt das Kind in der Rolle der Krampfkranken und geht nach kurzer Zeit in dieser Rolle ganz auf. – Bedeutungsvoll für das Verständnis des Unechten ist die stets am Beginn vorgenommene Verdrängung eines, am Anfang zwar vorhandenen, aber wohl auch meist von Anfang an in einem Halbdunkel gehaltenen Wissens.

Das Kind mit seinem Körper wird so zum Träger einer Krankheit, die es sich selbst geschaffen hat. Weil diese Krankheit nicht „echt" ist, hat sie Züge, die einer echten Krankheit – so wie wir sie aus der Erfahrung kennen – nicht zugehören. Diese unechten Züge sind beim Kind unschwer zu bemerken.

Man könnte diesen Sachverhalt vielleicht noch deutlicher formulieren: Organische Erkrankungen, z. B. Krämpfe oder Lähmungen, gestalten sich weitgehend nach einer inneren Gesetzmäßigkeit. Selbst wenn wir diese Gesetzmäßigkeit im Einzelfall nicht verstehen, bemerken wir das Starre, Unabänderliche, nach fremden Regeln aufgezwungene. – Organische Krankheitsabläufe dieser Art sind phantasielos. – Weil im Kontrast hierzu hysterische Erkrankungen im Eigentlichen erfundene sind und bleiben, gestalten sie sich als Geschöpfe der eigenen Phantasie – wandelbare Bilder dessen, wie sich das Kind diese Krankheit in seinem Körper und für seine Person vorstellt. An diesem Eigengehalt phantasievoller Beigaben und Strukturen verraten sie ihre wahre Abkunft. Trotz dieser Herleitung lebt in diesem Kind, wie in jedem Hysteriker, die Überzeugung, wirklich und lebensgefährlich krank zu sein. – Wie ist das möglich?

Um dies verstehen zu können, müssen wir nochmals auf den Beginn unserer Beobachtung zurückgehen. Wir hatten festgestellt, daß diese Anfälle, wie überhaupt die gesamten Krankheitserscheinungen nicht „echt" seien. Die Vorstellung und Äußerungsformen des Unechten sind uns sonst aus den geistigen Bereichen geläufiger. Deshalb will ich zunächst an einem solchen Beispiel die typischen Merkmale unechten Verhaltens und einer unechten Rolle zu zeigen versuchen.

Wir kennen den Konzertbesucher, der glaubt, von Musik, besonders auch von moderner Musik, ergriffen zu sein und ganz in ihr aufzugehen. Die erweckten Gefühle und Betroffenheiten sind aber künstlich und übersteigert. Er ist schon ergriffen, ehe er noch richtig hingehört hat und zeigt dies deutlich durch eine demonstrativ teilnehmende Haltung. Indem er sich dabei selbst in diesem Ergriffensein genießt, richtet er seine Aufmerksamkeit fast ausschließlich auf sich selbst, um die

Rolle, in der er sich darstellt, auch in ihrer ganzen Gewichtigkeit durchhalten zu können. – Der Unechte spielt also in gewissen Daseinsbereichen eine Rolle. Er gibt eine Lebensform, die ihm bedeutungsvoll und begehrenswert erscheint, als erworben aus, obwohl er in sie nicht hineingewachsen ist, obwohl er sie mit seiner Person nicht von innen her ausfüllt. Das, was er sich in allmählich vertiefendem Eindringen hätte erwerben müssen, um in Wahrheit verstehen zu können, überspringt er. Er hat nur die Allüren des von der Musik Betroffenen angenommen, ohne zuvor, nach wirklichem Bemühen, in die Bereiche dieser Musik eingetreten zu sein, ohne überhaupt selbstvergessen hören zu können. Obwohl er sich in Grund in einer konventionellen Schablone bewegt, gibt er sich in völliger Selbsttäuschung der anspruchsvollen Überzeugung hin, echten Zugang zu besitzen und in hervorgehobener Weise wahrhaft Sachverständiger zu sein. – Da hinter seiner großartigen Fassade nichts ist, kein Gehalt, wirkt er auf den Urteilsfähigen, wirklich Musikalischen leer und aufgeblasen. Er selbst muß aber vor den Anderen und vor sich seinen vermeintlich besonderen Sachverstand demonstrieren. Daher stammt das Übersteigerte, das Laute und auf Wirkung Abgestimmte des Unechten. – Im Spielen seiner Rolle nimmt sich der Unechte aus den fruchtbaren Lebensbereichen heraus und gerät notwendig in ein gekünsteltes und unproduktives Dasein. – Darin liegt die eigentliche und außerordentliche Gefahr unechten Verhaltens.

Ehe wir die Krankengeschichte wieder aufnehmen, lassen Sie mich noch kurz einiges Ergänzende bemerken: Die Möglichkeit, unecht zu werden, ist nur dem Menschen gegeben. Nur er kann sein Leben aus eigener Entscheidung gestalten und kann es damit – auch auf solche Weise – verfehlen. Niemand von uns wird sich von Unechtem ganz frei zu halten vermögen, doch ist es von größter Bedeutung, an welcher Stelle unserer Person wir unecht werden: Ob in einem verhältnismäßig bedeutungslosen peripheren Bereich, oder an einem zentralen Ort, aus dem weithin wirkende Stellungnahmen erwachsen.

Oft wird die Wahrhaftigkeit gegen uns selbst uns vor dem Haften des Unechten bewahren. Wenn das Unechte aber in besonderer Dichte einen fast Wehrlosen trifft, oder wenn es tief reicht und die unechte Rolle schon lange durchgeführt wird und zur Gewohnheit geworden ist, dann ist sein Träger von sich aus ohne Hilfe gar nicht mehr imstande, es zu erkennen und abzulegen. Er glaubt zunächst gar nicht, daß Wesentliches in seiner Entwicklung in eine falsche Richtung gerät. Er muß erst dazu gebracht werden, zu innerst zu begreifen, daß das nichts ist, was ihm bisher sein Besonderes zu sein schien. Vor einer wahrhaftigen und aufrichtigen Prüfung hält es nicht stand. Diese Einsicht kann ihm nur kommen, wenn an Stelle des bisherigen gekünstelten Spiels Erfahrungen unmittelbaren Erlebens und die nahe Begegnung mit Menschen und Verhältnissen wieder echten Umgang erstehen lassen. Ohne einen verständnisvollen und geduldigen Helfer, der sich ihm dauerhaft zuwendet, wird er den Weg zu seinem wahren Selbst zurück nicht finden und gehen können. Auch wird dieser Weg immer lang und mühsam sein, wenn er überhaupt unternommen und durchgehalten wird.

Es macht jetzt keine Schwierigkeit mehr, zu sehen, daß das hysterische Verhalten des Kindes dem Bereich des Unechten zugehört; und zwar einer unechten Haltung, die sich nach außen sichtbar als unechte körperliche Erkrankung manifestiert. Das Kind hat sich ganz in die Rolle eines an Krämpfen leidenden Kranken eingelebt. Sie finden alle Merkmale des Unechten auch hier: durch ein aufdringlich und übersteigert zur Schau getragenes Leiden hebt sich das Kind als etwas Besonderes vor den Mitschülerinnen und in der Familie heraus. Demonstrativ zeigt es, was es zu leiden hat. Alle echten Lebensbezüge treten hinter der Rolle zurück, in der das Kind fast nur noch auf sich und seine Wirkung bedacht ist. — In dem Maß, in dem die Krankheits-Symptome sich festigen, wird das Kind sein eigener Gefangener. Es kann von sich aus nicht mehr aus der Rolle zurückfinden. Der zumindest undeutlich als unwahr bewußte Beginn wird verdrängt und ist nach kurzer Zeit vergessen. Jetzt ist es vom Ernst seiner Erkrankung überzeugt.

Der Bericht gibt das Bild einer schweren Hysterie. Ich verzichte hier auf die Schilderung von Abläufen, in denen das Unechte das Leben noch nicht so ausgebreitet besetzt hat; mithin auf die Darstellung von Formen, die auch der Behandlung noch verhältnismäßig gut zugänglich sind.

Die Bedeutung solcher körperlich unechter Symptom-Bildungen reicht aber überhaupt weit über die engeren hysterischen Reaktionen hinaus. Ich möchte Sie als Beispiel an das uns allen bekannte Fortbestehen gewisser körperlicher Symptome erinnern, wie Kopfschmerzen, Übelkeit, Schwindel, Magen-Darm-Erscheinungen vielfacher Art, Gelenkbeschwerden oder Abgeschlagenheit und Müdigkeit, die die vorausgehende, schon abgelaufene, echte Krankheit ungebührlich lange überdauern. Bei ihnen zeigt sich deutlich, wie sich fast unmerkbar der Übergang von eigentlichem Kranksein zu nicht mehr echten, nicht mehr in einem körperlichen Befund begründeten Klagen vollzieht. Mit diesem Übergang verändert sich auch der Anblick des Kranken. Der Ausdruck des von der Krankheit Getroffenen wandelt sich in die Leidensmiene des Dulders.

Wie man solchen unerwünschten Übergängen ärztlich und pädagogisch begegnet, brauche ich hier nicht auszuführen. – Eine wichtige Frage bleibt jedoch noch zu erörtern: Was stellt sich in diesen hysterischen Reaktionen eigentlich dar? Welche Bedeutung hat die Rolle? Warum erscheint sie begehrenswert, warum von höherem Rang, als das einfach dahingehende Leben eines gesundes Kindes?

Im Grunde ist es die Frage danach, was Kranksein in der nahen menschlichen Gemeinschaft bedeutet. – Für den ernsthaft Kranken, insbesondere wenn er – etwa während der akuten Polyarthritis, oder im Kolikanfall durch einen Nierenstein – von Schmerzen gequält ist, werden die bisherigen Lebensbezüge unterbrochen. Er ist plötzlich und unerwartet auf sich und seinen elenden Körper zurückgeworfen. Die Angehörigen sind betroffen, von Sorge und Ungewißheit beunruhigt wenden sie sich dem Kranken zu. Mit einer neuartigen Behutsamkeit und Geduld versuchen sie, seinen Zustand erträglich zu machen. Sie zeigen Liebe und Zuneigung, die bisher durch den Alltag überdeckt waren. – Jedes Leiden, insbesondere aber das Leiden der Menschen, die uns nahe stehen, ruft uns zu solcher Sorge und Hilfsbereitschaft. Zudem aber trägt jede ernstere Krankheit die Zeichen des Unberechenbaren. Sie birgt ein Unbekanntes, Fremdartiges, das uns anrührt. In diesem Unbekannten, das jenseits aller Bemühung unserer Macht entzogen bleibt, erscheint die ehrfurchtgebietende Größe des Todes.

Wenn wir Menschen dieses tiefste Geheimnis unserer Existenz in anmaßender Überheblichkeit mißbrauchen, indem wir in unechtem Leiden die Rolle des Schwerkranken spielen, dann zeigt sich daran erschreckend, bis zu welchen Tiefen das Unechte die Person des Kranken – die Person dieses Kindes durchdringt.

Wir sind gewohnt und geneigt, anzunehmen, solche schwer hysterischen Kinder nähmen diese Entwicklung wesentlich auf Grund anlagebedingter charakterlicher Abwegigkeit. Die Anamnese des Kindes scheint geeignet, eine solche Auffassung deutlich zu stützen; denn eine ganz ähnliche künstlich übersteigerte, sich selbst bemitleidende Wesensart findet sich mit verschiedenartigen hysterischen Reaktionen verbunden – trotz aller gegenseitigen unversöhnlichen Feindschaft – beim Großvater, bei der Großmutter und der Mutter des Kindes. Sie alle hat das Kind mit seinen Anfällen zur Zeit überspielt.

Seit seiner Geburt lebt es in dieser Welt, in der das Unechte so dicht sein muß, daß Echtes darin kaum einen Ort finden kann. Schlichtes, einfaches, bescheidenes Leben – ein tägliches Dasein, in dem einer für den anderen da ist, sich um ihn müht und ihn fördert, hat das Kind nie erfahren. Selbstlose Hingabe für einen Menschen, an den Beruf oder an irgend etwas sonst gilt nicht. Unter diesen Menschen wird das Kind groß. Das sind die Vorbilder, an denen es sich formt und formen muß, weil jahrelang diese Bilder den ganzen kindlichen Raum beherrschen. Von da hat es das zerfahrene Gerede und Getue, die überhebliche Selbstbemitleidung, die Wichtigtuerei übernommen.

Kann sich ein junges Kind überhaupt gegen das Gewicht und die Dichte einer solchen Umwelt im Echten behaupten? Wo sollte es ein anderes Bild aufnehmen? Mit welchen Kräften könnte es sich dagegen durchsetzen? — Wird davor die Gewißheit einer vermuteten angeborenen Anlage nicht doch sehr ungewiß? Wer von uns, der in einer solchen Welt groß geworden wäre, hätte sich frei halten können? — Wohl die meisten von uns haben das Glück gehabt, in einer Familie aufzuwachsen, in der Redlichkeit und Aufrichtigkeit erstrebt worden sind und gegolten haben. Je älter man wird, je mehr wir als Ärzte an den Kindern Störungen sehen, die auf solche übertünchte innere Armut hinweisen, desto weniger selbstverständlich erscheint das Geschenk der eigenen Kindheit.

Mein Ziel war, Ihnen — wie wir jetzt sagen können — am Symptom unechter Unverfügbarkeit über den Körper darzustellen, daß Hysterie einer unechten Lebenshaltung entstammt, in der auch körperliche Manifestationen in die zur Schau getragenen Rolle mit einbezogen werden. Am Lebensverlauf des kranken Kindes werden die zerstörenden Auswirkungen unechter Lebensbezüge deutlich. Er zeigt zugleich, wie entscheidend das Bild der Erwachsenen die Formung des Kindes bestimmt. Das, was wir selbst an Wahrhaftigkeit oder Unwahrhaftigkeit, an Echtem oder Unechtem vorleben, greift gestaltend in die Entwicklung der Menschen ein, die uns nahe sind, ob wir es wollen oder nicht.

Über dieser Darstellung habe ich die therapeutische Praxis unberührt gelassen. Die Zeit würde dafür nicht mehr ausreichen. Aber ich hoffe, Sie haben das Wesentliche, auf das es mir für die Behandlung anzukommen scheint, aus der Deutung der Krankengeschichte dieses unglücklichen Kindes selbst entnommen: Dieses Wesentliche, zugleich aber so außerordentlich Schwierige, kann nur die Rückführung dieses Kindes aus einem überheblichen, im Eigentlichen aber sinnentleerten Dahinleben in ein Leben echter Fülle zum Ziel haben.

Über Eigenart und Ausdrucksgehalt frühkindlicher Motorik

Das Thema des Vortrags, der dem Gedächtnis meines verehrten Lehrers, Professor Noeggerath, gewidmet ist, geht in seinen Fragestellungen auf die erste Vorlesung zurück, die ich seinem Wunsch entsprechend ankündigte. Die klinische Hauptvorlesung sollte durch eine Einführung in die Kinderheilkunde vorbereitet und in einem gewissen Umfang ergänzt werden. Ihm war es wichtig, daß in dieser Einführung vor allem die Entwicklung des gesunden Kindes dargestellt würde. Verhältnismäßig einfach war es und unserer Ausbildung naheliegend, die Abläufe der allmählichen körperlichen Entfaltung darzustellen. Aber vor den Eigenarten der seelischen Innenwelt stand ich wie der Bewunderer schöner Gärten vor einer verschlossenen Pforte, die Farben ahnen läßt und Düfte, seltsam schwer von Erinnerung. – Der Zugang war schwierig. Was ich an Beobachtungen vorfand, schien trotz des Umfangs, trotz der verwendeten Sorgfalt und bei aller Bewegtheit weder die Eigenart der einzelnen Erscheinungen, noch die Weite, das anders Geartete, in sich selbst Ruhende dieser kindlichen Welt umfassend und unbefangen genug einzubeziehen.

In einer Reihe von neu aufkommenden Phänomenen ist die Einheit der kindlichen Person so geschlossen, daß körperliches Fortschreiten und seelische Bereicherung zu unlösbaren Bestandteilen, zu abgestimmten Entsprechungen der gleichen Entwicklung werden. In diesen Erscheinungskreis gehört auch die sich in langsamem Fortschreiten ausgestaltende kindliche Motorik. Es soll hier versucht werden, dem Phänomen dieser Entsprechung nachzugehen und es im Nachgehen in die Ordnung und Eigenart des kindlichen Daseins einzufügen.

Die Ausbildung und Beherrschung der sogenannten willkürlichen Motorik ist mit der frühesten seelischen Entwicklung des Kindes eng verschlungen. Neuer seelischer Erwerb verknüpft sich stets mit bestimmten motorischen Leistungen, die sich ihrerseits in einer ganz gleichmäßigen Reihenfolge verwirklichen. Wir kennen diese Reihenfolge: Fixieren, Lächeln, Kopfwenden, Greifen, Sitzen, Stehen, Gehen, Sprechen. In all diesen Bewegungen sind Leistungen der Intelligenz, Akte des Handelns und gefühlsmäßiges Gestimmtsein zu einer unlösbaren Einheit verschmolzen. In der fixierenden Augenbewegung z. B. richten sich die Augen auf ein Bestimmtes in der Außenwelt. Es liegt in der Bewegung Zuwendung, Aufnehmen einer Kommunikation und eine bald anhaltende, intensiv werdende Aufmerksamkeit als frühestes Zeichen der Intelligenz. Zugleich ist diese aufmerkende Zuwendung nie gleichgültig, sondern in vielfältiger Weise in Gefühlstönungen eingebettet. — Diese komplizierten Bewegungsabläufe müssen zwar präformiert gegebenen Möglichkeiten entsprechen, sie sind aber bei ihrem ersten Erscheinen noch sehr unvollkommen. Ich brauche nur zur Vergegenwärtigung an die ersten Greifversuche eines Säuglings zu erinnern. Sie kommen nacheinander in weitem Abstand und bedürfen, verglichen mit der tierischen Motorik, einer sehr langen Übungszeit. Noch ein dreijähriges Kind steht weit hinter dem zurück, was der Erwachsene selbstverständlich kann, was später etwa an beruflichen motorischen Leistungen von diesem Kind verlangt werden wird. Darin zeigt sich, wie in zahllosen anderen Erfahrungen, daß die motorischen Leistungen nach vielen Richtungen hin übungsfähig sind, wobei sie bis zu erstaunlicher Vollkommenheit gebracht werden können. Zwar nimmt diese Übungsfähigkeit allmählich ab, sie erlischt aber auch im hohen Alter nicht vollständig. — Die langdauernde Zeit eines in der Leistung unfertigen Bewegungsvermögens, das sich erst in einer Jahre dauernden Übungsperiode den Bedürfnissen des menschlichen Lebens einfügt, ist eine erste auffallende Besonderheit des Menschen gegenüber dem Tier.

Diese Besonderheit ist früh bemerkt, wenn auch dann über lange Zeit nicht mehr weiter verfolgt worden. Ich darf an die schöne „Betrachtung über ein Vogelnest“ von Johann Peter H e b e l erinnern, die sie anschaulich und klar zur Darstellung bringt. Er vergleicht darin die Geschicklichkeit des Finken, der sein Nest baut, mit dem unvollkommenen Hantieren des Menschen. „Alle Finkennester in der Welt sehen einander gleich ... vom ersten im Paradies bis zum letzten im Frühjahr 1813, keiner hats vom anderen gelernt. Jeder kanns selber. Die Mutter legt ihre Kunst schon in das Ei.“ „Jedes Vogelnest ist ganz vollkommen und ohne Tadel. In der ganzen Natur ist kein Lehrplatz, lauter Meisterstücke.“ „Aber der Mensch, was er zur Geschicklichkeit bringen soll, das muß er mit vieler Zeit und Mühe lernen“, wenn er auch dann durch die ihm geschenkte Vernunft „nach seiner eigenen Überlegung für mancherlei Zwecke bauen und hantieren kann.“[1]

Ich weiß nicht, ob der tiefsinnige Gedanke, daß das Tier mit angeborenen Kunstfertigkeiten in die Natur eingefügt, ihr vollkommen zugeordnet ist, der Mensch aber von unten anfangen, mit viel Zeit und

Mühe lernen muß und nur durch eigenes Nachdenken, durch Fleiß und Übung fortschreitet und sich zurechtfindet, ob dieser Gedanke von Hebel selber herrührt oder ob er ihn von Herder übernahm. Herder hat ihn schon früher (1772) in weiterer Ausführlichkeit in seiner Preisschrift „Über den Ursprung der Sprache" geäußert. Jedes Tier hat nach ihm seine „Sphäre", seinen Lebenskreis, in dem es verbleibt, auf den es mit angeborenen Kunsttrieben und Kunstfähigkeiten abgestimmt ist. – Je enger die Sphäre, desto ausgeprägter seine Kunstfähigkeit. – „Daß dagegen der Mensch den Tieren an Stärke und Sicherheit des Instinkts weit nachstehe, ja daß er das, was wir bei so vielen Tieren angeborene Kunstfähigkeiten und Kunsttriebe nennen, gar nicht habe, ist gesichert."

Der Mensch hat also gegenüber dem Tier „Lücken und Mängel", alles steht bei ihm „in größtem Mißverhältnis" zu dem, was ihm aufgegeben ist. Das Neugeborene und kleine Kind bestimmt er in folgender Weise: „Bloß unter Tiere gestellt ist's also das verwaisetste Kind der Natur. Nackt und bloß, schwach und dürftig, schüchtern und unbewaffnet und was die Summe seines Elends ausmacht, aller Leiterinnen (gemeint die Kunstfertigkeiten) des Lebens beraubt ... mit so unbestimmten schlafenden Fähigkeiten, mit so geteilten und ermatteten Trieben geboren, offenbar (aber) auf tausend Bedürfnisse verwiesen und einem großen Kreise bestimmt." (Die Weltoffenheit des Menschen.) Es muß ihm eine „Schadloshaltung" gegeben sein, die dann des Menschen „Eigenheit und den Charakter seines Geschlechts" bestimmt. – In der Mitte der Mängel ruht der Keim zum Ersatz: In der „einzig positiven Kraft des Denkens", oder wie Herder sie bevorzugt nennt: In der „Besonnenheit".

Der Unterschied zum Tier ist nicht als Stufenfolge, d. h. im Gewinn eines Zusätzlichen zu sehen, „sondern in einer ganz verschiedenartigen Richtung und Auswickelung aller Kräfte".[2]

Diese Grundeinsichten Herders hat in neuerer Zeit Gehlen aufgenommen und zu einem systematischen Versuch ausgearbeitet, der die Natur des Menschen und seine Stellung in der Welt zu klären unternimmt. Das Gemeinsame wird deutlich in der Definition des Menschen als eines weltoffenen, reizüberfluteten, unspezialisierten Mangelwesens, das sich von seinen Mängeln handelnd entlastet. – Der sich langsam ausgestaltenden Motorik kommt eine entscheidende Bedeutung in der Bewältigung dieser Welt zu. „Die jahrelange Unfertigkeit des kindlichen Bewegungsapparates ... ist eine Aufgabe; nämlich die Aufgabe, durch eigene Bemühung, unter mühsamer Erlernung ... die eigenen Bewegungsmöglichkeiten herauszuentwickeln." „Die (Bewegungen) des Menschen sind unentwickelt, weil sie eine Unendlichkeit möglicher Variationen enthalten, die der Mensch im Umgang mit den umgebenden Gegenständen erst herausentwickeln soll."[3]

Der hier kurz skizzierte Ansatz Gehlens scheint mir trotz seiner großen Bedeutung den kindlichen motorischen Phänomenen nicht voll gerecht zu werden. Er betont – mehrfach abgewandelt – das „Mühsame" dieser Lehrzeit, das ertragen und durchgehalten werden muß, damit jene Lebenssicherung im Handeln erworben wird, die aus dem ursprünglichen Mangelzustand der Kindheit in die selbst aufgebaute Daseinsform des Erwachsenen überleitet. Dieser Beschreibung fehlt aber die der kindlichen Motorik doch wesentlich zugehörige Freudigkeit in Übung und Gebrauch. Wäre der Erwerb vorwiegend Mühsal, so würde er nie vollzogen. Auf diese Tatsache hinzuweisen, scheint mir wesentlich, auch wenn ich hier nicht darauf eingehen kann, worin diese Freudigkeit gründet.

Die kindlichen Bewegungen sind danach zunächst unspezialisiert. Sie formen sich im Umgang mit der vorgefundenen menschlichen Welt, der Kulturwelt. Sie vermitteln im Verein mit Tast- und Seheindrücken, in Orientierung und Handlung erst das Bild dieser Welt. Für die kindliche Motorik ist also bei der außerordentlichen Verschiedenartigkeit der vorgefundenen Kulturwelt der hohe Grad von Formbarkeit und Plastizität kennzeichnend.

Die eigentümliche, zuvor hervorgehobene Tatsache, daß der Mensch seine motorischen Frühleistungen so langsam erwirbt und in der stets sich wiederholenden Reihenfolge, die vom Fixieren über Greifen zum Stehen führt, ist damit in einleuchtender Weise zu deuten: In die zunächst ungeformte Reizfülle der menschlichen Welt wird allmählich unter dem Einfluß des motorischen Umgangs eine verstehende Ordnung gebracht, bei deren Verwirklichung die Aufmerksamkeit, d. h. das Fixieren dem Greifen und dieses dem Sitzen und Stehen vorausgehen muß. Erst wenn die neuerworbene Leistung, z. B. das Greifen, durch Übung eine gewisse Verwendbarkeit erlangt hat, wird der Kreis erweitert.

Diese Auffassung des Menschen als eines Geschöpfes, das – mit weiten unbestimmten Möglichkeiten geboren – sich erst an der Auseinandersetzung mit der vorgefundenen, vom Menschen geschaffenen Kulturwelt verwirklicht, findet in den Untersuchungen Portmanns eine überraschende und wesentliche Ergänzung. Ich kann hier nur auf die für unsere Fragestellung entscheidenden Befunde hinweisen. Portmann faßt nach der Art der Brutpflege und anderen Merkmalen verhältnismäßig niedrig entwickelte Formen der Säugetiere, z. B. die Nager, zu einer Gruppe mit gemeinsamen Eigentümlichkeiten zusammen. Ihre

Jungen werden in großen Würfen nach kurzer Schwangerschaftsdauer mit geschlossenen Sinnesorganen geboren. Weil sie zunächst ohne freie Bewegungsmöglichkeit ganz auf die Pflege der Eltern angewiesen sind, bezeichnet er sie als Nesthocker.

Die hochentwickelten Säuger (Huftiere, Halbaffen und Affen) machen während einer langen Schwangerschaftsdauer intrauterin ein Stadium der geschlossenen Sinnesorgane durch. Sie werden in kleinen Würfen oder als Einzeltiere mit offenen Sinnesorganen und einer ihrer Art entsprechenden, schon weitgehend ausdifferenzierten Motorik geboren. Zur Gruppe dieser Nestflüchter gehört seinem Entwicklungsgang nach das menschliche Neugeborene. Es kommt nach einer ähnlichen intrauterinen Entwicklung mit offenen Sinnesorganen, aber als „einziger Fall dieser Kategorie unter den Wirbeltieren" bewegungsunfähig zur Welt. Portmann bezeichnet es deswegen als „sekundären Nesthokker". Der Mensch nimmt also in der Ontogenese gegenüber den höheren Säugetieren eine eigenartige biologische Sonderstellung ein. Erst nach einem Jahr extrauterinen Lebens ist er in der Entwicklung so weit fortgeschritten wie der junge Affe bei der Geburt. Mit anderen Worten: Der Mensch verlebt 12 Monate jener Zeit außerhalb des Mutterleibs, mit offenen Sinnesorganen den Reizen der Umwelt ausgesetzt, die die vergleichbar hochentwickelten Säuger noch im Mutterleib verbringen. Verglichen mit den nahverwandten Anthropoiden wäre er also 12 Monate zu früh geboren. Diese feststehende „Eigenart unserer menschlichen Entwicklung erfährt eine sinnvolle Deutung durch ihre Zuordnung zur gesamten Daseinsform des Menschen". „Weltoffenem Verhalten der Reifeform entspricht der einzig dem Menschen zukommende frühe Kontakt mit dem Reichtum der Welt."[4]

Die durch Portmann ergänzte und gut gestützte Herdersche These von der Weltoffenheit und Mittellosigkeit des Menschen, der mit Hilfe einer sich erst ausgestaltenden Motorik (Gehlen) die Kenntnis dieser Welt gewinnt, schließt bestimmte Folgerungen ein: Wenn die Motorik des Menschen nicht oder doch in viel geringerem Umfang als die tierische Motorik festgelegt ist, wenn sie sich erst am Umgang mit der menschengeschaffenen Kulturwelt ausformt, dann muß sie auch eine weitreichende Abhängigkeit vom Wechsel der kulturellen Umgebung erkennen lassen: Sei es, daß sie durch die Kulturwelt gefördert oder daß sie gehemmt wird oder daß sie sich in eigentümlicher Weise unter Kultureinflüssen modifiziert und abändert.

Ich will versuchen, dies an einem Einzelbeispiel, am Beispiel des Lächelns, zu überprüfen. Das Lächeln gehört als motorisches Phänomen zur Ausdrucksmotorik. Es hat eine bestimmte Darstellungsbedeutung. Die tierischen Ausdruckserscheinungen, wie Schnüffeln, Wittern, Fliehen, Angreifen sind streng den arttypischen angeborenen endogenen Bewegungsweisen und ihren auslösenden Mechanismen zugeordnet. Die Prüfung an einem solchen Phänomen dürfte deswegen besonders geeignet sein, etwaige Verschiedenheiten der menschlichen und tierischen Motorik aufzudecken. Lorenz z. B. hält die Ausdrucksbewegungen des Menschen für Reste von Instinkthandlungen und vertritt die Auffassung, daß für die Auslösung des Lachens das sogenannte Reiz-Summen-Phänomen Gültigkeit habe. „Diese Tatsache ... ist ein sehr starkes Argument für die Annahme, daß die Reaktionen des Menschen auf bestimmte Ausdrucksbewegungen seiner Artgenossen weitgehend durch angeborene auslösende Mechanismen bewirkt werden."[5]

Das erste kindliche Lächeln ist ein sehr frühes und wegen seiner bedeutungsvollen Besonderheit sorgfältig studiertes, dazu typisch menschliches motorisches Phänomen. Es bereitet sich in Bewegungsabläufen vor, die flüchtig die Gesichtsmuskulatur des Säuglings überziehen. Diese sind jedoch mit dem Lächeln als Ausdruck menschlichen Befindens nicht gleichbedeutend. Das zeigt sich darin, daß sie auch am vollidiotischen Kind zu beobachten sind. Zudem weisen diese frühesten Bewegungen nie jene eigentümlichen Beziehungen zu auslösenden Situationen auf, von denen gleich zu sprechen sein wird. – Der motorische Ablauf als solcher ist dem Menschen offenbar eingeboren. Die Bedingungen seiner wechselnden Manifestierung sollen hier in einigen Zügen untersucht werden. – Er erscheint bei ungestörter Entwicklung vom Ende des ersten Monats an, wenn die Mutter sich lächelnd oder sprechend über das Kind beugt. Nicht nur der Mutter, auch anderen Erwachsenen antwortet das Kind bei gleichem Verhalten mit einem freundlichen Lächeln. Wendet die Mutter das Gesicht zur Seite, so erlischt es. Es unterbleibt, wenn sie z. B. ein Auge bedeckt. Wesentlich für das Auftreten des Lächelns ist der Eindruck eines Gesichts von vorne in rhythmischer Bewegung, sind die beiden Augen und eine Partie um Stirn und Nase. Der Mund kann bedeckt sein. Die lebendige Mutter kann sogar durch eine eine gleichmäßig bewegte Maske ersetzt werden (Kaila, Spitz).[6] Das Lächeln folgt dem Vorzeigen der Maske fast mit der gleichen Sicherheit. Erst vom 6. Monat an reagiert das Kind nicht mehr auf die Maske, nicht mehr auf fremde Personen, nur noch auf die Mutter.

Zunächst scheint sich darin eine Reaktionsweise beim Säugling aufzuzeigen, wie sie typisch im tierischen Verhalten beobachtet wird: Eine bestimmte Reizkonstellation, bei der der Mensch auch durch eine tote Maske ersetzt werden kann, löst mit großer Regelmäßigkeit die motorische Ausdrucksbewegung: das Lächeln aus. Aber weder bei Kaila, noch bei Spitz ist der erst entscheidende Versuch unternommen, dem Säugling, ehe er überhaupt je zu lächeln begonnen hat, nur die bewegte Maske, nie ein menschliches Antlitz zu zeigen. Es wird sich auch schwerlich jemand finden, der bereit wäre, diesen Versuch durchzuführen. Die wahrscheinlich begründete Furcht, damit dem Kind einen tiefreichenden Schaden zuzufügen, hindert uns daran. Jedoch läßt sich die Frage, was ohne die Gegenwart der liebenden Mutter geschieht, aus anderen Beobachtungen mit großer Wahrscheinlichkeit beantworten: Wir kennen aus ärztlichen Erfahrungen Säuglinge und Kleinkinder, die bis in ein höheres Alter hinein nicht lächeln. Sie stammen aus Heimen, in denen sie zwar genügend körperlich versorgt wurden, wo ihnen aber aus Mangel an Pflegepersonen jede mütterliche Fürsorge fehlte. Solche Kinder sind schwer geschädigt. In allen seelischen und körperlichen Funktionen bleiben sie weit hinter der altersgemäßen Entwicklung zurück. Sie lächeln nicht, obwohl doch beim täglichen Füttern die geschilderten Bedingungen zum Auslösen des Lächelns oft gegeben sein müßten. Wir beobachteten selbst ein solches Kind, das im Alter von 2 Jahren nicht lachte und nicht weinte, das nicht sicher sitzen konnte und nach nichts griff, das sich verhielt wie ein teilnahmslos schwachsinniges Kind. Erst nach mehreren Wochen intensiver Zuwendung kam das erste schüchterne Lächeln und von da an eine rapide Entwicklung in die Welt.[7] – In der Atmosphäre des Heims blieb also das Lächeln aus, obwohl die Reizkonstellation sicher oft gegeben war. Auch in der späteren, gewandelten Welt stellte es sich, trotz einer denkbar günstigen Situation, erst nach einer langen leeren Zeit ein.

Das angeführte Beispiel, wie auch vielfache verwandte Beobachtungen bei Spitz zeigen eindrucksvoll, daß das Lächeln von bestimmten menschlichen Gehalten der Umwelt abhängt. Spitz selbst sieht in ihm das Zeichen des sozialen Kontakts zu einer anderen Person; es macht Wandlungen durch, die nur aus der individuellen Lebensgeschichte des Kindes verständlich sind. – Im Lächeln drückt sich, wie Fröbel es nannte, die „erste Einigung", „der früheste Einklang mit der Welt" aus.[8] Buytendijk in seiner schönen Arbeit „Über das erste Lächeln des Kindes" deutet es als „das Offenbarwerden der Teilnahme am zeitlosen Sein einer ersten bewußten Geborgenheit".[9]

In einer früheren Studie versuchte ich selbst zu zeigen, daß dieses Lächeln aus einem Augenblick schwebenden Ungesichertseins aufbricht.[10] Es entsteht an der Umschlagstelle, an der in einer unverständlichen und fremden Welt überwältigend die liebend-umfassende Gegenwart der Mutter erfahren wird. Lächelnd läßt sich das Kind, beglückt und beglückend, in die mütterliche Welt fallen. – Dieser Umschlag grenzt den Raum der vertrauten, liebevoll umhüteten Welt der Mutter von der ungeformten und unheimlichen Fremde ab. An ihm konstituiert sich der Mensch in jener Urerfahrung, durch die sich menschliches Sein in seiner zugleich gegebenen Doppelseitigkeit offenbart als Sein an der Grenze vor Angst und Vertrauen. – Ohne Geborgenheit in der Mutter, ohne Lächeln bleibt die Welt für das Kind unerreichbar, es wird im Eigentlichen nicht zum Menschen. – Für das lächelnde Kind aber sind Dinge und Menschen nah und herzlich in den mütterlichen Raum einbezogen. Sie können befragt werden und geben Antwort. Im reinen Vertrauen auf die Mutter eröffnet sich das Kind der Welt und läßt sie einströmen. – Das Lächeln scheint so vollkommen der weltoffenen Anlage des Menschen zugeordnet. Es erweist sich nicht allein als Phänomen, das im allgemeinen Sinn der menschlichen Kulturwelt angehört, vielmehr erscheint es als Ausdruck jener grundlegenden Erfahrung, durch die das Kind in den umfassenden Bereich der Mutter und einer vertrauenswürdigen Welt aufgenommen wird.

Diese erste, für uns faßbare Konstituierung des Menschen zeigt zugleich die andere Seite seines offenen Bezugs zur menschlichen Kultur: Die leichte und für das Kind oft so verhängnisvolle Störbarkeit. Bei den schweren Schädigungen, die durch das gänzliche Fehlen der Mutter verursacht sind, bleibt nicht nur das Lächeln, sondern auch sonst die Entwicklung zur Welt aus. Aber auch viel weniger tief reichende Veränderungen in der menschlichen Umwelt, wie die Trennung des Kindes von der geliebten Mutter, können nach den sorgfältigen Beobachtungen von Spitz den langdauernden Verlust des Lächelns zur Folge haben, der sich mit hartnäckigen Störungen der Nahrungsaufnahme und mit Gewichtsverlusten verbindet. Ich stimme auch darin der Auffassung von Spitz zu, daß ein Fehlen des Lächelns bei einem sonst gesunden Säugling auf ernste Störungen in der Beziehung der Mutter zu ihrem Kind hinweist.

Für unsere Fragestellung wesentlich scheint mir die Tatsache, daß das ganz junge Kind gegen Störungen der mitmenschlichen Bezüge, die durch Eigenheiten der menschlichen Kultur ausgelöst werden, hochempfindlich ist und sie zugleich mit Störungen des Lächelns und mit Verlust oder Einengung des Zugangs zur Welt beantwortet.

Die Verfolgung des einfachen motorischen Phänomens des frühen Lächelns, seines Auftretens und seiner Störbarkeit, führte uns also in Zusammenhänge, die zu zeigen scheinen, daß das junge Kind auf eine bestimmte, vom Menschen abhängige Umwelt treffen muß, um sich voll entfalten zu können.

Das Phänomen des Lächelns ist aber damit keineswegs erschöpfend dargestellt. Es differenziert sich vom motorischen Grundphänomen als Ausdruck menschlichen Befindens in der mannigfaltigsten und reichhaltigsten Weise. Es kann, um nur einiges zu nennen, Verlegenheit und Scham ausdrücken oder Anmaßung und Frechheit – Verachtung und Hohn oder Zärtlichkeit und Entzücken. Ein nur wenig sich wandelnder motorischer Ablauf zeigt den Zusammenhang mit der Weite der menschlichen Kultur. Er ist damit nur sinnvoll und verständlich für den, der den Umfang dieser menschlichen Kultur kennt. Schon für den Zeitgenossen des gleichen Volkes wird er unverständlich, wenn die eigene Differenziertheit dem Dargestellten nicht entspricht. Wie seltsam unzugänglich und beunruhigend ist das Lächeln in manchen Darstellungen alter Kunst für uns geworden.

Selbstverständlich hat jedes Lächeln seinen Anlaß, aber diese äußerst differenzierten Anlässe stammen aus der Umfänglichkeit persönlichen Befindens und erworbener menschlicher Kultur und sind dadurch im Wesen verschieden von den im Tierreich bekannten erbmäßig bestimmten Auslösereaktionen.

Es scheint nun notwendig, die bisher über das Lächeln gewonnenen Erfahrungen noch genauer mit den endogen automatischen Bewegungsweisen der tierischen Motorik zu vergleichen. Für diese hat L o r e n z in seinen grundlegenden Untersuchungen zum Verhalten der Tiere eine Reihe charakteristischer Merkmale ausgearbeitet: Es sind Bewegungen, die durch ihre Spontaneität gekennzeichnet sind, ferner dadurch, daß eine endogene Reizbildung zu Anstauung und Kumulation der motorischen Energie führt, wenn die Bewegung längere Zeit nicht abläuft. Schließlich entlädt sich aus der höchsten Spannung die Bewegungsabfolge auch ohne äußeren Anlaß. In der Regel ist sie einem ganz bestimmten, definierbaren auslösenden Mechanismus zugeordnet. Hat sich die Energie im Bewegungsablauf verbraucht, dann ist die Bewegung für eine gewisse längere Zeit nicht mehr auslösbar. Es ist deutlich, daß für das Lächeln weder eine solche Weise von Kumulation und Entladung, noch der Typus eines fest zugeordneten Auslösers, noch diese Form der Erschöpfbarkeit die adäquate Darstellung ergeben könnte. – Weiter sind die endogen-automatischen Bewegungsabläufe des Tieres immer wieder und bei allen Mitgliedern der Gattung durch einen gleichbleibenden auslösenden Mechanismus zu reproduzieren. Das menschliche Lächeln läßt eine so einfach strukturierte Zuordnung nicht erkennen. – Zufolge der kumulierenden endogenen Reizproduktionen und der davon abhängigen Spontaneität kennzeichnet Lorenz die automatischen Bewegungsabläufe als sehr weitgehend ganzheitsunabhängig vom Gefüge des tierischen Organismus.[11] Das frühe Lächeln dagegen zeigte in der gegebenen Analyse eine Zuordnung zur innersten Tiefe der Person.

Das menschliche Verhalten im Phänomen des Lächelns läßt sich also in seiner Besonderheit der tierischen Motorik nicht zuordnen. Das scheint mir deutlich zu sein.

Es ist nur schwer zu verstehen, warum Lorenz es mit solchem Nachdruck unternimmt, menschliches Verhalten mit tierischem in Übereinstimmung zu bringen („Die fundamentale Identität"), obwohl er selbst die Unterschiede deutlich zu sehen scheint. Einerseits weist er nach, daß das tierische Verhalten entscheidend durch die endogen-automatischen Mechanismen bestimmt wird, andererseits aber anerkennt er, daß „der Mensch ohne allen Zweifel das an endogen-automatischen Bewegungsweisen ärmste unter sämtlichen höheren Lebewesen" ist. Sie sind nach ihm reduziert „auf gewisse Bewegungsnormen der Nahrungsaufnahme, der Begattung und möglicherweise gewisse Elemente im Gehen".[12] Auch für diesen reduzierten Bereich läßt sich die Gültigkeit einer einfachen Übertragung mit guten Gründen bezweifeln.

Zur Erläuterung genüge ein kurzer Hinweis auf das Beispiel des Hungers: Beim hungrigen, ganz jungen Säugling ist die Nahrungsaufnahme noch von angeborenen Bewegungsabläufen geregelt. Aber schon bald zeigt sie in Nahrungsverweigerung, Erbrechen und verwandten Erscheinungen ihre Abhängigkeit von der Art der menschlichen Bezüge, ihre kulturbedingte Störbarkeit. Hunger und Nahrungsaufnahme werden gelenkt unter dem Einfluß menschlicher Gesittung. Sie sind von der Mode beeinflußt, im Hungerstreik unterdrückt. — Es wäre absurd, die Gebundenheit des Menschen an seinen Körper, die gewaltige Macht des Hungers zu verkleinern. Trotzdem ist der Mensch auch hier aus der strengen Gerichtetheit tierischen Verhaltens ausgelöst. Die Befriedigung des Hungers wird in komplizierter Weise modifiziert und der jeweils vorgefundenen Kultur zugeordnet. Die grundlegende Wandlung der endogenen „Mechanismen" in die vielfältigen Formen der Gesittung ist es, die den Menschen als Menschen kennzeichnet.

Zudem bleibt die fast unerschöpfliche sonstige Fülle menschlichen motorischen Verhaltens unberührt. Diese erkennt Lorenz selbst wieder so deutlich, daß er „das Erhaltenbleiben der aktiven schöpferischen Auseinandersetzung mit der Umwelt" als das „konstitutivste Merkmal des Menschen" anerkennt.[13] Solche schöpferische Auseinandersetzung mit der Umwelt ist aber nur mit einer Motorik vollziehbar, die jene hohen Freiheitsgrade besitzt, die notwendig sind, um das neu Geschaffene auszuformen.

In anderer Weise lehren auch die Erfahrungen an vernachlässigten Heimkindern, daß der Erwerb der körperlichen Motorik: das Greifen, Sitzen, Gehen in ähnlicher Weise wie das Lachen von der menschlichen Umwelt bestimmt wird. Diese Kinder bleiben in der statistischen Entwicklung weit, vielfach um Jahre zurück (Spitz).[14] Diesem motorischen Rückstand entspricht die seelische Verkümmerung. Die geschädigten Kinder sind geistig gleichsam leer, ohne Sach- und Umgangswissen, ohne nahen menschlichen Bezug, ohne weiterführende Anteilnahme an ihrer Umwelt. Sie machen den Eindruck schwachsinnig Zurückgebliebener, obwohl sie die Möglichkeiten des vollsinnigen Kindes in sich tragen.

Daß für differenzierte andere motorische Phänomene, wie Sprache, Schrift, Tanz, Musik ähnliche Zuordnungen zum Bereich menschlicher Kultur gelten wie für das Lächeln, wissen wir aus dem Umgang mit ihnen. Auch wenn sie uns z. B. in anderen Kulturkreisen zunächst unzugänglich und unverständlich erscheinen, ist diese Verschlossenheit nicht grundsätzlicher Art: Dem Menschen ist die Möglichkeit gegeben, sich durch Beschäftigung und Eindringen primär Unverständliches vertraut zu machen, sofern er die Eigenart der zugehörigen Kultur sich zu erhellen vermag.

Im Dienst solcher Übernahme menschlicher Kultur steht also auch die kindliche Motorik. Sie geht gewissermaßen auf die Welt zu, sie greift, bewegt, tastet, schafft Erfahrungen im Umgang und übt sich an diesem Umgang selbst (Gehlen).[15] Jedoch braucht die ursprünglich allein gegebene plastische motorische Anlage des Kindes, um ihre schöpferischen Eigenfähigkeiten entwickeln zu können, ein Vorbild, an dem sie sich formt. Dieses Vorbild kann nur die Motorik des Erwachsenen sein. An ihr bildet das Kind durch Übernahme motorischer Abläufe seine eigenen Bewegungsgestalten. – Schon bei der frühesten Bewegung im Fixieren richtet der Säugling zunächst, z. B. beim Trinken, seine Augen nur auf die zugewandten Augen der Mutter. Das Greifen und einfache Umgehen mit dem gegriffenen Gegenstand macht die Mutter ungezähltemal dem Kind vor und regt es zur eigenen Handlung an.

Es scheint so, als ob zunächst die Bewegung als solche versuchsweise mitvollzogen wird, noch ehe ihr Sinn und das durch sie Erreichbare erfaßt ist. Das ist z. B. deutlich beim Nachsprechen erster Laute und Worte, die mitgeformt, durch das Gehör überprüft und immer wieder geübt werden, ehe das im Wort Gemeinte verständlich wird. – Wenn man Kinder beobachtet, die einem anschaulich und lebendig berichtenden Erwachsenen zuhören und zuschauen, dann sieht man, daß sie oft bei den erregenden Partien mit seiner Motorik und seinem Mienenspiel mitgehen. Dies geschieht aber nicht nur an Stellen, an denen ein Mitschwingen der kindlichen Gefühlswelt dies verständlich macht, sondern oft und ausgeprägt auch dann, wenn die Mimik des Erzählers dem Kind noch ganz unverständlich ist. – Das hier gemeinte „Mitgehen" der eigenen mit der Motorik anderer Lebewesen beschränkt sich mit zunehmender Beherrschung der Motorik auf angedeutete, mehr im Innern zurückempfundene als nach außen sichtbare Phänomene. Es stellt hier und auch weithin sonst im Leben einen primären Vorgang dar, der nicht nur das Erlernen der Bewegungsformen entscheidend fördert, sondern außerdem auch für das Verstehen fremdseelischer Zustände von grundlegender Bedeutung ist.

Einige Hinweise, die für das Verständnis des Nachfolgenden wichtig sind, sollen dies erläutern: Jeder Mensch verfügt über eine eigene, nur seiner Person zukommende Motorik, über eine für ihn charakteristische Gesamtheit von Bewegungen. Diese individuelle Bewegungsweise jedes Menschen ist von innen her mit der Eigenart seiner Person erfüllt; sie hat stets einen typischen, mehr oder weniger reichhaltigen personalen Ausdruckswert. Dieses Phänomen ist uns allen aus der Erfahrung geläufig. Wenn etwa ein Schüler spielerisch Haltung und Bewegungsweisen eines Lehrers nachformt, wird er um so mehr von der fremden Person erfüllt, je genauer die motorische Nachbildung gelingt. – Klages formuliert diesen Zusammenhang so: „Die beliebige Willkürbewegung drückt ungewollt die Persönlichkeit des Wollenden aus."[16] Die Verknüpfung des Innern der Person mit der Art der Bewegung, Haltung, Sprache usw. ist dabei eine so feste, daß der Eigenart der Bewegungen die Eigenart der Person unlösbar anhaftet. – Diese Tatsache läßt sich genauer und zutreffender in folgender Weise formulieren: Das Innere, das im Bewegungsverlauf in Erscheinung kommt, wird erst durch dies Erscheinen und nur in ihm wirklich: Erscheinung und Gehalt sind unlösbar und untrennbar Eines, in der Art, daß dieses sich ausdrückende Seelische ohne die zugehörige körperliche Manifestierung nicht existent wäre. Das „Mitgehen" mit dieser körperlichen Manifestierung läßt dann im mitgehenden Beobachter jenes der Erscheinung zugehörige Innere entstehen.

Die hier gemeinten Phänomene des motorischen Mitvollziehens oder Mitgehens sind in anderer Bezeichnung und anderer Einordnung – insbesondere bei Th. Lipps und Klages – gesehen und in ihrer hohen Bedeutung für das Verstehen gewürdigt. Während aber hier das Mitgehen mit fremder Ausdrucksmotorik der primäre Vorgang ist, durch den das Innere des Anderen ausdrücklich als das des Anderen erscheint (sofern es überhaupt zugänglich ist), ist nach Th. Lipps zum Verstehen des fremden Ausdrucks notwendig, daß ich wahrnehme (z. B. den Zorn), ihn sodann nachahme, daß ich weiter in mir, im eigenen Erleben den Zustand reproduziere (also früher von mir erlebten Zorn) und durch Verlegen des reproduzierten in den Anderen mich in ihn einfühle. Er formuliert also: „Der Zorn des Menschen, an dem ich die Gebärde beobachte, das ist der eigene Zorn".[17] Nach Lipps wären wir also ganz in unseren persönlichen Erfahrungskreis eingeschlossen und könnten immer nur auf unser eigenes früheres Erleben stoßen, obwohl wir doch den Ausdruck als Ausdruck des (oft sehr fremden) Anderen erfahren. – Th. Lipps deutet also die beim Verstehen sich vorfindenden motorischen Phänomene als sekundäre Vorgänge: als Nachahmung. Diese setzt aber, ehe sie vollzogen wird, immer voraus, daß eine motorische Erscheinung von bestimmtem Ausdrucksgehalt abgelaufen ist und vom Wahrnehmenden schon verstanden wurde. Das motorische Mitvollziehen dagegen ist ein mit der Ausdrucksbewegung gleichzeitiger Vorgang, in dessen Abwandlungen sich das zugehörige Innere kund tut. Wird, was sich natürlich ereignen kann, der Ausdrucksgehalt nicht erkannt, dann stehen wir unter dem Eindruck des Fremden und Unverständlichen, können aber z. B. in der Erinnerung diese unverstandene Ausdrucksbewegung immer wieder nachvollziehen, bis sie uns im günstigen Fall durchsichtig wird.

Auch für Klages ist ein Nachahmungstrieb wirksam im Vorgang des Verstehens, aber er ist als solcher auch bei ihm nicht primär vorhanden, sondern folgt fördernd und vertiefend einem in der „Schauung"[18] vorausgehenden Verschmelzungsvorgang: Der fremdseelische Zustand geht auf den Wahrnehmenden über und damit gleichfalls der „unwillkürliche Drang", „den Zustandsausdruck zu erzeugen, die Erscheinung nachzubilden".[19]

Wie sich hier beim Verstehenden der auf ihn übergehende seelische Zustand des Anderen von der motorischen Nachbildung sondert, so sondert Klages im Ausdrückenden (dem Zornigen z. B.) das Antriebserlebnis des Gefühls von der ihm nachfolgenden Ausdrucksbewegung: „Jede ausdrückende Körperbewegung verwirklicht das Antriebserlebnis des in ihr ausgedrückten Gefühls."[20] Demgegenüber betonen Buytendijk und Plessner – wie mir scheint zu Recht – die unlösbare psychophysische Einheit im mimischen Ausdruck, eine Einheit, die vor der Trennung von Psychischem und Physischem gegeben ist. Da sie das motorische Mitgehen für das Verstehen nicht in Betracht ziehen, setzen sie Ausdruck und Ausdrucksverstehen tierischem Verhalten gleich und nehmen eine „ursprüngliche Verständlichkeit" an.[21] Das frühkindliche Lächeln z. B. deuten sie als „Zusammenhang zwischen Organismus und Umwelt . . . , der biologisch genommen doch nur ein Ausschnitt aus dem großen Reich der Instinkthandlungen ist, weil er die ursprüngliche Verbundenheit des Lebewesens mit seiner Umgebung nach Maßgabe bestimmter Schemata offenbart".[22] Da aber dem Menschen später auch ein hochdifferenziertes Verstehen möglich wird, trennen sie das angeborene, natürliche und oberflächliche Verstehen von einem künstlichen scientifischen Verstehen, das sich z. B. der psychologischen Wissenschaft bedient. Die Tatsache aber, daß in der einfachen praktischen Menschenkenntnis oder der dichterischen Gestaltung ein äußerst nuancierendes, aber nicht wissenschaftlich begründetes Verstehen möglich ist, bringt diese Theorie der zwei Arten des Verstehens in ernste Schwierigkeiten. Buytendijk hat auch in seiner späteren Studie „Über das erste Lächeln des Kindes" die Auffassung, daß das Lächeln dem Bereich der tierischen Instinktabläufe zuzurechnen sei, selbst verlassen.[23] – Nach unserer Beschreibung bleibt die unlösbare psycho-physische Einheit der ausdrückenden Bewegung im motorisch Mitvollziehenden erhalten und wird als solche in ihrem Gehalt (mehr oder weniger deutlich) erfahren.

Zum Verständnis der Auswirkungen dieser motorischen Phänomene auf den Menschen scheint es noch bedeutungsvoll, zwischen dem motorischen Mitgehen und der motorischen Übernahme zu unterscheiden, die dem Mitgehen folgen kann.

Das mitgehende, mitvollziehende Einlassen auf fremde Motorik, das motorische Eingehen auf den mimischen Ausdruck des Entsetzens z. B. wird wieder abgelegt, nachdem es seine Funktion der Teilhabe am Anderen und des Verstehens erfüllt hat. Es kann aber auch die ursprünglich fremde Motorik zugleich mit dem Mitvollziehen mehr oder weniger vollständig in die eigene Bewegungsweise übernommen werden. Bei dieser Übernahme ursprünglich fremder Motorik in die eigene werden aber notwendig zugleich die menschlichen, in der Motorik sich ausdrückenden seelischen Gehalte, die ihr unlösbar zugehören, für unbestimmt lange Zeiträume in die eigene Person übernommen.

Hierzu ist noch eine weitere, für unsere Betrachtung wichtige Tatsache hervorzuheben: Bewegungsformen in Sprache, Gebärde, Mimik, Haltung und allgemeiner Körpermotorik werden nicht beliebig von irgendwem übernommen, sondern bevorzugt von ausgezeichneten, als vorbildhaft empfundenen Personen. Es kann ein verehrter Lehrer, es kann eine bewunderte Kinoheldin oder der erfolgreiche Chef eines

Unternehmens sein, die so zum motorischen Leitbild persönlichen Lebens werden. – Für das junge Kind sind es zunächst ausschließlich die geliebten und bewunderten Eltern. Sie bleiben meist über lange Zeit bestimmend, bis andere Personen nahe genug in den kindlichen Lebenskreis eintreten. Das Kind muß also notwendig, da es zunächst kein anderes motorisches Vorbild hat, vieles von der Bewegungsart der Eltern übernehmen. Es wird in seinen allmählich sich entfaltenden Bewegungsabläufen von der Motorik der Eltern geprägt.

Wenn man diese Zusammenhänge sieht und anerkennt – und sie scheinen mir eine hohe Wahrscheinlichkeit beanspruchen zu können – dann haben sie eigentümliche und weittragende Konsequenzen:

Das Kind übernimmt, wie wir feststellten, unbewußt und unbeabsichtigt beim Lernen und Üben vieles von der Eigenart der elterlichen Haltung und Bewegung. Dabei trifft die Ausschließlichkeit des Vorbilds mit der innigen Liebe und Bewunderung des Kindes zusammen, so daß die anhaltende Formung zugleich eine tiefreichende wird. Diese Formung bewirkt, daß mit dem Übergehen der motorischen Eigenart der Eltern auch die ihr entsprechenden seelischen und charakterlichen Eigentümlichkeiten im Kind zur Entfaltung gebracht werden. – Die Ähnlichkeit der kindlichen Bewegungsart ebenso wie des kindlichen Wesens mit der Persönlichkeit der Eltern, die uns im täglichen Umgang ungezählte Male auffällt, ist also nicht nur erbbedingt. Sie vertieft und erweitert sich durch innige Gemeinschaft mit den Eltern in einer von der Erbanlage unabhängigen Weise. Diese Prägung wird, unbewußt und unbeabsichtigt, wohl in erheblichem Umfang durch die körperlich und seelisch gestaltende Einwirkung motorischer Übernahmen geleistet.

Der Mensch gewinnt dadurch als Person eine weitgehende Unabhängigkeit vom Erbgefüge.

Es sei zum Abschluß noch gestattet, kurz auf einige Fragen und Ausblicke, die sich aufdrängen, hinzuweisen: Es wird in der Zukunft zu prüfen sein, wie weit diese Prägungsmöglichkeiten reichen, wo die Grenze zu den erbbedingten Einschränkungen liegt. Die Formbarkeit dürfte aber, nach den Erfahrungen bei den vernachlässigten Heimkindern, groß sein. Sie bedingt auch, daß die Eltern über alle bewußt übermittelten Traditionsbestände hinaus durch Haltung und Bewegung wesentliche Teile ihres persönlichen Seins übertragen. In die Verantwortung dafür, wie wir selbst zur Welt stehen, ist mit nachdrücklichem Ernst die Verantwortung gegenüber dem Kind einbezogen.

Auch für den Pädagogen ergeben sich zugleich mit der Weite der sichtbar gewordenen erzieherischen Freiheit Möglichkeiten, die motorische Übertragung und das motorische Mitgehen bewußter und systematischer für pädagogische Wirkungen zu verwenden als bisher.

Für uns als Ärzte stellt sich die erregende Frage: Was geschieht mit dem Kind, wenn die übernommene Motorik einer gestörten, unausgeglichenen, lebensunsicheren Persönlichkeit zugehört? Wieviel von den sogenannten neuropathischen Reaktionen ist Störung durch Übernahme motorischer Phänomene, z. B. Übertragung ablehnender Haltungen der Mutter? Schon Spitz hat das – ohne seine Beobachtungen in einen solchen Rahmen zu stellen – bei der Durchsicht von Filmstreifen vermutet, auf denen das Trinken älterer Säuglinge, die nicht lächelten, an der Brust der eigenen Mutter aufgenommen war. Aus der Bewegung und Haltung der Mütter schien ihm hervorzugehen, daß sie – vor sich selbst uneingestanden – innerlich eine feindselige Haltung gegen das Kind einnahmen, die sich bei der weiteren Überprüfung auch bestätigte.[24] – Daß oft solche neuropathischen Verhaltensweisen wie Nichttrinken, Nichtgedeihen, anhaltende reizbare Verstimmung, hartnäckiges Erbrechen bei einem plötzlichen radikalen Wechsel der menschlichen Umgebung – z. B. aus der häuslichen Umgebung in die Klinik – unvermutet schnell überwunden und geheilt werden, weist auf ähnliche Beziehungen hin. Es scheint mir wahrscheinlich, daß die Diagnose „Neuropathie“ im Sinn anlagebedingter Abwegigkeit nicht selten auf einem Irrtum, auf Verkennung der wirklichen Zusammenhänge beruht.

Während dieser Erörterungen, die sich mit der Übernahme fremder seelischer Gehalte befaßten, drängt sich die für die schöpferische Lebendigkeit des Menschen entscheidende Frage auf, wie weit solche Fremdprägungen echter seelischer Bestand werden, wie weit sie in der Art einer übernommenen Rolle unecht bleiben. Sie hat in dieser Situation einen eigenen Aspekt und bedarf dringend einer umfassenden Klärung.

Das Ziel der Vortrags war, die Eigenart der frühkindlichen Motorik von den tierischen Bewegungsabläufen abzugrenzen und einen Einblick in die Gestaltung und den Ausdrucksgehalt dieser frühkindlichen Motorik zu gewinnen. Es ließ sich zeigen, daß sich die frühe menschliche Motorik im Wesen von der tierischen unterscheidet. Sie ist nicht festgelegt, zunächst ungeformt, aber prägbar und voll weiter Möglichkeiten. Sie verwirklicht sich an der Auseinandersetzung mit der menschlichen Kultur. Als bedeutungsvoll erweist sich das Phänomen des motorischen Mitvollziehens oder Mitgehens und die Möglichkeit zur Übernahme motorischer Abläufe.

Die kindliche Motorik erfährt dadurch eine besondere, nicht erbbedingte Prägung durch die Eltern und später durch andere motorische Leitbilder. Mit der Übernahme von Bewegungsgestalten werden zugleich seelische und charakterliche Gehalte insbesondere von den Eltern übernommen.

Eine solche Einfügung des Menschen in die vorgefundene Welt löst ihn zwar nicht aus seiner geschöpflichen Bindung, sie löst ihn aber aus einer engen erbmäßigen Determiniertheit und gibt ihm in Tradition und schöpferischer Freiheit sein eigenes verantwortliches Gepräge.

Die Auswirkungen fremder Motorik auf den jugendlichen Menschen*

Unter Motorik ist hier die ganze Fülle der Bewegungen verstanden, die der Mensch im Gehen und Handeln, bei Spiel und Sport, in seinen Leistungen im Handwerk oder sonstigen Beruf, beim Schreiben oder im Gespräch ausführt und ebenso seine Weise, Gemütsbewegungen und Stimmungen in Haltung, Mimik und Gebärde auszudrücken.

Von dieser Reichhaltigkeit ist bei der Geburt noch nichts vorhanden. Keine über ihrem Neugeborenen sinnende Mutter könnte voraussehen, was sich von all den verborgenen Möglichkeiten in den kommenden Jahren verwirklichen wird. Doch wird sie in die noch offene Zukunft ihre Wünsche und ihr mütterliches Hoffen einströmen lassen. Können aber diese Wünsche, kann der liebende Einsatz der Mutter Tiefreichendes bewirken oder täuscht die Hoffnung, wird sich ein zuletzt unabänderliches Wesen und Schicksal gestalten?

Daß das Kind im Erlernen einfacher und später hochdifferenzierter Bewegungsabläufe durch Anleitung und Übung in erstaunlichem Umfang bildungsfähig und formbar ist, braucht keines Beweises. Wenn Sie sich als Beispiel das Erlernen des Schreibens vergegenwärtigen, dann ist uns selbstverständlich, daß es sich nicht etwa zu einer festliegenden Zeit aus inneren Gesetzmäßigkeiten im menschlichen Leben verwirklicht, sondern im Üben allmählich erlernt und weitergeschult wird.

Demgegenüber sind umfängliche Bewegungsabläufe wie Nahrungssuche, Angriff, Flucht, Nestbau und Brutpflege dem Tier in ihrem Gesamtablauf als fertige eingeboren; sie bedürfen keiner wesentlichen Übung und verwirklichen sich aus inneren Gründen zu ihrer Zeit. H e r d e r hat diese Eigenart des Menschen in seiner Schrift „Über den Ursprung der Sprache“ (1772) mit bewundernswerter Klarheit dargestellt. Er sagt über ihn: „Daß er den Tieren an Stärke und Sicherheit des Instinkts weit nachstehe, ja daß er das, was wir bei so vielen Tieren angeborene Kunstfähigkeiten und Kunsttriebe nennen, gar nicht habe, ist gesichert.“ Er sah auch, daß der Unterschied zum Tier nicht im Gewinn eines Zusätzlichen „sondern in einer ganz verschiedenartigen Richtung und Auswirkung aller Kräfte“ begründet sei.[1]

---

*) Der in eckigen Klammern gebrachte Text ist einer erweiterten Fassung desselben Vortrags entnommen. *August Nitschke*

Diese Einsichten Herders hat die moderne Forschung (Scheler,[2] Buytendijk,[3] Gehlen,[4] Portmann[5]) in allem Wesentlichen bestätigt.

Die natürliche Umwelt, in die das Tier durch Geburt und Anlage gesichert eingefügt ist, gibt es für den Menschen nicht. [Wenn alle übrigen Geschöpfe – soweit wir es sehen können – mit angeborenen Austattungen gewissermaßen fertig geboren sind, der Mensch aber so ganz und gar unfertig, dann weist das eindringlich darauf hin, daß der Mensch anders in seiner Welt stehen soll wie das Tier und sie in anderer Weise erleben und erfahren wird.

Wir, die Menschen, sehen – um an ein Bild Johann Peter Hebels zu erinnern –, daß überall auf der Erde Meisterwerke getan werden.[6] Während das Tier sie nur schafft, ohne davon zu wissen, können wir sie zu erkennen und als Zoologen und Verhaltensforscher in ihren Bedingungen zu analysieren versuchen; – können wir ihre Vollkommenheit bewundern.

Uns selbst erfahren wir im Vergleich zu dieser geschlossenen Welt als immer unfertig, unvollkommen, ständig in der Lehre, oft genug resigniert und entmutigt. Für uns ist diese Welt in ihrer ganzen Mannigfaltigkeit vorhanden, sie liegt offen vor uns, unbegrenzt nach allen Richtungen, – aber sie muß Schritt um Schritt erworben und verstanden sein, damit wir in ihr leben können.

Der Mangel des Menschen gegenüber dem Tier, seine Unfertigkeit bedingt aber zugleich mit seiner Eigenart auch seine Größe: Weil ihn nicht wie das Tier enge Funktionskreise umschließen, weil er nicht mit angeborenen Verhaltensweisen auf Auslöser der Umwelt unmittelbar und fest angefügt antwortet, kann er abgelöst vom Trieb, ohne Zwang, frei und unbefangen, nur durch innere Anteilnahme bestimmt, den Dingen und den Geschöpfen der Welt sich zuwenden, kann er etwas vom Eigen-Wesen dieser Dinge und Geschöpfe erfahren und sie, wenn er will, für sich und sein Dasein verwenden.] Das, was er vorfindet, ist nicht jene Natur, in der das Tier lebt, sondern eine vom Menschen selbst geschaffene, in ihrer jeweiligen Verwirklichung sehr verschieden gestaltete Kulturwelt – für das Kind zunächst: Zimmer, Wohnung, Haus, mit allem, was ihm zugehört. In diese vom Menschen geschaffene und mit menschlichem Geist erfüllte Welt wird das Kind schauend, sich bewegend, tastend und handelnd Zugang finden. Der Vielgestaltigkeit dieser Umwelt ordnet sich eine nahezu unbegrenzte Vielfalt möglicher motorischer Entwicklungen zu, die sich erst im Umgang durch Üben und Lernen verwirklichen und ausgestalten. Im Umgehen erfährt das Kind zugleich in allmählichem Fortschreiten den eigentümlichen Sinngehalt dessen, mit dem es umgeht.

Auf welche Weise aber wird aus der gestaltlosen Möglichkeit wirkliche, sichtbar ablaufende, zielgerichtete und ausdrückende, als solche verstehbare Bewegung? Was lockt sie hervor, was führt und bestimmt diesen frühesten sich gestaltenden Ablauf? – Entspricht dieser fortschreitenden Ausformung als zugehörig etwas sich Ausformendes im Wesen, in der gesamten Persönlichkeit des Trägers dieser Bewegtheit? – Sicher jedenfalls stellen sich in den frühesten motorischen Phänomenen des Säuglings: Im Blicken, im Lächeln, im Zuwenden und Greifen zugleich in unlösbarer Verknüpfung erste Zeichen der aufscheinenden Persönlichkeit dar.

[Wir sprechen vom Umgang mit der Welt, vom Zugang und Eröffnen, vom Ergreifen und Begreifen: Alles Ausdrücke aus dem motorischen Bereich. Der Sprachgebrauch scheint also darauf hinzuweisen, daß uns durch die Motorik das Eindringen in die Welt ermöglicht wird.]

Doch wer ist das, der hier sein Kommen anzeigt? Wird in diesem noch unscheinbaren Beginn eine Anlage in Bewegung gebracht, die sich dann – doch der tierischen vergleichbar – im wesentlichen nach eingeborenen Gesetzmäßigkeiten durchsetzt, oder birgt diese Persönlichkeit in Charakter und Wesen – darin den motorischen Entwicklungen verwandt – Möglichkeiten umfassender Wandlung in sich? –

In den nachfolgenden drei Krankengeschichten bestimmen pathologische oder doch sehr auffallende motorische Phänomene das klinische Bild. In die Beschreibung und Zuordnung dieser Phänomene zur Lebenssituation des Kindes wird sich die Beantwortung dieser Grundfragen ohne Zwang, gleichsam von selbst einfügen.

In der Sprechstunde wird ein fast dreijähriges Mädchen vorgestellt, das sich zunächst ganz unauffällig entwickelt hat. Es war das vorletzte einer größeren Geschwister-Reihe, erlernte Sitzen, Aufrichten und freies Gehen zur normalen Zeit, war geistig weit entwickelt und konnte sich sprachlich sehr gut ausdrücken. Die Eltern bemerkten jedoch frühzeitig, daß das Kind, als es frei zu gehen begann, das linke Beinchen steif hielt und deutlich hinkte. Die Störung schien vor allem in der Hüfte zu liegen. Es klagte nie über Schmerzen, spielte mit den älteren Geschwistern fröhlich, war aber nie dazu imstande, rasch zu gehen oder gar zu laufen und zu springen. Dieser Störung wegen waren schon mehrfach Ärzte aufgesucht worden. Ein Orthopäde nahm ein Hüftleiden an und wollte das Kind in Gips legen, ein zweiter konnte nichts sicher Pathologisches am Gelenk finden und riet zu Übungen, aber es besserte sich nichts. Das Kind wurde jetzt erneut vorgestellt, hauptsächlich mit dem Hinweis, daß es noch nie einen Versuch gemacht habe, zu springen wie andere Kinder, daß es im Gehen behindert sei und zugleich mit der Frage, ob man orthopädisch behandeln solle oder wie sonst.

Die Kleine war ein kräftiges, gesundes Kind, klug und geistig weit entwickelt, nur auffallend ernst, still, man könnte fast sagen gewichtig und würdig in seiner Art. Das Gehen war links deutlich behindert, es hielt die Hüfte steif und machte beim Gehen mit dem Bein eine leicht drehende Bewegung nach außen. Das Bild wies deutlich auf eine Erkrankung des Hüftgelenks. Bei jeder Aufforderung, rasch zu gehen oder zu springen, bemühte sich das Kind bereitwillig, aber die Symptome verstärkten sich nur, ohne daß das gewünschte Ergebnis zu erreichen gewesen wäre. Eine genauere Untersuchung, die nochmals vorgenommen wurde, ergab weder am Gelenk noch am Bein irgend etwas Krankhaftes. Inzwischen war noch aufgefallen, daß sich das Kind, wenn es die Treppe hinuntergehen wollte, mit der linken Seite treppabwärts wandte, mit der rechten Hand am Geländer hielt, mit dem steifen linken Bein eine Stufe tiefer trat und dann das frei bewegliche rechte nachholte. Wir waren zunächst recht ratlos, wie wir diese doch schwere Behinderung im Gehen deuten sollten.

Die Art dieser Gangstörung, die also vom Beginn des Gehenlernens an vorhanden war, fand dann eine eigenartige und zunächst überraschende Aufklärung: Der Vater des Kindes war Schriftsteller und Privatgelehrter. Er arbeitete nur zu Hause, lebte sehr viel mit den Kindern zusammen. Er wurde von der Familie bewundert und verehrt. Die kleine Tochter hing mit ganz besonderer Liebe an ihm. Er ist Schwer-Kriegsverletzter und trägt links eine Teilprothese mit Versteifung des Hüftgelenks. Im Gespräch hierüber wurde uns und dann nach einem Hinweis auch der Mutter selbst deutlich: Der Gang des körperlich gesunden Kindes entsprach dem Gang des durch seine Kriegsverletzung im Gehen behinderten Vaters. Deswegen hinkte es mit steifer Hüfte, deswegen hat es noch nie springen können, das war der Grund für die eigenartige Weise, die Treppe abwärts zu gehen. – Das gesunde Kind hat den durch Verletzungen pathologischen Gang des Vaters übernommen.

Wie ist das möglich? Will das Kind eine Krankheit, will es ein Leiden vorspielen, das gar nicht vorhanden ist? Will es beachtet, verwöhnt, geschont werden? – Mit Sicherheit sind solche Wünsche bei diesem Kind auch im Verborgenen nicht vorhanden. Es fühlt sich gesund, es stellt keine besonderen Anforderungen, es will nicht beachtet werden. Es ist trotz dieser hemmenden Gangstörung vor sich weder anormal noch krank.

Warum geht es aber wie der Vater? Was veranlaßt das Kind dazu? – Sie haben oft gesehen, daß Kinder die Rolle von Erwachsenen, daß sie „Kaufmann“, „Lehrer“ oder auch „Vater“ spielen. Sie nehmen dann Haltung, Gebärden, Sprechweise und Gang zum Beispiel des Lehrers an und können sich oft überraschend gut in die Rolle versetzen. Aber das bleibt doch Spiel, bleibt übernommene Rolle, die man zu seiner Zeit wieder ablegt. – Die kleine Patientin spielt in dem, was sie an Ungewöhnlichem zeigt, mit Sicherheit nicht „Vater“ in der Weise dieser kindlichen Spiele. Sie spielt überhaupt keine Rolle. Für sie gab es bisher als einzige diese für unser Auge pathologische Form des Gehens. Sie hatte diese Gangeigentümlichkeiten von Anfang, das heißt von den ersten Laufübungen an. Um hier in das Verständnis einzudringen, müssen wir uns die Situationen und Phänomene beim frühesten Erlernen von Bewegungen noch genauer vergegenwärtigen.

Die Aufgabe, in die nahe Menschenwelt einzuführen, fällt in dieser ersten Zeit fast ausschließlich den Eltern, meist der Mutter, zu. Sie spielt scherzend mit ihrem Kind, sie nimmt die kleine Hand und führt sie zum Ring – unzählige Male. Sie hält ihn mit aufmunterndem Zuspruch vor und mit fröhlicher Geduld, bis irgendwann beglückend und im letzten unfaßbar die Hand des Kindes den ersten noch ungeschickten, aber doch deutlich in seiner Gestalt erkennbaren Versuch des Greifens unternimmt.

Die ursprüngliche Möglichkeit des Menschen, die hierbei offenbar wird, ist nicht die der Nachahmung, wenn auch der Eindruck der Nachahmung entsteht. Denn um eine Bewegungsgestalt nachahmen zu können, muß sie in ihren wesentlichen inneren Zusammenhängen gesehen und in ihrer Grundstruktur erfaßt sein. Ein solch überschauendes Verstehen ist in dem zugehörigen Alter von etwa 4 Monaten wohl auszuschließen. Was sich hier manifestiert, ist die dem Menschen unableitbar zugehörige Fähigkeit, Bewegungsgestalten jeder Art in sich mitvollziehen zu können. Ich möchte an einem typischen Beispiel aus dem späteren Leben zeigen, welches Phänomen damit herausgehoben werden soll. Das ist deswegen statthaft, weil es als Grundphänomen der Motorik das ganze Leben hindurch erhalten bleibt. Johann Jakob Engel schildert in seinem für Schauspieler gedachten Werk „Ideen zu einer Mimik“ (1785) das Verhalten der Zuschauer eines neuen wirkungsvollen Bühnenstückes mit folgenden Worten: „Alle Mienen der Akteure, sogar manche ihrer Bewegungen ahmt der ganz illudierte Zuschauer, wenngleich schwächer, nach. Ohne daß er noch weiß, was gesagt werden wird, wird er ernsthaft mit dem Ernsthaften, fröhlich mit dem Fröhlichen: Sein ganzes Gesicht wird zum Spiegel, der alle die abwechselnden Gebärden der auftretenden Personen, Verdruß, Spott, Neugierde, Zorn, Verachtung, getreu zurückwirft."[7]

Die motorischen Erscheinungen, die der Verfasser so anschaulich darstellt, nennt er zwar Nachahmung, doch trifft diese Kennzeichnung den wahren Vorgang nicht. Die Bewegung des Zuschauers, Ausdruck und Gebärden, gehen mit den entsprechenden Gebärden des Schauspielers mit, noch ehe klar wird, wohin jene Bewegungen führen werden. Weder ist dabei die Gestalt abgeschlossen, noch der Sinn der sich ausgestaltenden Bewegung zu erkennen. Das Bild des Spiegels gibt sehr treffend dieses unbewußte und unbeabsichtigte Mitreagieren des Zuschauers wieder. Was sich so im teilnehmenden Zuschauer ereignet, läßt sich zutreffender und richtiger als motorisches Mitvollziehen beschreiben. –

Dieses Mitvollziehen ist auch sonst bei Erwachsenen noch gelegentlich sichtbar. So etwa unter den sachverständigen Zuschauern in kritischen Situationen beim Fußballwettspiel.

[Ähnliche Mitbewegungen, wie sie Engel beschreibt, kann man jederzeit während der Wochenschau im Kino beobachten, wenn dort etwa ein Boxkampf vorgeführt wird: nicht nur an den übrigen Zuschauern, sondern auch an sich selbst, wenn man während der Spannung der Teilnahme sich für einen Augenblick selbst beachtet.

Skispringen. Die Zuschauer gehen ganz mit, als ob sie im Springenden mitsprängen. Insbesondere wird das sehr deutlich, wenn der Springer im Sprung das Gleichgewicht zu verlieren droht oder die Skier in der Luft überkreuzt.]

Im allgemeinen wird die Bewegung aber ins Innere zurückgenommen, nach außen fast nicht bemerkbar und nur der ausdrücklichen Selbstbeobachtung erscheinend. Beim Kind ist es zunächst noch oft zu sehen, wenn es zum Beispiel im Anschauen ganz versunken das ihm sehr fremde und unbegreifliche Mienenspiel eines lebhaft erzählenden Erwachsenen mitmacht. [Es gibt alle Schwankungen in seinen eigenen Ausdrucksbewegungen wieder, ohne erfassen zu können, was sie bedeuten sollen.]

Das Wesen des motorischen Mitvollziehens besteht demnach darin, daß die Bewegung eines anderen während ihrer Entwicklung und im Ablaufen unwillkürlich im Beschauer mitgemacht wird, noch ehe deutlich ist oder zu sein braucht, wohin sie führt. [Dasselbe kann auch grundsätzlich gleichartig in der Erinnerung geschehen. Man kann einen Bewegungsablauf, der lebhaft vorstellbar ist, in der Erinnerung nachvollziehen, etwa bei der Schilderung des Boxkampfes oder des verunglückten Skisprungs.] Es liegt also der Nachahmung voraus. Es ist selbstverständlich auch nicht gleichzusetzen mit dem späteren vorwegnehmenden Entwerfen einer Bewegung, sondern zeigt sich als eine besondere Weise, sich bereitwillig von einer Bewegung mitnehmen zu lassen.

Die zunächst in immer erneuerten Versuchen mitvollzogenen Bewegungen können in die eigene spontane Motorik des Kindes übernommen werden. Da sie sich am Bild der Bewegungen der Eltern geformt haben, müssen sie in ihren Grundelementen der elterlichen Bewegungsweise ähnlich werden, sind die Eltern doch das motorische Vorbild, das als einziges und ausschließlich wirkt. Diese in der Situation der Familie liegende Ausschließlichkeit bleibt lange Zeit erhalten. Sie wird in ihrer Auswirkung noch dadurch vertieft, daß die Eltern zugleich geliebt und verehrt, daß sie das ideale Vorbild werden, an dem man sich in liebender Bewunderung formt.

Zu einer solchen Auffassung nötigt auch die Krankengeschichte des Kindes. Die kleine Patientin hatte ständig das Bild des Vaters vor Augen, seine Art sich zu geben und sich zu bewegen. Er nahm sich viel Zeit für das Mädchen, und sie liebte ihn ganz besonders innig. Ihre eigene kindliche Art der Bewegung, der Haltung und des Ganges formte sich aus Liebe zum Vater an der realen Erscheinung des Vaters. So wird vom Beginn des Gehens an der Gang ihrer gesunden Glieder dem Gang des in der Hüfte versteiften Vaters ähnlich.

Durch die langsame bedächtige Weise der gesamten Körperbewegung wird auch das, was wir ihr „gewichtiges Wesen“ nannten, induziert. Wir werden darauf zurückkommen.

Wie wir schon zu Anfang aus dem klinischen Bild erschlossen hatten, spielt das Kind also keine Rolle. Es will nicht krank oder bemitleidet sein, es verwirklicht sich selbst in dieser Gestalt vollkommen frei im Kreis der nahen und geliebten Menschen.

Die Behandlung war im übrigen nicht schwierig. Wir rieten dazu, dem Kind ein Dreirad oder einen Roller anzuschaffen. Wir dachten durch eine rasche, andersgeartete Bewegung die Störung mit ihrer Bewegungshemmung vergessen zu lassen. Das Beinchen ließ sich überlisten, das Kind war bald ganz unauffällig unter seinen Geschwistern. — Diese Erfahrung lehrt aber zugleich, daß in die Motorik Übernommenes damit nicht endgültig eingefügt sein muß. Es kann unter veränderten Lebensumständen verschwinden oder durch Neues ersetzt werden.

Als eigentlich krankhaft mag man die Störung dieses Kindes noch nicht ansehen; doch reicht sie nahe an pathologische Phänomene und erweckt damit eine eigenartig fragende Beunruhigung.

Diese wird an einer weiteren Beobachtung noch sehr viel deutlicher: Ein fast 8jähriger Knabe wird gebracht, weil er durch sein Verhalten den Schulunterricht so störte, daß der keineswegs besonders ungeduldige Lehrer seine weitere Teilnahme am Unterricht nicht mehr für möglich hielt. – Er stammte aus einer kleinen ländlichen Bauerngemeinde. Beide Eltern waren ortsfremd, als Flüchtlinge an diesen Ort gekommen. Der Vater war Handelsvertreter, sehr ruhig, besonnen und still. Er war nicht nur aus Berufsgründen selten zu Hause, sondern gerade in den ersten Jahren nach der Geburt des Kindes wegen einer schweren Tuberkulose in Heilstättenbehandlung. Die Mutter, eine lebhafte Rheinländerin, blieb der Abstammung und dem Wesen nach den Einheimischen fremd und fand auch in den Jahren ihres Alleinseins keinen Anschluß. Der Knabe hatte sich geistig und körperlich früh und rasch entwickelt. Doch war er von je unruhig, sehr temperamentvoll, in allem „extrem", wie die Mutter sagte. Er schlingt das Essen in sich hinein, muß alles anfassen, kennt keinen Abstand, keine Scheu vor Fremden, wirkt dadurch zudringlich und vorlaut. Wenn er an Regentagen nicht hinauskann, sei er zu Hause unerträglich. Durch seine lebhafte Phantasie macht er sich zum Anführer der Dorfkinder, wird im Spiel sehr intensiv, kann aber nie allein sein. Dabei sei er fröhlich und gutherzig, gar nicht eigensinnig, lediglich manchmal ratlos, wenn er von allen Seiten wegen seines Benehmens ermahnt und getadelt wird. Wegen dieser ständigen übermäßigen Unruhe wurde er kurz vor der Einschulung einem Psychiater vorgestellt, der meinte, durch die Belastung der Schule werde es zu einem Ausgleich kommen. – Diese Erwartung bestätigte sich aber durchaus nicht. Er begriff leicht und lernte gut, aber er war ständig unruhig, konnte nicht stillhalten und nicht am Platz bleiben. Er sprang im Unterricht auf, zeigte dem Lehrer seine Aufgaben, noch ehe sie fertig waren und Ähnliches. Für den Lehrer, dem eine Beeinflussung des Kindes nicht gelang, wurde er auf die Dauer in der Klassengemeinschaft untragbar. – Der Hausarzt, der Kind und Verhältnisse gut kannte, überwies ihn dann in die Klinik. Er dachte wegen der Hypermotilität an Chorea oder noch mehr an einen Folgezustand nach Hirnentzündung.

Das Bild der Untersuchung in der Poliklinik entsprach der Schilderung der Mutter: Er war nicht auf dem Stuhl zu halten, sprang hin und her, vom Schrank zum Lichtschalter, faßte alles an, redete, erzählte und fragte ununterbrochen. Der Stationsarzt wurde telefonisch über die besonderen Schwierigkeiten verständigt, die der Junge machen werde. Eine Schwester brachte ihn dann ohne die Mutter zur Station. – Von dem Augenblick an war er vollkommen ruhig und unauffällig. Er war und blieb freundlich, hilfsbereit, fütterte die kleineren Kinder mit und half, wo er konnte auf der Station. Er spielte unter anderen Patienten ohne irgendwie störend herauszufallen. Sein Wesen war unvermittelt von Grund auf gewandelt und blieb so. Ein anderer, ein „neuer", bisher unbekannter Mensch war erschienen.

Beim Gespräch mit der Mutter wurde sehr bald deutlich, daß das Verhalten des Kindes ganz dem der Mutter entsprach. Sie konnte nicht sitzen bleiben, sprang auf, lief hin und her und redete ohne Pause. – Auf die Aufforderung, einmal vorzumachen, wie der Bub sich zu Hause benimmt, spielte sie dessen Rolle so überzeugend, daß sofort zu sehen war: Sie zeigt darin zugleich ihre eigene Natur. –

Die Motorik der Mutter, die von früh an das fast ausschließliche, jedenfalls das vorherrschende Vorbild für den Jungen war, hatte ihn in seinen Bewegungsabläufen entscheidend geformt. –

Arzt und Lehrer haben übrigens später unserer Deutung voll zugestimmt. –

Man kann vermuten, wenn wir dies auch nicht sicher nachweisen können, daß bei diesem in seiner Plötzlichkeit ganz unerwarteten Wandel das Bild des ruhigen und besonnenen Vaters – wohl nach einer längeren unbewußten inneren Vorbereitung – durchbrach und das Wesen des Kindes bestimmte. Es war ein Ereignis, das man vielleicht mit Vorgängen vergleichen könnte, wie sie beim Erwachsenen im Umschlag einer Bekehrung geschildert werden.

Er blieb 6 Wochen bei uns. Wir waren der Überzeugung, die Wandlung werde anhalten, auch wenn das Kind wieder in die Nähe der Mutter zurückkommt. Etwa dreiviertel Jahre ging es zu Hause und in der Schule auch gut. Inzwischen mußte der Vater wieder in die Heilstätte, das Kind war allein der noch immer gleich unruhigen und unsteten Mutter ausgesetzt. Nach dem Bericht des Hausarztes wurde er dann allmählich wieder in die unruhige Zerfahrenheit der Mutter mit hineingezogen. Wie sollte er sich, da er doch auch die Mutter liebt, gegen ihr ausschließliches Bild behaupten können?

Hier ist die Mutter eine Persönlichkeit an der Grenze zum Psychopathologischen. Ihre innere Unruhe, ihre kurzschlüssige Zerfahrenheit, der Mangel an Sammlung stellt sich deutlich im Gesamt ihrer Motorik dar; denn Inneres, das heißt das Wesen dieser Frau und die Art, wie sie sich in ihren Bewegungen gibt, sind wie bei allen Menchen untrennbar zusammengehörig. Diese unlösbare Verknüpfung faßt Klages in die Formulierung: „Die beliebige Willkürbewegung drückt ungewollt die Persönlichkeit des Wollenden aus."[8] So erscheint und verwirklicht sich das Innere der Mutter in der Art und Weise ihrer Bewegungen und Gebärden. In dem Maß, in dem das Kind diese Motorik übernimmt und durch sie geprägt und geformt wird, wird auch sein Wesen – ähnlich dem der Mutter – unruhig und unstet und ungesammelt. Das scheint sehr einleuchtend und einfach und hat doch weittragende Folgen. Wenn im Kind die Übernahme der Motorik der Mutter Wesenszüge erweckt, die dieser Motorik, also dem Charakter der Mutter entsprechen, dann bedeutet dies: Mit der Übernahme der eigentümlichen Bewegungsweise eines anderen Menschen – hier der Mutter – werden im Kind mit Notwendigkeit auch dazugehörige charakterliche Eigenschaften erweckt. Die einer derart unverwechselbar persönlichen Motorik zugehörigen Wesenszüge wie Unsicherheit, Unruhe und Zerfahrenheit erscheinen über den Vorgang motorischer Übernahmen im Kind. Sie müssen zu einem entscheidenden Teil als erworben angesehen werden.

Das hier beobachtete Verhalten zeigt wiederum, daß das von der Mutter geprägte Wesen des Jungen zunächst noch wandlungsfähig bleibt und korrigiert werden kann. Aber wie lange? Werden neue nachhaltige Einflüsse ausgleichen oder werden die störenden Züge immer mehr die Oberhand gewinnen? Wenn der ungünstige Einfluß weiter anhält, dann wird man in der üblichen Nomenklatur das Kind bald als typischen Neuropathen bezeichnen, erblich durch die Mutter belastet. Und doch ist es sicher ein ursprünglich gesundes Kind mit allen Möglichkeiten zu einer ungestörten Entwicklung. Aber es wird in eine bestimmte Richtung gedrängt, weil das Bild der Mutter seinen Weg – vielleicht endgültig – bestimmt.

Die letzte Beobachtung mit schwersten krankhaften Reaktionen soll zeigen, daß sogar andere als menschliche Bewegungsgestalten Wesen und Verhalten eines Kindes zu bestimmen vermögen:

Ein fast zehn Monate altes Mädchen wurde von der Mutter mit folgenden Angaben zur Aufnahme gebracht: Es hatte bald nach der Geburt zu erbrechen begonnen. Von da an hörten die Schwierigkeiten in der Ernährung nicht mehr auf. Zeitweise traten heftige Durchfälle hinzu. Ein auswärtiger Krankenhaus-Aufenthalt von 3 Wochen brachte nur eine kurzdauernde Besserung. Der Säugling erbrach nicht nur immer wieder, er nahm bald die Nahrung nur noch mit großen Schwierigkeiten langsam und lustlos. Kein Wechsel auf Neues hatte Erfolg, so daß er immer elender wurde. Trotz aller Bemühungen der Mutter waren die Mengen, die das Kind trank, schon lange nicht mehr ausreichend. Die Mutter war schon durch das erste Erbrechen ängstlich geworden. Sie sah darin den Beginn einer schweren Erkrankung und glaubte sich durch das Nachfolgende in ihrer wachsenden Sorge bestätigt. Deshalb hielt sie das Kind auch ganz still, ließ es fast ohne Anregung und wies jeden Besuch zurück. Jetzt war sie in einem Zustand, daß sie weinte und zitterte, sooft sie mit dem Füttern beginnen wollte.

Das Kind war ohne krankhaften körperlichen Befund, aber sehr elend, mager, die Muskulatur dünn und schlaff. Es konnte nicht sitzen. Meist nahm es eine eigenartige Haltung ein: Der Körper ruhte wie ein zusammengeklapptes Taschenmesser zwischen den ausgestreckten dünnen Beinchen. Dazu lagen die schlaffen Arme oft nach vorne ausgestreckt auf der Decke. Das aufliegende Gesicht war wenig angehoben, der Ausdruck verstimmt und lustlos abweisend. Auffallend war dabei der ruhige große Blick und noch mehr ein ausdrucksreicher Mund, an dem das Kind oft mit den Fingern spielte.

Die Schilderung schien uns entsprechend früheren Erfahrungen deutlich darauf hinzuweisen, daß die überaus große Unsicherheit der Mutter das Unheil ausgelöst hatte und unterhielt. Auch hierbei überträgt sich die ängstlich gespannte Erwartung im Umgang durch Haltung, Blick und Sprache auf den Säugling. In der Klinik findet ein solches Kind bald in der gelassenen Sicherheit erfahrener Pflegerinnen seine Ausgeglichenheit. Diesmal aber wurde unsere Erwartung getäuscht. Während der drei folgenden Monate in der Klinik blieb trotz intensiver Bemühung alles unverändert. – Wir suchten im Gespräch mit den Eltern nach einem weiteren Störungsgrund, den wir vermuteten, konnten aber nichts erfahren.

An dem Tag, an dem das Kind in der Vorlesung als eines von denen gezeigt werden sollte, bei denen es uns nicht gelang, einen wahrscheinlich in der Lebens-Situation liegenden Schaden zu klären und zu überwinden, durfte es, um nicht gar zu unglücklich zu sein, etwas mitnehmen, das ihm vertraut war. Das war ein großer Hase, den das Kind als liebsten Spielgefährten von zu Hause mitgebracht und dauernd bei sich im Bettchen gehabt hatte. Beim Anblick des Tieres kam plötzlich der Einfall: Das ist der Störenfried! Wir erinnerten uns jetzt, daß wir bei der Aufnahme im Scherz gesagt hatten: Das Kind sieht aus wie sein Hase. Es war ein großes Tier, eine der grotesken Formen, die man heute den Kindern zum Spielen gibt, mit sehr langen, dünnen, schlaff hängenden Armen und Beinen, einem Kopf mit auffallend gerichteten großen Augen und einem sehr ausgeprägten Maul, dessen Lippen das Kind immer wieder mit den Fingern berührte. Diesen schlaffen, traurig verstimmt aussehenden Hasen hatte das Kind oft sich selbst zugewendet auf die Bettdecke gelegt, und zwar genau in seiner eigenen Haltung: Den Oberkörper zwischen den schlaffen Hinterläufen, die Vorderläufe ausgestreckt, das Gesicht mit dem sonderbaren Augen- und Mundausdruck dem Kind zugewandt. Das war zu Hause fast der einzige Partner des sonst von der Welt isolierten Kindes; das war das Bild von Haltung, Bewegung und Stimmung, mit dem das Kind umgegangen war, an dem das Kind sich geformt hatte.

Ich würde diese Deutung nicht in solch entschiedener Weise zu geben wagen, wenn sich die Folgerungen für die Behandlung nicht als so wirkungsvoll erwiesen hätten. Wir ersetzten den Hasen durch ein fast ebenso großes, aufrecht dastehendes und klar geformtes freundliches Lämmchen. Das Kind schloß sich rasch an das neue Tier an. Obwohl wir sonst nichts in der Behandlung änderten, begann das Kind schon nach wenigen Tagen mit Vergnügen zu essen, wurde bald kindlich fröhlich, stellte sich auf und vergaß die alte Haltung ohne unser Zutun. – Der Wandel reichte bis in die Tiefe der kleinen Person. Er war für uns, nach der langen vergeblichen Bemühung schön, fast erschütternd, – für die Mutter unfaßlich. Diese glückliche Entwicklung wurde seitdem zu Hause nicht mehr unterbrochen.

Hier formt also durch die Entschiedenheit und die lange Dauer der Einwirkung das Bild eines in seiner erschlafften, müden und lustlosen Haltung ausdrucksstarken Spieltiers gleichsinnig und umfassend die Bewegungsweise und das Wesen des Kindes.

Man muß annehmen, daß dabei nicht der sehr komplexe Ausdruck des Hasen primär wirksam wurde, sondern daß – im Mitvollziehen und Übernehmen der tonuslosen Schlaffheit, zugleich im Nachvollziehen der Ausdruckserscheinungen um Auge und Mund – die zugehörige weltabgewandte, in sich eingeschlossene und eigentlich hoffnungslose Haltung das Kind in seinen Bann zog. – In dieser bedrohlich gewordenen Lage war mit der Hilfe eines veränderten, in der Grundhaltung neuartig sich darstellenden Spielpartners alles zu wandeln. Mit Sicherheit waren auch die therapeutischen Intentionen bei diesem Wechsel für das Kind als solche nicht faßbar. Allein die Veränderung geprägter, für das Kind bedeutungsvoller Bewegungsgestalten in seinem Lebensraum, das Entfernen eines destruierenden Partners und das Anbieten der Möglichkeit, eines von ihm befreiten Aufbauens wandelt Gegenwart und Zukunft des Kindes.

Die drei Krankengeschichten zeigen, daß das junge Kind auch Bewegungsabläufe und Haltungen, die wir als krankhaft bezeichnen, in seine Motorik dann übernimmt, wenn sie sehr überwiegend einwirken und insbesondere dann, wenn der Träger der pathologischen Bewegungen ein geliebtes und für das Kind vorbildliches Wesen ist. Die Bewegungsweisen des Kindes sind also nicht eingeboren. Die Einsicht, daß sie sich am sinnenhaften Vorbild formen müssen, findet in diesen Krankengeschichten eine nachdrückliche Bestätigung.

Wie unlösbar einer bestimmt gestalteten Motorik auch das Wesen zugehört, das sich in dieser Motorik ursprünglich darstellt – so sehr, daß es mit der übernommenen Bewegungsform auch im Kind erscheint – zeigt sich in diesen Krankengeschichten unverkennbar. – Diese Formungskraft fremder Bewegtheit bleibt, wie sich unschwer zeigen ließe, das ganze Leben hindurch erhalten, doch ist das Phänomen aus einsichtigen Gründen in der Zeit am klarsten in seiner Wirksamkeit zu erkennen, in der die Bewegungen sich erst ausgestalten.[9]

Die Formbarkeit an fremder Gestaltung reicht in den Krankengeschichten bis zur Nachbildung pathologischen Verhaltens. Sie läßt darin eine dem Menschen eigentümliche Gefährdung erscheinen, doch gehört sie zugleich als Ausdruck der großen Wandlungsmöglichkeit zur Besonderheit der menschlichen Natur. Was hier aus ärztlichen Erfahrungen abgeleitet wurde, ist die Grundlage dessen, was Dilthey „das historische Wesen" des Menschen nennt und Ortega y Gasset prägnant formuliert: „Diese Veränderlichkeit alles Menschlichen ist gerade unser ontologisches Privileg."[10]

In der Deutung der Krankengeschichten und der Darstellung der allgemeinen Lebens-Situation des Kindes wurde bisher seine Formbarkeit darzustellen unternommen. Dies darf aber nicht so aufgefaßt werden, als ob nicht auch Eigenes aus der Person des Kindes in sein Handeln und Verstehen einginge. Das motorische Mitvollziehen ist kein Phänomen, das man als rein passives, als Mitgenommen-Werden beschreiben kann. Es ereignet sich von Anfang an nur, wenn ich gegenwärtig, wach und bereit bin, mich mitnehmen zu lassen; wenn ich mich für das, was kommt, offen halte und mich ihm mit Anteilnahme und Intensität zuwende; wenn ich in den Ablauf des Geschehens eingehe. Es läßt somit nicht nur Freiheit zum eigenen Einsatz, sondern verlangt ihn von Anfang an. Was auch immer sich das Kind aus der Tradition, in die es aufgenommen wird, an menschlichen Gütern, Erfahrungen und Haltungen zugänglich macht, niemals bleibt diese Aneignung ein nur passives Hinnehmen und Empfangen. Sie fordert stets den eigenen aktiven Einsatz, den auch die Worte „Mitvollziehen" und „Übernehmen" andeuten sollen.

Vom Mitvollziehen wurde bisher hier nur soweit gehandelt, wie es zum Verständnis des Vorgangs der Übernahme nötig schien, doch erschließt es als Grundlage des Verstehens fremder seelischer Gehalte noch eine weitere zentrale Möglichkeit des Menschen. Auf sie muß deshalb wenigstens in einer gedrängten Darstellung hingewiesen werden. – Das Mitgehen mit fremden Bewegungen und Haltungen, im späteren Alter vorwiegend innerlich vollzogen, leitet immer seltener Übernahme in die eigene Motorik ein. Es wird wieder abgelegt, erhält dabei aber eine neue Bedeutung und Aufgabe: Aus dem Bisherigen wurde schon deutlich, daß im Mitvollziehen der Ausdrucksbewegung, der Haltung, der Gebärde des Anderen, dem ich mich zuwende, in mir, sofern ich beteiligter Beobachter bin, das in der Haltung sich ausdrükkende fremde Innere erscheint. Wenn ich dies Erscheinende beachte, verstehe ich damit den Sinn der fremden Gebärde oder Haltung. – In der schönen Beschreibung von J. J. Engel wird deshalb der ganz von der Anteilnahme ergriffene Zuschauer, „ohne daß er noch weiß, was gesagt werden wird, ernst mit dem Ernsthaften, fröhlich mit dem Fröhlichen“, – er wird „zum Spiegel.“

In den vielfachen Theorien des Verstehens sind diese Phänomene der Eigenmotorik gar nicht oder nur flüchtig beachtet. Nur Klages beschreibt sie in seiner „Wissenschaft vom Ausdruck“ ausführlich und überzeugend an einer Reihe von Beispielen. Doch beginnt nach ihm das Verstehen mit einem Verschmelzungsvorgang, der „Schauung“, in der der fremdseelische Zustand auf den Betrachter übergeht. Ihm folgt in der Rückkehr des Beschauers zu sich die „Entfremdung“. Dann erst setzt der unwillkürliche „Trieb zur Nachahmung“ ein. Dieser entspricht nach der gegebenen Darstellung im wesentlichen dem motorischen Mitvollziehen. Er erhält aber damit nur eine sekundäre, den Akt des eigentlichen Verstehens, die „Schauung“ erläuternde Bedeutung.

[Klages faßt die motorischen Phänomene als „Nachahmung“ auf und gibt ihnen im Vorgang des Verstehens eine sekundäre, nur unterstützende Rolle. Den vorausgehenden entscheidenden ersten Akt bezeichnet er als „Schauung“ und meint damit einen vorübergehenden Verschmelzungsvorgang, in welchem der fremd-seelische Zustand auf den Betrachter übergehen soll. Ihm schließt sich als zweites ein Drang zur unwillkürlichen Nachahmung an, der dann zum Beispiel die Feinheit des Verstehens zu erhöhen vermag.[11]

In dieser Theorie bleibt der entscheidende Vorrang der „Schauung“, des „Übergehens“, unbegreifbar. Mit welchem Organ soll dabei geschaut werden? Die Auffassung schließt an die Theorie Schelers an, der von einer unableitbaren Fähigkeit zur „inneren Wahrnehmung“ sprach.[12] Die so bezeichnete Art des Schauens wäre nirgends in dem uns bekannten Bereich menschlicher Wahrnehmung einzuordnen.

Sie spaltet auch den in der Erfahrung ungeteilten Vorgang des Verstehens in zwei aufeinanderfolgende, trennbare Stadien, die uns in dem Phänomen selbst nicht enthalten zu sein scheinen. Demgegenüber bleiben im Mitvollziehen ausdrückende Bewegung und zugehöriger Sinngehalt in ihrer ursprünglich untrennbaren Einheit erhalten und „spiegeln“ sich beide gleichzeitig im teilnehmenden Beschauer. Das Mitvollziehen läuft dabei im Betrachter unwillkürlich ab. Der Betrachter kann es nur nachträglich reflektierend an sich selbst feststellen, oder es gleichzeitig beobachtend am anderen bemerken.]

Im wirklichen Phänomen ist aber das motorische Mitvollziehen der primäre Vorgang, der fremdes Wesen im anteilnehmenden Beobachter erscheinen läßt, ohne daß daran unfaßbare Vorgänge wie „Schauung“, „Einfühlung“ (Th. Lipps)[13] oder „innere Wahrnehmung“ (Scheler) beteiligt wären. Er ist als solcher ein in seiner Ursprünglichkeit nachweisbares Phänomen, das weit über die Bereiche menschlichen körperlichen Ausdrucks hinaus verstehende Zugänge eröffnet. Dieses Mitvollziehen, das dem Verstehen dient, wird wieder abgelegt, nachdem es seine Aufgabe erfüllt hat: Der andere, dessen verlegene Gebärde ich mitvollziehend als Verlegenheit verstanden habe, bleibt außerhalb. Die Verlegenheit gehört zu ihm.

Überblicken wir die Beobachtungen noch einmal, so ergeben sie folgendes:

Im motorischen Umgang mit den Menschen und Dingen, die das Kind in Haus und Familie vorfindet, im Schauen, Greifen und Tasten erschließt es sich die Menschenwelt. Das dabei sich zeigende Grundvermögen, das als unableitbares Phänomen unserer Natur zugehört, wurde als motorisches Mitvollziehen beschrieben. Da jede Bewegungsweise eines Menschen zugleich Ausdruck seines Inneren ist, so daß Wesen, Charakter, Stimmung unteilbar dieser persönlichen Motorik zugehören, erscheint mit dem Mitvollziehen zugleich dieses Innere des anderen im Beschauer.

[Klages faßt diese Tatsache in die Worte: „Die beliebige Willkürbewegung drückt ungewollt die Persönlichkeit des Wollenden aus.“[8] Man kann diesen Zusamenhang zwischen Erscheinung und Innerem auch in anderer Weise und vielleicht zutreffender formulieren: Das Innere, das im Bewegungsablauf erscheint, wird erst durch dies Erscheinen oder im Erscheinen wirklich. Das Innere wäre ohne diese zugehörige körperliche Manifestierung nicht existent. Psychisches und Physisches sind in diesem Bereich noch ungeschieden. Der körperliche Vorgang der willkürlichen Bewegung ist mit dem in der Bewegung sich ausdrückenden Inneren unlösbar verknüpft.]

Hieraus wird einsichtig, auf welche Weise der Mensch über ein verstehendes Sich-Eröffnen Zugang zu seiner Welt findet.

[Durch diese Möglichkeit, fremde innerliche Gehalte unmittelbar zu erfahren und zu begreifen, erweitert sich der Umfang dessen, was sich mir erschließen kann im Grunde unbegrenzt und unerschöpflich. (Auch tierisches Verhalten wird in das Verstehen einbezogen, soweit es sich in einer nachvollziehbaren und damit verständlichen Motorik äußert; zum Beispiel Flucht, Angriff, Suchen, Wittern; primär unverständlich dagegen das in unserer Motorik nicht vorgesehene Klappern des Storches, Quaken des Frosches usw.)

Die Fähigkeit, fremde Motorik mit- und nachvollziehen zu können, ist somit als somatische Grundlage dem zugeordnet, was wir die Weltoffenheit des Menschen nennen.]

Im Aufbau des Verstehens wird ein innerer Zusammenhang sichtbar, der den fortschreitenden Umgangserfahrungen und der sich verfeinernden Fähigkeit zum Mitvollziehen entspricht. [Im eigenen Inneren, das so durch das Mitvollziehen in einer bestimmten Weise in Gang gesetzt ist, entsteht jetzt im Ablauf etwas Neues, Zusätzliches.]

Hierbei wird das Mitgehen in dieser frühesten Zeit nicht als ein mechanischer zwangsweiser Ablauf ausgelöst, es ist viel eher ein wagendes Teilnehmen und Sich-Einlassen auf einen sich anbietenden intensiven und herzlichen mitmenschlichen Bezug.

[Das Aktive, das in diesem Vorgang zugleich mitenthalten ist, liegt in der erforderlichen Hin- und Zuwendung. Es verlangt, sich bereit zu machen, mitzuvollziehen. Auch ein kommunikatives Moment ist in diesem sich Einlassen auf etwas, oder auf jemanden, notwendig mitenthalten.

Zugleich aber eröffnet es auch dort noch einen weiteren Bereich: Schon die einfachsten Spieldinge, der Greifring, die Stoffkugel haben wie jedes handwerkliche Erzeugnis ihren eigenen, ihnen zugehörigen Sinn. Das Kind muß, um mit ihnen „richtig“ umgehen zu können, diesen eng an die Gestalt gebundenen Eigen-Sinn des Dings verstehen lernen. Dies Verständnis entsteht nicht aus einer Summierung von einzelnen Empfindungsdaten, die sich stückweise zum Ganzen des Rings zusammenfügen. Im Abtasten der Gestalt vielmehr, im motorischen Nachvollziehen der Rundung des in sich geschlossenen Kreises offenbart sich sprunghaft und plötzlich das Wesen des Rings, seine von mir gesonderte eigene Art. – Das hier nur kurz Angedeutete soll zeigen, wie motorisches Mitgehen als Abtasten, Ergreifen, Bewegen, mit den Augen verfolgen, uns auch eine sinnvolle, verstehbare Welt von Dingen eröffnet.]

Nur in einer solchen Auffassung sind jene eindrucksvollen Beobachtungen an jungen Heimkindern zu verstehen, die zeigen, daß das Mitvollziehen selbst, wie auch jede weitere motorische und geistige Entwicklung ausbleibt, wenn das Kind in einer liebeleeren Umwelt den menschlichen Partner nicht findet, der ihm dieses Wagnis verlockend werden läßt.[14]

Das Mitvollziehen wirkt zugleich bestimmend an der einsetzenden, zielgerichteten Motorik des Menschen mit. Mit der Übernahme von Bewegungsabläufen aus der nahen menschlichen Umwelt, mit ihrer Ausformung vor allem an dem Bewegungsbild der Eltern erscheinen notwendig die der elterlichen Motorik unlösbar zugehörenden Wesenszüge im Kind.

[Das motorische Mitgehen wird zur „motorischen Übernahme", also zum Übernehmen ursprünglich fremder Motorik in die eigene.

Das Phänomen ist uns aus vielen Beispielen bekannt: Die Übernahme der Bewegungsweisen des Kinohelden, der Idealbild ist, von seinem Bewunderer; die Übernahme der ausgeprägten Art und Haltung des Chefs durch seine Angestellten; die Ausformung der eigenen Haltung der jungen Frauen an den aus Modeheften stammenden Haltungen und Gebärden.

Viele Menschen haben etwas, das man durchaus als „motorisches Leitbild" bezeichnen könnte. Ausersehen als Leitbild wird dabei ein Mensch, der bewundert oder verehrt zum Vorbild genommen ist.

Hierzu der Beleg aus Gunnarsson „Schiffe am Himmel", die Besichtigung des verfallenen Hofes: „Ich habe mich auf den Hofplatz zu meinem Vater und Nonni begeben und jetzt gehen wir, die drei Männer des Hofes, in alle Häuser, schütteln besorgt die Köpfe und erörtern das Elend. Obwohl nur der eine von uns priemt, spucken wir doch alle reichlich. Wir haben auch alle drei die Hände tief in den Hosentaschen vergraben, und wenn wir still stehen, tun wir es breit und solide auf gespreizten Beinen. Dagegen sagen wir nicht viel, sind fast stumm ... Hin und wieder ziehen wir eine Hand aus der Tasche und befühlen vorsichtig eine ausgebeulte Wand, hin und wieder legen wir den Kopf zurück und zählen halblaut die Löcher im Dach, hin und wieder geben wir verächtlich einem morschen Pfosten einen Tritt, hin und wieder beschauen wir mit einem besorgten Auge eine gebrechliche Tür von der Rückseite — im übrigen aber speien wir nur verächtlich auf die Dinge ..."[15]

Der geliebte, als anspornendes Vorbild bewunderte Vater durchdringt geradezu die Bewegungsweise des Kindes in seiner Art.]

Die Ähnlichkeiten der Bewegungsweise, ebenso wie die nahe Beziehung von Charakter und Lebensordnung, die wir innerhalb der Familie zwischen Eltern und Kindern kennen, bilden sich demnach in entscheidender Weise im Umgang und Zusammenleben.

[Ich möchte noch einem Mißverständnis vorbeugen, das sich leicht einstellen kann: Wenn ich bisher so herausgehoben die Formbarkeit des Kindes aus der Umwelt darzustellen versuchte, so darf dies nicht so aufgefaßt werden, als ob nicht auch Eigenes aus der Person des Kindes in seinen Weltumgang einströmte. – Ich kann darauf nicht umfassend eingehen, nur ein kurzer Hinweis sei gestattet: Das motorische Mitvollziehen ist an sich schon kein Phänomen, das man als rein passives, als Mitgenommenwerden beschreiben könnte. Es hat zur Voraussetzung, daß ich gegenwärtig, wach und bereit bin, daß ich mich offen halte für das, was kommt, daß ich mich mit Anteilnahme und Intensität zuwende, daß ich mich in den Ablauf des Geschehens versenke, mich ihm hingebe. – Da ich ja nie wissen kann, wohin dieser Ablauf geht, wohin er mich mitnimmt, wird es immer Überraschungen geben, Unerwartetes, vielleicht Gefährliches, vielleicht auch herrlich Beglükkendes. Jedenfalls muß ich zugleich anpassungsfähig sein, einfallsreich mich einlassen, die richtigen Augenblicke finden, um den Zusammenschluß nicht zu verlieren, um mich vermehrt einzusetzen oder zurückzunehmen usf. Es ist kein Zufall, daß diese wenigen Sätze die Grundelemente des Spiels enthalten. (Wesentlich im Spiel eben: Mitgehen mit dem Partner.) Weithin findet das Kind den Zugang zur Welt im Spiel – allerdings so, daß das leichte Spiel jederzeit und an allen Orten unvermutet in unheimliche Verlorenheit umschlagen kann.

Was auch immer das Kind aus der Tradition, in die es aufgenommen wird, an menschlichen Gütern, Erfahrungen und Haltungen sich zugänglich macht, niemals bleibt also diese Aneignung nur ein passives Hinnehmen und Empfangen. Sie fordert stets den eigenen aktiven Einsatz, den auch die Worte „Mitvollziehen“ und „Übernehmen“ andeuten sollen.]

Sie, die Ähnlichkeiten der Bewegungsweise, sind viel weniger erblich bestimmt als wir in Analogie zur zweifelsfreien Vererbung körperlicher Merkmale anzunehmen geneigt sind. [Sicher als Erbanlage mitgegeben ist dem Menschen das, was wir „die Möglichkeit zu ...“ (Distanz, Mitvollziehen) nannten, also eine nicht festgelegte Offenheit zur Welt. Wie weit der Erbanteil die offene Entwicklungsmöglichkeit der menschlichen Person einengend bestimmt, ist nicht scharf zu umgrenzen. Ich glaube, daß wir dazu neigen, ihn weit zu überschätzen. Jedenfalls zeigen Beobachtungen an vernachlässigten, mutterlosen

Säuglingen, daß der Umwelteinfluß überraschend weit reicht und die Menschwerdung entscheidend bestimmt.]

Die Krankengeschichten erweisen die Tatsache dieser tiefreichenden Formbarkeit in zweifacher Weise: Das motorische Vorbild des Krankhaften läßt auch im Kind gestörte Motorik und gestörtes Verhalten wirklich werden. Wird das erste krankmachende Vorbild ausgeschaltet und durch ein anderes ersetzt, dann zeigt sich die Wandlungsfähigkeit auch darin, daß sich das Kind am neuen, gesunden oder erstrebten Erscheinungs- und Wesensbild neu ordnen kann.

Ursprünglich waren es ärztliche Zielsetzungen, die Ausgang dieser Beobachtungen wurden. Ich möchte zum Abschluß nur auf einiges Wenige, praktisch und pädagogisch Bedeutungsvolle hinweisen, das sich aus dieser Sicht des Menschen ableiten läßt.

Die Versuche, in die ärztliche Behandlung Rhythmisierung, Gymnastik und eine uralte Weise versenkender Entspannung einzusetzten, also Versuche, über geformte Motorik Einfluß auf den gestörten Menschen zu gewinnen, sind erfolgreich und werden zunehmend wichtiger. Freilich nehmen wir aus ihnen nur Anweisung zur Beseitigung relativ peripherer Störungen des Wohlbefindens und der Leistungsfähigkeit. Daß wir über geformte Bewegungsgestalten sehr viel tiefer in die Person einwirken könnten, zeigen die Krankengeschichten. Auch die versenkende Entspannung ist ursprünglich Weg der Sammlung zur mystischen Vertiefung der Person und erst von uns zur therapeutischen Methode säkularisiert.

Nachdenklich muß die Erfahrung stimmen, wie groß die formenden Kräfte sind, die von den Spieldingen ausgehen. – Allgemein dürfte man sagen: Alles Gestaltete, mit dem das Kind zu Hause lebt, also das Gesamte der dinghaft vorgefundenen, aus der Tradition der Familie stammenden Kulturgüter, seien sie erwünscht oder unerwünscht, wirken gestaltend mit und formen durch die Ausschließlichkeit und selbstverständliche Gegebenheit ähnlich tief wie die Gegenwart der Eltern.

Durch beides: Durch uns selbst und durch die von uns geschaffene Umwelt wirken wir als Eltern und überhaupt als Menschen an allem Menschlichem mit, das uns nahe steht. Dieses unausweichbare Bewirken-Müssen, dem wir uns nicht entziehen können, nicht gedankenlos hinzunehmen, sondern es als Anruf zur Verantwortung oder genauer, wie die junge Mutter, als Anruf zur freudigen Verantwortung zu vernehmen, bestimmt wohl das Eigentliche unseres menschlichen Auftrags.

[Ich brauche nicht betonter hervorzuheben, wie groß bei einer solchen Einfügung des Kindes in die Familie die Verantwortung für die

Eltern wird. Sie drängt sich uns mit einer fast beängstigenden Dichte auf. Es wird deutlich, daß wir bei aller Verwirrung und Versteifung der Meinungen, Schulen und Ideologien nur in dem fortwirken, was wir wirklich sind. – Die Bestätigung einer sehr alten pädagogischen Erfahrung.

Wir geben Festigkeit, Ordnung und Klarheit weiter, aber auch die Ratlosigkeit, die geheime Entmutigung, die Selbsttäuschungen, die Fehlhaltungen gegenüber den Forderungen des Lebens. – Was wird aus den Kindern, die von der Motorik innerlich verkümmerter Eltern geprägt, ihr Leben beginnen? Vieles, was wir als neuropathische Störung bezeichnen, dürfte von da seinen Ursprung nehmen. Das soll aber hier nicht näher belegt werden.]

Auch wir selbst werden noch, so lange wir lebendig bleiben, im Mitvollziehen an solchen Übernahmen geformt, meist unbemerkt, manchmal vorsätzlich, – in seltenen Begegnungen unvermittelt und lange nachwirkend. Als eine solche kann auch uns Bewegung und Bild des dichterischen Wortes in dem Herbstgedicht *Rilkes* in eine tiefere und versöhnte Welt mitnehmen:

Die Blätter fallen, fallen wie von weit,
als welkten in den Himmeln ferne Gärten;
sie fallen mit verneinender Gebärde.
Und in den Nächten fällt die schwere Erde
aus allen Sternen in die Einsamkeit.
Wir alle fallen. Diese Hand da fällt,
und sieh' dir andre an: es ist in allen.
Und doch ist Einer, welcher dieses Fallen
unendlich sanft in seinen Händen hält.

Die gefährdete Freiheit

Die beiden folgenden Artikel waren nicht zum Druck bestimmt. Mein Vater formulierte sie, als Tübinger Studenten eine Ausstellung über Richter im Dritten Reich eröffneten — als er mit ein paar Worten die Immatrikulationsrede von Herrn Prof. E. Spranger einleiten wollte. Da sie beide sich mit der Gefährdung der Freiheit beschäftigen — mit ihrer Bedrohung durch Mitmenschen und durch unsere eigenen Ansprüche —, schien es erlaubt, sie zusammen zu veröffentlichen. Der skizzenhafte Charakter, der ihnen eigentümlich ist, wurde nicht verändert.

August Nitschke

I

Sie, die Studenten der Universität, haben beschlossen, die Ausstellung von Urteilen aus der Zeit der NS-Herrschaft zu zeigen. Die Gefahr und Versuchung ist groß, den Inhalt dieser Dokumente einseitig und voreilig auszulegen, sie propagandistisch zu mißbrauchen. Wir waren erfreut, im Gespräch zu erfahren, daß Sie dies selbst vermeiden wollen, daß es Ihnen vielmehr darum geht, diese Dokumente zu sehen und zu studieren, um, wenn möglich, eine gerechte Stellung zu ihnen zu finden.

Da wir, ebenso wie Sie, der Überzeugung sind, daß sich in diesen furchtbaren Dokumenten etwas Grundsätzliches zeigt, das — wenn auch in gewandelter Form — allen ideologisch begründeten heutigen autoritären Systemen vom Wesen her zugehört, stimmten wir der Ausstellung zu. Uns scheint, daß vielen von Ihnen dieses Grundsätzliche nicht deutlich ist, weil Sie es an sich selbst nicht erfahren haben und infolgedessen geneigt sind, die vergangene Situation von der heutigen aus zu sehen und zu beurteilen.

In uns Älteren erweckt eine solche Ausstellung unheimliche, bedrängende, peinvolle Erinnerungen. Was da wieder auftaucht, ist nicht ein zufriedenes oder gar stolzes Bewußtsein, besser bestanden zu haben. Es ist die Erinnerung an viele Stunden der Sorge, der Angst, der Mutlosigkeit, der tiefen Erschöpfung und des ungewissen Wartens auf das Unheil, das kommen wird. Es tauchen die wenigen Freunde wieder auf, mit denen über die gemeinsame Not, über ferne, fast utopische Hoffnungen zu sprechen möglich war. Warum kommen solche Erinnerungen? Weil er unvermittelt wieder da ist, dieser kaltherzige Druck – der Druck des Fanatikers, der Verletzendes, Entwürdigendes, mit Abscheu Gefürchtetes forderte. Die Fanatiker, das waren meist kleine Leute, die sich für einen, wie sie meinten, ewig gültigen Auftrag des „Führers" bedingungslos einsetzten, unempfindlich für alles Menschliche, das nicht in der einen Richtung ihrer Faszinierung liegt. Etwas anderes, das anders Denkende, darf nicht sein, sofern es stört; notfalls muß es vernichtet werden. Dazu hat eine einförmige, alles einbeziehende Propaganda diese Ausrichtung auf die verkündete Weltanschauung wieder und wieder eingeprägt, ohne irgend etwas Abweichendes zu Wort kommen zu lassen. Um jede andere Auffassung noch wirksamer zu vernichten, wurde sie moralisch diskriminiert, als minderwertig, undeutsch, als verräterisch gekennzeichnet. Diese Propaganda, die in solcher Form nur bei einer zynischen Verachtung des Menschen und seines freien Gewissens möglich ist, überdeckt alles. Sie setzt sich, wie Albert S c h w e i t z e r in bewundernswerter Hellsichtigkeit schon 1917 schrieb, „definitiv an die Stelle der Wahrheit".[1]

Es braucht Phantasie und eine große innere Anstrengung für Sie, die in einer späteren Zeit großgeworden sind, um zu ermessen, welch suggestive Macht eine solche immer laufende, unausweichbare Propaganda schließlich ausübt.

Sehr langsam, unmerklich, werden Sie verformt; freiwillig wird das Eigene aufgegeben und abgelegt. Schließlich bleibt ein kollektiv jubelndes, kollektiv sich entrüstendes, anonymes Konglomerat von Massen. Sie erzeugt den entstellten Menschen, der es zuließ, daß seinem ehemals freien Gewissen seine Freiheit genommen wurde, der sich selbst damit aufgab. Die Propaganda war mit einer unerhörten und unheimlichen Konsequenz auf das Verächtlichmachen des unbeirrbaren Gewissens angelegt. Es ist klar, daß so vorzugehen, nur für ein System möglich ist, das dem Menschen einen Wert als verantwortliche Eigenperson im letzten aberkennt.

Die Wenigen, die sich ihrer einigermaßen erwehren können, sind suspekt, hinterhältige und egoistische Feiglinge, Volksverderber, im höchsten Maß gefährlich. Was sollen sie tun? Sie halten sich verborgen, sie zeigen nicht, was sie denken, sie wissen, daß der Denunziant sie jeden Tag ans Licht zerren kann. – Da ist kein Bedürfnis zu heroischen Bekenntnissen.

Derjenige, der nicht mitmachte, war isoliert, bedroht, oft am Verzweifeln. Fehlte ihm auch noch der Rückhalt einer kleinen geheimen Gemeinschaft, wie sollte er Monate und Jahre dem Druck standhalten?

Nur sehr wenige haben diesen Druck an sich erfahren. Ich möchte Ihnen seine furchtbare Wirksamkeit etwas deutlicher zu machen versuchen, doch treffen wir Älteren, die wir mehr gesehen haben, auf die für uns drückende Einsicht, daß wir wissen: Man kann nicht Jahre in wenige Sätze zusammenziehen, denn die Jahre sind es, die langen Jahre, die zermürben. Wer von uns, der solche Jahre kennt, wagte es zu sagen, daß er standhalten würde, wenn er noch nicht geprüft ist?

Ich kann zu den Urteilen der Juristen und also zu diesen Akten nichts Sachkundiges sagen. Aber ich kenne die Lage, in der wir Ärzte waren. Sie war in vielem ähnlich.

Da tönte aus allen Berufen und Ständen die siegesbewußte Propaganda von der nordischen Rasse, vom edlen Bluterbe, von der herrlichen Aufgabe, als Angehöriger dieses begnadeten Volkes die Welt zu verjüngen und zu verschönen. Was die Gefolgsmänner des „Führers" verkündeten, die Rassenfanatiker und die aufgeblähten Spießbürger — es war grotesk, war lächerlich oder von einer erschreckenden, drohenden Anmaßung. Nur eines ist gewiß: Es war unwahr. Und doch hat diese Propaganda, rückbezogen auf den „Führer" und durchleuchtet von seiner „Genialität", mit ihrer lauten Ausschließlichkeit fast alles durchdrungen und erweicht, auch die Denkweise zunächst ablehnender, intelligenter und gutartiger Menschen. Wie sehr sie geblendet waren, mag Ihnen ein kleiner Ausschnitt wie der nachfolgende zeigen: Manche unserer Kinder in der Klinik brachten von zu Hause das Nachtgebet mit: „Ich bin klein, mein Herz ist rein, soll niemand drin wohnen als Hitler allein." — Junge, normale, stolze Eltern. Sie werden verstehen, wir waren manches Mal zerschlagen.

Einmal überraschte den Klinikleiter der Besuch eines Arztes, ebenfalls Direktor eines Kinderkrankenhauses: „Ich komme in einem persönlichen Sonderauftrag des Führers. Der Führer hat in einer Anstalt schwachsinnige und verkrüppelte Kinder gesehen. Er will, daß dieses unwerte Leben möglichst unauffällig beseitigt wird. Wir denken uns, daß die Klinikleiter durch eine persönliche Aktion solche Kinder während des Klinikaufenthaltes sterben lassen (das heißt: umbringen). Bei den Verkrüppelten, aber geistig Normalen wäre dies wohl zu auffallend. Wir werden sie in einem Fragebogen, der Ihnen und anderen Institutionen und Ärzten in den nächsten Wochen zugeht, erfassen und sie dann in eine Anstalt bringen, die das weitere veranlassen wird."

Nach der Ablehnung ereignete sich zunächst nichts. Dann kamen die Fragebogen. — Es war inzwischen gesetzliche Pflicht geworden, zu melden. — Sie gingen an sonst gewissenhafte, sorgsame Ärzte. Manche von ihnen waren wissend, viele ahnten, nur wenige hielten sich ahnungslos. — Die Bogen wurden weggeschlossen und nicht ausgegeben.

Später die Nachfrage nach den Bogen. Sie blieb ohne Beantwortung. Bald danach Besuch eines gewandten Herrn vom Sicherheitsdienst, der sich liebenswürdig nach den Nöten der Klinik erkundigt, ihren guten Ruf betont, flüchtig das Problem der minderwertigen Kinder streift, wieder geht und „demnächst" einen weiteren Besuch ankündigt.

Nun wartet der Arzt — jede Nacht —, ob er geholt wird. Er kann nicht fort, er wüßte auch gar nicht wohin — und außerdem ist da die Klinik mit den vielen Kindern, die ihn dringend braucht. Würden Sie ihn verurteilen, wenn er einige Fragebogen ausfüllt? — Es sind ja nur Fragebogen. Füllt er sie aus, dann ist er im Sog eines Systems, das ihn nicht wieder freiläßt. — Füllt er sie aus, dann ist er mitschuldig an einem Verbrechen.

Das ist die Wirklichkeit des autoritären Systems unserer Zeit. Abweichungen am Prinzip können nicht geduldet werden und werden nicht geduldet, solange das System die politische Macht hat. Der einzelne und sein Gewissen gilt nicht. Er hat sich der verkündeten Weltanschauung im Geist und Handeln einzufügen. Er muß sie immer wieder sichtbar bejahen.

Die Propaganda liefert ihm die Überzeugungen, die gewünscht werden, man wechselt sie mit der Propaganda aus. Man ist Teil eines Kollektivs, für das lange schon eigene freie Entscheidung gleichbedeutend war mit der verächtlichen Anmaßung rückständiger Individualisten. Man rühmt sich dieses verstümmelten Daseins als der einzig wahren Lebensform.

So wurden wir Ärzte in Vorstellungen und Überzeugungen von „minderwertigem Leben" verstrickt. Die Verfügbarkeit über dies Leben wurde gesetzlich geregelt. Wir maßten uns diese Regelung an oder beugten uns ihr — gedankenlos oder in tiefer resignierender Entmutigung — vereinzelt und schwer bedroht, wenn wir uns widersetzten.

Sie sehen die Analogie zum Richter.

Wenn Sie — sich mit Leidenschaft dagegenhaltend — unsere abendländische freie Lebensmöglichkeit verwirklichen wollen, dann schärfen Sie Ihren Blick für die autoritäre Welt. Sie kommt wie die steigende Flut in uns selbst hoch — nicht nur von außen. Sie fordert einen ruhigen Blick und eine klare Entscheidung.

Das ist, was ich im Augenblick sagen kann. Ich empfinde selbst das Ungenügende. Deshalb möchte ich Sie bitten: Unterlassen Sie Zeichen des Beifalls oder des Mißfallens. Prüfen Sie die Dokumente. Denken Sie nach. Prüfen Sie sich selbst, machen Sie es sich nicht leicht.

II

Neben den alten Studierenden dieser Universität heiße ich Sie, die Neu-Immatrikulierten, herzlich willkommen. Wenn sich mit diesem Willkommen auch Sorgen verbinden, so gelten sie gewiß nicht Ihrer Person. Sie verdichten sich für uns vor allem in den Bemühungen, Ihnen trotz einer immer noch ansteigenden Fülle ausreichende und gute Arbeitsbedingungen in Vorlesungen und Seminaren, im Praktikum und in der Klinik zu verschaffen. Daß hier aber an einigen Stellen, nicht nur in den Praktika, sondern auch im Fassungsvermögen der Hörsäle, Grenzen erreicht sind, die nicht nur Sie, sondern noch mehr uns, die verantwortlichen Lehrer, beunruhigen, müssen wir uns eingestehen. Daß z. B. große, für das Fach wichtige Vorlesungen mit Lautsprechern in zweite Hörsäle übertragen werden müssen, ist ein Notbehelf, der die an sich schon geringen Berührungen zwischen Lehrern und Studierenden noch an einer weiteren entscheidenden Stelle vermindert.

Doch will ich zu dieser Lage hier nicht mehr sagen, als daß alle Verantwortlichen, ganz besonders Ihre Dozenten, nach Möglichkeiten suchen, diese Not einigermaßen zu bewältigen. Ich hoffe, daß Sie selbst nicht allzuviel von diesen Schwierigkeiten zu spüren bekommen.

Schon seit längerem war für dieses Semester eine jetzt schon teilweise verwirklichte Vortragsreihe über Berlin geplant, die uns die frühere und die heutige Bedeutung dieser Stadt darstellen will, in der zugleich unsere Verbundenheit mit ihr Ausdruck finden soll.

Inzwischen wurde das Schicksal dieser Stadt und wird die Zukunft ihrer Bewohner erneut schwer bedroht. Unter dem tiefdunklen Schatten dieser letzten Ereignisse wird heute Herr Professor Spranger, der als vieljähriges, tätiges Mitglied mit der Tradition der Berliner Universität und ihrem oft glanzvoll bewegten Geist nahe verbunden ist, zum Gedenken an die 150jährige Wiederkehr der Gründung der Friedrich-Wilhelms-Universität zu uns sprechen. Ich danke ihm in Ihrer aller Namen aufrichtig dafür.

In dieser politischen Auseinandersetzung sind wir nur in sehr kleinen Bereichen in der Lage, faßbare Hilfe zu bringen. Uns bleibt fast nur die Möglichkeit, innerlich an der Not der Bewohner, an ihrer unmittelbaren Bedrängung und am Schicksal der isolierten Stadt teilzunehmen. Selbstverständlich sollten wir unsere Teilnahme, wo immer wir können, im Umgang mit Berlinern in jeder uns gegebenen Weise sichtbar verwirklichen. Aber die Gelegenheit dazu ist selten, und man kann fragen: Macht es denn für sie und für uns überhaupt etwas aus, ob wir uns den Menschen, die in dieser Stadt leben, innerlich zuwenden, oder ob wir — kaum beteiligt — unseren eigenen Geschäften nachgehen und dabei vielleicht eine der seltenen Gelegenheiten, etwas Geringes zu tun, versäumen?

Solche Zuwendung bedeutet gewiß im Hinblick auf politische Macht nichts, aber sie kann in anderer Sicht ein großes Gewicht haben. Was ich damit meine, will ich Ihnen an Erfahrungen aus dem Umgang mit Kindern deutlich machen.

Versetzen Sie sich in die Lage eines Kindes, das über ein kleines eigenes Werk, z. B. ein erstes mit bunten Stiften gemaltes Bild, sehr glücklich ist und es in froher Erregung dem Vater schenken will. Der Vater aber — wie wir Männer oft —versteht nicht, was hier geschehen ist. Die Zeichnung bedeutet ihm nichts, er schaut nur flüchtig hin, ohne sein Unbeteiligtsein vor dem Kind zu verbergen. Das Kind erstarrt vor einer solchen Gleichgültigkeit. Seine eben noch unmittelbare Freude am gelungenen Bild zerfällt in nichts. Das Weit-Geöffnete seiner zugewendeten Erwartung schließt sich. Es fühlt sich plötzlich vereinsamt, beinahe ausgestoßen. Einige Zeit wird vergehen, ehe es wieder einen solchen Versuch wagt, und es wird dann nicht mehr so gewiß sein, daß der Erwachsene sich auch begeistert.

Diese Erfahrung, ins Positive gewendet, bedeutet: Echtes Anteilnehmen ermutigt den anderen und bestätigt ihn nachdrücklich. Es hält für den Partner einen inneren Raum frei, in dem er in seiner Weise zu sein begrüßt wird, in dem er sich mit seinen eigenen tätigen Kräften frei zeigen kann.

Diese Art, teilzunehmen, muß sich aber darstellen, wir sagten es schon. Es genügt nicht, sie im Nachdenken zu erwecken und sie in der Stille bei sich zu behalten. Wir sollten also jede sich bietende Gelegenheit suchen und ausnutzen. Sie kann an scheinbar Geringem lange Nachwirkendes auslösen.

Wenn solche direkten Wege für die meisten von uns nicht offenstehen, sollten wir nicht auf andere Weise und an anderen Orten, an denen unsere Möglichkeiten nicht beschränkt sind, eine Haltung zeigen, die sich in ihrer Wachheit mit der Haltung der Stadt zusammenschließt? Könnte uns die bedrückende Lage dieser Stadt und ihrer Bewohner nicht gegenüber den Gleichgültigkeiten jeder Art in unserem eigenen Lebensbereich empfindlich machen? Dürfen wir so dahinleben, als ob Berlin weit entfernt und die Ostzone nicht sei?

Vor kurzem war, wie Sie wissen, eine Gruppe Heidelberger Professoren zum Gespräch Gast der Universität Leipzig. Wir sind den Heidelbergern für die Klarheit der Auseinandersetzung dankbar, für die scharfe Trennung, die sie bei aller sich anbahnenden menschlichen

Sympathie zum Geist und zur Praxis der ostdeutschen Hochschulen zogen. Dort fordert der Staat durch seine Vertreter und durch die Dozenten der Universität Gesinnungen und Haltungen von jedem einzelnen, die allein die wahren sein dürfen. Er nötigt sie ihnen durch Schulung und systematische Propaganda, die diese Lebensform als die wahre Form der Gemeinschaft einprägen muß, wenn nötig, mit Gewalt als verbindlich auf. Dieser unbedingte Anspruch, der allein das Wesen der Hochschule zu verstehen behauptet, kennt weder die Freiheit der Wissenschaft in unserem Sinn, noch das freie akademische Leben. Die im Menschlichen unvergleichbar viel freiere Situation unserer Hochschulen wird in ihrem Bericht bestürzend deutlich.

In Ihr Studium greift niemand mit Zwangsmaßnahmen ein. Sie dürfen hören, was Sie wollen. Sie können unbehindert sprechen, fragen, diskutieren, Kritik üben.

Obwohl jenseits der Zonengrenze dies alles, was zu unserem Leben gehört, beengt oder entzogen ist, obwohl wir es alle wissen, neigen wir dazu, die Freiheit, die uns gelassen ist, als etwas Selbstverständliches, fast als etwas gesetzlich Garantiertes zu nehmen. Das verleitet uns ständig dazu, aus der Tatsache, daß uns Freiheiten gegeben sind, Ansprüche abzuleiten und Forderungen zu erheben. Aber der Geist des Anspruchs ist dem Geist der Freiheit feindlich. Der Mensch, der Ansprüche aus seiner Freiheit ableitet, verkehrt deren eigenes Wesen.

Ich möchte Ihnen auch diese Beziehungen an ärztlichen Beobachtungen verdeutlichen: Mitunter verraten junge Kinder, nachdem sie ihre eigentliche Krankheit in der Klinik überstanden haben und sich ungezwungen geben, in ihrem Verhalten vieles von den häuslichen Lebensformen, aus denen sie kommen. Einige unter ihnen, ich denke dabei an ein vierjähriges Mädchen, das wir vor kurzem bei uns hatten, bleiben merkwürdig unfreundlich. Das Essen schmeckt ihnen nicht, sie wünschen immer wieder etwas anderes und verweigern die Nahrung mit zugepreßtem Mund und abgewendetem Gesicht, wenn man auf ihre Wünsche nicht sofort eingeht. Sie legen den Zeichenstift lustlos beiseite, sie geben sich unbeteiligt und unzufrieden, wenn man freundlich zu ihnen spricht oder ein Spiel geduldig einzuleiten versucht. Das geht eine Reihe von Tagen so weiter. An ihrem Verhalten wird deutlich, daß sie gewohnt waren, zu Hause zu kommandieren, dies und jenes zu fordern, und daß die Eltern dem immer nachgaben. Je mehr sie nachgaben, desto mehr fordert das Kind, und doch ist es nur ganz kurz zu befriedigen, dann geht das ungeduldige Fordern wieder weiter. So schildert es dann auch die Mutter selbst.

Wenn wir einfach auf diesen Krieg nicht eingehen und ihm nur lustiges Gespräch und Spiel mit dem Nachbarkind entgegensetzen, das sich gelegentlich und versuchsweise überleiten läßt, dann gibt das Kind seine Haltung irgendwann fast unvermittelt auf und genießt aufblühend und sehr verwandelt Spiel und Gespräch und Essen. Es findet seine langverlorene glückliche Kinderwelt wieder.

In dieser Beobachtung ist alles Wesentliche enthalten, was der fordernde Anspruch aus uns macht. Er übt – selbst bei einem Kind – eine tyrannische Macht auf die Umwelt aus. Erfüllen die einbezogenen Menschen die Forderungen nicht, dann wird aus der Gemeinsamkeit ein feindliches Sichgegenüberstehen, in dem von anderen Unterwerfung verlangt wird. Doch richtet sich der Anspruch zugleich gegen den Träger selbst. In seinen Gedanken, Wünschen und Erwartungen kreist er nur um sich selbst. Er achtet immer ausschließlicher auf die Erfüllung seines Anspruchs und erliegt so der Tyrannei eines Geistes, den er selbst rief. Deshalb verkehrt der Anspruch, selbst wenn er sich auf Freiheit beruft, den Geist der Freiheit. Erstreckt er sich, wie im Osten, auf die Gesinnungen, verlangt er einen so und so beschaffenen Menschen, dann macht er ihn damit eben zum Objekt, zum Ding und destruiert ihn im Eigentlichen seiner freien Person.

Überall also, wo man beginnt, Ansprüche zu erheben, sollte man sich selbst gegenüber äußerst mißtrauisch werden! Denken Sie einen Augenblick daran, an wieviel Orten – jetzt außerhalb des Studentischen – wir im persönlichen Leben und seinen sozialen Gebundenheiten auf unseren Ansprüchen bestehen, wie durchzogen wir schon alle vom Geist des Anspruchs sind!

Keine Ansprüche zu stellen, bedeutet allerdings nicht schon Freiheit. Auch die Gleichgültigkeit fordert nichts. Daß diese aber nicht gleichbedeutend mit der Freiheit sein kann, die wir meinen, ist einleuchtend. Freiheit muß mehr sein als nur ein Fehlen von Ansprüchen. Sie muß einen fruchtbar wirkenden Grundzug enthalten oder ermöglichen; denn als das Kind sich nicht mehr durchsetzen wollte, war seine Welt nicht leer, sondern wurde erst wieder offen und lebensvoll.

Wodurch konnten wir ihm seine hohe Kinderwelt wiedergeben? Was hat sein Leben befreit? – Seine Ansprüche haben wir ihm nicht erfüllt; doch wurde ihm ein Raum zum Gespräch, zum versunkenen, selbstvergessenen Spiel freigemacht. Als es in diesen Raum eintrat, war der Anspruch vergessen. Es ist der gleiche innere Raum, auf den wir zu Anfang schon trafen, in dem der teilnehmende Mensch den anderen als Partner, als Weggenossen begrüßt.

Freiheit bedeutet also hier: Dem anderen Raum zur freien Bewegung geben. Dieser Raum kann aber offenbar nie ein indifferenter Raum sein, wenn sich freies Leben in ihm verwirklichen soll. Erst wenn ich in Zuneigung und Sympathie, am anderen teilnehmend, ihm Raum gewähre, wird dieser für ihn ein erfüllter Raum, in dem er sich – wie das Kind – in vielerlei Richtung aufschließt.

Auch derjenige, der solche Freiheit gewährt, bleibt in der Erfahrung dieser Zuwendung nicht der gleiche, der er war. Zutreffend scheint mir, könnte er nur davon sprechen, daß er – einbezogen in den Raum solcher Gemeinsamkeit – an der Entfaltung des anderen teilnehmen darf. In der schwebenden Wechselseitigkeit dieses liebenden Bezugs gewinnt er – in scheinbarer Paradoxie – auch für sich selbst erst wahre Freiheit.

Nur dort also, wo es uns gelingt, anspruchsvolle Forderung oder auch neutrale, distanzierte Begegnung durch den Geist des Einvernehmens zu verwandeln, entsteht der Raum der Freiheit.

Freiheit finden wir demnach auch in unserer westlichen Welt nicht vor. Doch sperrt uns keine Ideologie durch ihren unduldsamen Anspruch den Zugang zur einer Freiheit, die uns die Möglichkeit schenkt, an allem, was unser Herz bewegt, Anteil nehmen zu dürfen.

Der Schmerz

Obwohl im Nachfolgenden nur nebenbei vom ärztlichen Beruf gesprochen werden soll, darf ich von ihm aus die Frage nach dem Schmerz beginnen:

Das Schmerzproblem bleibt das zentrale ärztliche Problem, ob wir nach vielen Jahren ärztlicher Erfahrung Not und Leiden ungezählter Kranker erlebt haben oder ob wir undeutlich im Anblick eines verletzten Spielgefährten den kommenden und wachsenden Ruf spüren. – Der so vom Schmerz Gerufene muß sich allem Lebendigen zuwenden, das in körperlicher Not stöhnt, nicht aus Sensation, nicht aus Neugier, nicht aus böser Freude am Vernichten – er wendet sich hin, um die Hand des anderen, die Hand des notleidenden Menschen zu halten. In der ganzen Zeit seines Berufs kommt er nicht zur Ruhe, findet er den Ausgleich mit dem Schmerz nicht. Es gibt Zeiten, in denen er mit dem Schmerz kein aufregendes Verhältnis hat. Das sind schlechte Zeiten für ihn als Arzt. Dann aber ist er selbst wieder tief schmerzend von der Gewalt der Zerstörungen getroffen, die der Schmerz an seinen Kranken anrichtet. Es sind das die Zeiten, in denen er als Arzt gewissermaßen aufgebrochen ist, bereit, gegenwärtig, brauchbarer für seine Patienten als sonst. Immer wieder treibt ihn aus der Ruhe, der Müdigkeit, aus der Zufriedenheit der klagende Mensch auf. Sein Ohr, durch Jahre geübt, hört schärfer die Klage als den Jubel.

Was ist denn dieser Schmerz, daß er das Leben eines Menschen anziehen kann und bestimmen (des Arztes und oft auch des Kranken)? – Wo gehört er hin in den Ordnungen des lebendigen Menschen?

Hardy hat experimentierend die Schmerzempfindlichkeit der Haut des Menschen geprüft. Er fand, daß bis auf 1 Prozent genau der Schmerz bei allen Menschen gleich empfunden wird. Und doch lehrt die Erfahrung, daß die wirkliche Schmerzreaktion im realen Leben bei sehr ähnlichen Anlässen individuell so außerordentlich wechselnd sein kann. Sie wird von sehr verschiedenartigen Faktoren bestimmt: Von dem Charakter des Menschen, von der Gewöhnung an Schmerzen, von der Stimmung und dem allgemeinen körperlichen Befinden, von Müdigkeit und vielem anderen. – Werden wir im Schmerz durch ein Gespräch oder ein aufregendes Ereignis stark in Anspruch genommen, dann „vergißt man“, wie wir sagen, das Zahnweh oder die Kopfschmerzen. Im Augenblick hochgradiger Erregung, in der Wut, im Kampf, aber auch in der Entrückung der Ekstase, kann man selbst für schwere Verletzungen unempfindlich werden. Der Grund liegt wohl darin, daß wir in derartigen Ausnahmezuständen das Körpergefühl ganz verlieren, daß wir in unserem inneren Erleben körperlos sind und also Schmerz uns nicht erreicht. – Dagegen erhöht im allgemeinen die intensive Beobachtung und Beachtung eines kranken Organs das Leiden unter dem Schmerz unverkennbar.

Schmerz ist also einer Verletzung nicht fest zugeordnet. Seine Intensität und seine Bedeutung wird wesentlich durch die Situation bestimmt, in der der Verletzte sich befindet. – Gerade die kleinen Schmerzen erhalten oft ihr Gewicht aus der Stimmung und den augenblicklichen Lebensumständen.

Man dürfte überhaupt nicht eigentlich sagen: „Der“ Schmerz. Es gibt in Wirklichkeit immer nur „die“ vielerlei Schmerzen: Die brennend schmerzende Hand, die stechenden Schmerzen im Ohr (sehr früh). Der Mund schmerzt anders als das Auge und wieder anders als die Eingeweide-Organe, als Magen, Leber oder Darm. – Sie sind auch ganz verschieden der Tiefe der Person zugeordnet. Die schmerzende Hand steht in anderer Beziehung zu mir als der atembehindernde Schmerz der Pleuritis. Besonders nahe der Person zugeordnet ist der Kopfschmerz (der eigentliche Kopf, nicht Nase, Ohr, Gesicht usw.), wieder in anderer Weise die Herzschmerzen.

Diese „Schmerzsprache“ der Organe hat für uns Ärzte eine aufschlußreiche diagnostisch hinweisende Bedeutung. Wir sind geschult, sie zu beachten, lassen uns oft von ihr führen und werden für feinste Differenzen empfindlich. Hierbei benutzen wir den Schmerz zu etwas, er wird gewissermaßen ein Instrument, das wir zur Erkennung und Beurteilung verwenden. Dadurch verliert er notwendig die personale Beziehung, er ist nicht mehr das, was er ursprünglich war: Anruf und Auftrag, sondern registrierbares Symptom.

Diese objektivierende Betrachtung deckt jedoch etwas weiteres Eigentümliches auf: Die Heftigkeit der Schmerzen steht in keiner deutlichen Beziehung zur Schwere der Verletzung. Eine harmlose Quetschwunde schmerzt meist viel mehr als ein tiefer und gefährlicher Schnitt mit dem scharfen Messer.

Bei dieser Analyse treffen wir auch auf die Tatsache, daß ebenso auch Heftigkeit der Schmerzen und Schwere einer Erkrankung kaum je zusammengehören. Die sehr bösartigen Nierengeschwülste bei Kindern z. B. fallen erst durch die riesige anormale Vergrößerung des

Bauches auf. Andere Krebsformen verursachen wohl Schmerzen von kaum erträglicher Heftigkeit, aber sehr oft ist dann die bösartige Geschwulst so weit entwickelt, daß keine Hilfe mehr möglich ist. – Andererseits können Erkrankungen, die nie lebensbedrohlich werden, wie der Migräne-Anfall, mit überaus heftigem Kopfschmerz auftreten; dem dauernden Schmerz einer Trigeminus-Neuralgie ist der Kranke bis zur Verzweiflung ausgeliefert.

Man hört oft, der Schmerz sei ein Warner, der Störung und Gefahr im Körper anzeige. Wenn es tatsächlich seine Aufgabe wäre, über unsere Gesundheit zu wachen, dann wäre er ein unzuverlässiger Wächter, ein Wächter, der den Ernst der Bedrohung oft nicht erkennt und sich erst meldet, wenn das Unheil weit entwickelt ist. – Die schützenden Vorrichtungen, über die der Organismus sonst verfügt, arbeiten, auch ohne daß wir davon wissen, mit einer erstaunlichen Präzision. So sind wir z. B. gegen die geringste Übersäuerung hochempfindlich. Im Stoffwechsel werden ständig Säuren in großen Mengen gebildet. Obwohl wir also ständig bedroht sind, werden in einem sehr weiten Bereich alle Störungen durch die genau arbeitenden Schutzvorrichtungen abgefangen. Mit solchen ausgleichenden Leistungen verglichen, wäre der Schmerz als Warner von einer Untauglichkeit ohne Analogie.

Damit ist nicht bestritten, daß das Gefühl des Schmerzenden für den Verletzten auch sinnvoll sein kann, wenn z. B. das Kind die verbrannte Hand vom heißen Ofen zurückzieht und sich von nun an vor dem Ofen in acht nimmt. – Jedoch ist die Schmerzempfindung nicht Voraussetzung zu solchem sinnvollen Verhalten, denn Beobachtungen am Tier lehrten uns, daß das Tier, dem das Großhirn und damit die Möglichkeit einer Schmerzempfindung fehlt, bei der Verletzung seine Pfote in einem rein reflektorischen schmerzlosen Verhalten ebenso sicher und prompt zurückzieht. – Wenn also der schmerzlose Reflex auch sicher schützen kann, warum muß Schmerz sein?

Wenn auch die Fluchtbewegung nach schmerzhafter Verletzung zweckmäßig ist, wenn wir auch immer auf Schmerz mit Bewegung reagieren: Die Bewegungen im heftigen Schmerz sind nicht mehr sinnvoll, sie zeigen nur noch Destruktion an: Der Mensch krümmt sich im Schmerz, er bäumt sich auf und ringt die Hände, er beißt die Zähne zusammen oder windet sich an der Erde, stöhnend und schreiend in der Unerträglichkeit der Qual.

Wir müssen noch einmal fragen: Wenn der Schmerz so von unserer Person abhängt, wenn er entscheidend von der Situation bestimmt wird, in der wir uns befinden, wenn er weder die Schwere der Verletzung noch den Ernst der Erkrankung anzeigt, wenn er manchmal sinnvolles, manchmal sinnloses Verhalten bewirkt – warum muß dann der Schmerz sein?

Ist er wirklich „toujours inutile", ist er in sich selbst eine Krankheit, „douleur maladie" wie Leriche sagt?[2] – Bleibt für uns nur die Möglichkeit, ihn zu mildern oder zu betäuben?

Unser Empfinden und unsere Erfahrung sträubt sich gegen eine solche Deutung. Wir glauben zu wissen, daß der Schmerz nicht nur ein sinnloses Übel ist, das den Menschen wahllos trifft.

Zunächst zeigen doch unsere bisherigen Feststellungen und Überlegungen nur, daß der Versuch, den Schmerz ausschließlich in die biologische Ordnung, in die Funktionen des Körpers einzufügen, scheitert. So gewiß er auch körperbedingt und körperbezogen ist, vielleicht gehört er doch nur mit einem kleineren Anteil in diese körperliche Ordnung, so daß er aus ihr allein nicht verstanden werden kann. Könnte sein Ort nicht näher der Person, näher dem Menschen als geistiges Wesen zu suchen sein? Haben wir nicht einen Anhalt für solche Möglichkeit darin, daß es z. B. in der Erziehung des Menschen kritische, schmerzhafte Situationen gibt, zugleich aber Situationen, in denen wir den Schmerz sinnvoll, ja als notwendig begreifen?

Wir müssen also in einem anderen Ansatz, der nach der personalen Einordnung des Schmerzes fragt, nochmals versuchen, dem Phänomen des Schmerzes näher zu kommen.

Wenn ein Körperteil, z. B. mein linker Fuß, durch eine schwere Verletzung für längere Zeit schmerzhaft erkrankt, dann verändert sich meine Beziehung zu diesem Fuß in eigentümlicher Weise. Vor der Verletzung wußte ich von ihm, was alle wissen: wie er mit meinem Körper zusammenhängt. Daß ich ihn z. B. bewegen kann, daß er, wenn ich gehen will, diesem Willen gehorcht. Aber das ist schon eine nachträgliche Abstraktion. Es wäre zutreffender zu sagen, daß ich meine Absicht und Ziele, ohne überhaupt an den Fuß zu denken, daß ich mich selbst, mein Inneres im Gehen verwirkliche. Inneres und Bewegung sind unlösbar eines, ganz zusammengehörig, einer ausdrücklichen Trennung von Seelischem und Körperlichem vorgegeben.

Diese Beziehung von meinem Ich zu meinem Körper darzustellen, sie sich lebendig zu vergegenwärtigen, ist außerordentlich schwierig. Ich kann von einer bestimmten Sicht aus meinen Körper als ein nahezu neutrales Ding ansehen, dem eine große Zahl von Eigenschaften zukommt. Zugleich erfahre ich aber, sobald ich meinen Körper nicht als irgend einen unter tausend anderen ansehe, sondern ihn mir als den Körper vergegenwärtige, der meiner ist, der mir allein als Person zugehört, wesenhaft anderes über ihn. Ich erfahre, daß ich zentriert bin, daß ich eine Mitte, daß ich Tiefe habe, daß ich z. B. auch in der Tiefe – nach außen nicht sichtbar – leiden kann. Diese Aussagen sind für uns unmittelbar verständlich und sinnvoll, obwohl sie keineswegs Tiefe und Mitte des physikalischen Körpers meinen. Auch die Identität, die ich an mir selbst erlebe, daß ich in kontinuierlichem inneren Zusammenhang „Ich" bleibe, ist eine durchaus andere, wie die Identität der Dinge. Denn das „Ich", das ich gestern war, kann meinem heutigen Ich zum Beispiel schwere Vorwürfe machen, daß es heute nicht mehr so ist wie gestern. Niemand würde solche Feststellungen für unmöglich oder sinnwidrig halten.

Ich kann also meinen Körper als Sache, als Ding betrachten, allgemein ihn als „mir-gegenüber" ansehen. Dabei vermag ich eine neutrale, objektive, auch sachlich interessierte Stellung einzunehmen. Ich kann z. B. als Biologe seinen Bau und seine Funktionen, seine psychischen Reaktionen messend und experimentierend studieren. Der Körper wird in diesem Betracht zu einer Sache, die ich besitze. Ich habe ihn, ich kann ihn fast wie einen neutralen Fremden beobachten und verwende ihn wie ein Werkzeug.

Immer aber bin ich auch mein Körper, nicht mehr der oder irgend ein Körper, sondern „mein" Körper. Wenn ich von meinem Körper als meinigem spreche, dann meine ich diesen ganz von mir als einem besonderen geistigen Wesen durchdrungenen Leib, den Leib also, in dem ich mich als Einzelperson verwirkliche und darstelle. – Marcel hat dieses, daß ich als Person in „meinem" Leib bin, als Incarniert-Sein des Menschen gekennzeichnet. „Die Schwierigkeit, der wir uns dauernd gegenüber sehen, besteht eben im Anspruch des Geistigen auf eine Sonderexistenz, während es doch in einem tieferen Sinn als Geistiges nur insofern Gestalt gewinnt, als es Fleisch wird."[3]

Dieses In-meinem-Körper-Sein verändert sich grundlegend in der schmerzhaften Krankheit. Die schmerzenden Teile: das Bein, der Kopf, die Hände, lösen sich von mir, von meinem Leib ab. Sie erhalten eine gewisse Selbständigkeit und werden mir im Maß dieser Auslösung aus mir und meinem Körper fremd. Zwischen mir und meinen schmerzenden, arthritisch geschwollenen Händen löst sich eine Bindung. Diese Entfremdung erfahre ich immer in der Art, daß mein Ich sich aus dem schmerzenden Teil in den gesunden zurückzieht.

Dementsprechend verliert das schmerzende Glied an Lebendigkeit. Es ist nicht mehr in der gleichen Weise wie zuvor erfüllt vom Geist. – Weil sich so im Schmerz die Zusammengehörigkeit von mir und meinem Körper aufzulösen droht, erfahren wir wohl in jedem Schmerz wirklich eine Hinweisung auf den unsere Natur immanenten Tod, eine „Vorahnung des Todes".[4]

Immer aber bleibt dieses schmerzende Glied doch mein eigenes und erinnert mich zudringlich und aufdringlich in der Qual der Schmerzen an seine Lebendigkeit und die Unmöglichkeit des völligen Rückzugs.

Man darf wohl sagen, daß Schmerzen dort entstehen, wo etwas, das ganz zu mir als Person gehörte, mit dem ich nahe verbunden war und noch verbunden bin, sich mir entfremdet. Man kann diese Entfremdung durchaus mit der vergleichen, die ich empfinde, wenn ich mit einem Freund in ernste Meinungsverschiedenheiten gerate. Bis dahin waren wir eines Sinnes und freuten uns der Übereinstimmung. Die Auseinandersetzung hat uns getrennt, einander fremd gemacht. Der Schmerz, den ich nun fühle, zeigt die Entfremdung von meinem Freund an, mit dem ich zugleich doch noch durch unsere alte Zusammengehörigkeit eng verbunden bleibe.

Der Körper, der sich mir in der Krankheit entfremdet, zeigt dieselbe Doppelgesichtigkeit, von der wir beim Körper-Haben überhaupt sprachen. Weil diese sich in sich selbst verschlingende Doppelgesichtigkeit für die Stellung des Schmerzes in unserer Person so wichtig ist, möchte ich sie hier nochmals darzustellen versuchen.

Ich kann die schmerzhafte Krankheit als Übel erfahren, als eine Prüfung oder einen Zwischenfall, der mein gesundes In-der-Welt-Sein heimsucht und beeinträchtigt. Dann bleibt sie etwas Fremdes, mir nicht Zugehöriges, ein peinigendes Gegenüber, mit dem ich irgendwie fertig werden muß. In dieser Hinsicht könnte man die Krankheit mit einem schweren Koffer vergleichen, den ich eine unbestimmte Wegstrecke zu tragen habe.

Im anderen Aspekt bin ich als Person krank. Ich weiß noch von mir aus gesunden Tagen, wie viel leichter und selbstverständlicher ich lebte. Jetzt bin ich anders geworden, ein kranker Mensch mit einer veränderten Art, in der Welt zu sein. Das in der Krankheit veränderte Ich tritt zu dem früheren, das die fremde, durch die Krankheit bewirkte Veränderung nicht begreift, in vielfacher Beziehung, aber es ist nicht das gleiche. In einem geheimnisvollen Verlauf habe ich mich in meinem Körper und mit meinem Körper in einen Kranken verwandelt.

Im alltäglichen und im medizinischen Sprachgebrauch meinen wir meist die Krankheit als das Fremde, das uns anhaftet, als ein Etwas, das wir so bald wie möglich abzustoßen haben. Auch in uns selbst erfahren wir sie vor allem im Beginn vorwiegend als fremd. Dauert die Krankheit aber länger, dann erleben wir die Umformung der Person, die sie bewirkt. Diese kann auch nach außen hin sichtbar werden, wenn man z. B. davon spricht, die Krankheit sei das Schicksal eines Menschen geworden, oder sie habe ihn ganz gewandelt.

Vor dem Schmerz kann ich nicht fliehen, er geht mit. Ich kann ihm nicht entrinnen, er zwingt mich, daß ich mich ihm zuwende, mich mit ihm auseinandersetze oder ihm verfalle. – Wir sagen, daß der Schmerz uns heimsucht oder daß er uns überfällt und überwältigt. Er bohrt und brennt, wühlt und klopft, ein Fremdes und zugleich ein Eigenes, mir gegenüber und doch in mir, zu mir gehörend. Solange er dauert, bin ich auf ihn gerichtet, an ihn geschmiedet. Meine Gedanken sind von ihm ganz in Anspruch genommen.

Dadurch macht mich der Schmerz für die weite Welt, die mir sonst offen stand, unverfügbar. Sie ist ganz abgerückt, fern und gleichgültig. Das ist der Grund, warum der schmerzhaft Kranke so rasch den Eindruck egozentrischer Befangenheit macht. Auch schon der leichte anhaltende Schmerz – etwa eine geringe Verletzung der Zunge – kann die Offenheit, die Bereitschaft zu Kontakt und Gespräch, die Leichtigkeit des Einfalls sehr deutlich beeinträchtigen. – In der schmerzhaften Krankheit schrumpft die Welt des Kranken ein, verliert den Reichtum der Bezüge, die vielfältige Möglichkeit zur Begegnung. Der Schmerz bewirkt, daß der Mensch nur noch im engen Kreise egozentrischer Befangenheit lebt, oft nur im nutzlosen Fragen nach dem „Warum" oder in dem einzigen Wunsch auf Befreiung.

Mit großer Schärfe wird mir deutlich, daß der Schmerz mich als Person wandelt; ich bin mir selbst fremd. Von dem vergangenen „eigentlichen" Ich der Gesundheit weiß ich noch. Es kann zu diesem Schmerzens-Ich Stellung nehmen. Es kann mich zur Haltung aufrufen oder Ergebenheit fordern, geduldig mit mir sein oder ungeduldig, aber das Neue bleibt und bestimmt mich.

Wir sahen: Schmerz entsteht, wo etwas, was nah zu mir gehört, sich mir entfremdet. Wir können jetzt hinzufügen: Der Schmerz macht unverfügbar und selbstbefangen. Er macht mich so sehr zu einem anderen, daß ich mir selbst fremd werde.

Im heftigen körperlichen Schmerz wird uns unübersehbar deutlich, was auch sonst für schmerzhafte Situationen, z. B. in der persönlichen Lebensentwicklung gilt: Die qualvolle Enge der Unverfügbarkeit, das unlösbare Verhaftet-Sein an den Schmerz drängt auf Befreiung, auf Erlösung. – Wenn der Schmerz nachläßt und aufhört, dann ist es, als ob ich aus dem Zustand der Entfremdung mir selbst wiedergegeben wäre, doch bin ich nicht einfach wieder gesund in einem indifferenten, nicht bewußten Zustand wie zuvor, sondern ich erlebe mich ausdrücklich mit einem hohen Glücksgefühl als „heil".

Heil-Sein bedeutet hier ungefähr: Die Verfügbarkeit und Freiheit, die verloren waren, sind mir wiedergegeben. Eine Trennung, unter der ich litt, ist aufgehoben. Ich bin mir selbst wiedergeschenkt, bin in der Fülle der Kraft. Daß ich jetzt meinen Körper ganz durchdringe, bedeutet Inkarniert-Sein ohne Bruch.

In der Schmerzerfahrung scheint sich demnach zu zeigen, daß Inkarniert-Sein in einem Leib in seinem vollen Gehalt nicht nur heißt, daß ich diesem meinem Leib befehle, daß er mir als Werkzeug und Instrument zur Verfügung steht, denn die Krankheit hat mich belehrt, daß er sich im Schmerz auch von mir trennen kann, daß er mir in ihm zudringlich und feindlich gegenübertritt.

Inkarniert-Sein muß vielmehr auch, und zwar wesentlich, heißen: Aufgenommen-Sein in seinem Körper, beheimatet, freudig begrüßt und empfangen, Miteinander-Sein in zuverlässiger Gemeinschaft. – Der Schmerz lehrt, daß es nicht selbstverständlich ist, wenn wir „heil" in der Vermittlung unseres Körpers leben. Der Leib ist seinem Wesen nach verletzlich, zerbrechlich und bedroht, der Mensch als leibliches Wesen hinfällig. Wieder-heil-Werden nach Krankheit und Leiden wird zum kostbaren Gut und eindrücklich als solches erfahren. Wir könnten es nicht erzwingen; es wird uns geschenkt – unverdient, wie jedes wirkliche Geschenk.

Das Wieder-zu-sich-Kommen im nachlassenden Schmerz erfüllt uns deshalb mit überströmender Dankbarkeit. Wir glauben jetzt erst richtig zu begreifen und es zeigen zu müssen, welches Glück es ist, inmitten aller Gefährdung „heil" zu sein. In diesem glücklichen Wiederheimkehren sind wir nicht einfach da, wie wir es immer waren; unser Bewußtsein hat etwas Frisches, Ursprüngliches, vielleicht ähnlich dem Kind. Wir möchten ausrufen: „Ich bin, sichtbar für die Welt, im hellen Glanz der Freude." – Dies wohl meint Marcel, wenn er das menschliche Selbstbewußtsein im unmittelbaren Existieren als „exclamatives Selbstbewußtsein" deutet.[5]

Diese Erfahrungen des Wieder-heil-Seins vermitteln uns eine Lebensgewißheit, die sich etwa in folgender Weise ausdrücken ließe: Dies Heil-Sein ist das richtige, das sich ausspannende und kraftvolle Leben; Leben, das Raum gibt für Freiheit menschlicher Bindung und Entscheidung.

Also war im körperlichen Schmerz etwas zerstört oder gefährdet, was sein soll, eine Ordnung bedroht, die sich erst im Nachlassen des Schmerzes erneuert wieder einstellt. Offenbar war es nicht die rein somatisch-animale Ordnung des Leiblichen, sondern jene, auf Grund deren der Mensch seinem Leib inkarniert ist. Auch bedeutet die Wiederherstellung dieser Ordnung nicht einfach Rückkehr des Alten, sondern Wandlung in eine veränderte, neue Situation, bewirkt durch die Schmerzerfahrung des leidenden Menschen.

Die bisherige Untersuchung hat gezeigt, daß Schmerz entsteht, wenn etwas, das zu mir gehört, sich mir entfremdet, daß Schmerz bewirkt, daß ich unverfügbar und mir selbst fremd werde. Jetzt dürfen wir dazu noch sagen: Schmerz zeigt an, daß eine menschliche Ordnung gefährdet ist und nach Wiederherstellung verlangt.

Dies gilt nicht nur für den körperlichen Schmerz: Auch die Verletzung anderer als leiblicher Ordnungen bereitet uns Schmerzen. Schon daß wir das Wort „Verletzung“ gebrauchen, um solche Einbrüche in eine Ordnung anzuzeigen, weist auf die innere Verwandtschaft zum körperlichen Schmerz hin. – Wir kennen z. B. den scharfen Schmerz der Verleumdung, gegen den wir uns nicht verteidigen dürfen beim Bruch der Ordnung der Gerechtigkeit, den Schmerz, mit dem der Vertrauensbruch des Freundes uns trifft, wir wissen, wie brutale Verachtung ästhetischer Forderung verletzt. – Auch hier zeigt der Schmerz jene Aufdringlichkeit, der wir nicht entgehen können; er isoliert und wirft uns auf uns selbst zurück. Überall, wo er erscheint und herrscht, hält er unser Leben auf und setzt eine unabweislich fühlbare Zäsur. Aber nicht die Zäsur einer ausgeglichenen Ruhe, sondern den brennenden Einschnitt, der nach Heilung, nach Wiederherstellung verlangt.

Man kann wohl diese Zäsur und die Unverfügbarkeit des Leidenden gegenüber der übrigen Welt als etwas Zusammengehöriges, vielleicht sogar als ein Aufeinander-Abgestimmtsein betrachten. – Das vergangene, noch geregelte Leben ist unerwartet abgebrochen. Man weiß nicht, wie es weitergehen soll. In dem plötzlich entleerten Raum zwingt mich der Schmerz, mich ganz auf ihn zu richten, bin ich genötigt, nach den Anlässen des Schmerzes zu suchen und nach Möglichkeiten, sie zu beseitigen.

Dieses intensiv gerichtete Fragen-Müssen kann der Einsicht in die Gründe der Störung sehr förderlich werden.

Freilich setzt ein solches Fruchtbar-Machen der Zäsur voraus, daß der Kranke bereit ist, sich selbst als Träger der in Frage gestellten Ordnung einer aufrichtigen Prüfung zu unterziehen.

Ein Beispiel soll verdeutlichen, was hier gemeint ist. Ein kleines Mädchen wurde mit unbestimmten, nicht besonders beunruhigenden Krankheitszeichen zu uns gebracht. Die Untersuchung deckte aber ein schweres, unheilbares Leiden auf; doch soll hier nicht von dem Kind und seinem Leiden gesprochen werden, sondern von seinem Vater. Er war ein vermögender und tüchtiger Industrieller; er liebte seine Tochter mit einer fordernden Heftigkeit. Die Mitteilung, daß sie unheilbar und todbringend krank sei, traf ihn wie ein Schlag mit heftigem Schmerz. Er war von da an nicht mehr fähig, im Beruf zu arbeiten; der Schmerz und die Qual trieben ihn ruhelos um. Er wurde böse und aggressiv gegen den Arzt und die pflegende Schwester. Er verlangte, daß man alles, auch das Teuerste beibringen solle. Irgendwie war er der Überzeugung: Man kann für Geld alles haben, man muß nur hart genug antreiben. Bisher war er ganz auf Besitz, Vermögen, Erfolg gerichtet. Sie waren das einzige, worauf es ihm anzukommen schien. Ich glaube, in seinem persönlichen Leben gab es nur das Verdienst der eigenen Tüchtigkeit, nichts Unverdientes, nicht das Glück des Beschenkt-Werdens. Er leugnete vor sich die Hinfälligkeit des Menschen. – In dieser bis dahin scheinbar gesicherten und gut funktionierenden Welt wird der Schmerz zum mächtigen Unterbrecher. Der Riß wird sichtbar, der das Fundament dieser falschen Ordnung durchzieht.

Gewiß, wir sehen jetzt einiges von der Bedeutung des Schmerzes, wir ahnen, daß ohne Schmerz unser Dasein seinen Gefährdungen noch leichter und verhängnisvoller ausgesetzt wäre als ohnedies schon. Aber doch rückt im Nachdenken und im Gespräch der Schmerz zu sehr in eine objektivierende Distanz. Er verflüchtigt sich gewissermaßen – er verliert die brennende, unentrinnbare Zudringlichkeit, aus der seine reale Gegenwart mich keinen Augenblick entläßt. Irgendwie droht er uns zu entschlüpfen. Denn mir scheint: Trotz unserer verstehenden Einblicke können wir im Eigentlichen den Schmerz nicht durchsichtig machen; etwas Entscheidendes an ihm bleibt unbegreifbar. –

Der Anblick des erwachsenen Mannes, der an einem Hirntumor leidet, der der Qual unablässig zersprengender Kopfschmerzen hilflos erliegt, ist kaum zu ertragen. Denken Sie an Säuglinge, die Sie in angstvoller Unruhe ersticken sehen, sehr langsam im Lauf von vielen Tagen. – Denken Sie an die Mutter, die ihr Kind schreien hört unter dem Zugriff einer akuten Darmverschlingung, die mit durchlebt, wie es würgt und Kot erbricht und verfällt. – Die Mutter, die nur noch fleht: Laß mich für mein Kind leiden, laß mich für das Kind sterben. – Nein, dies faßt der Verstand nicht, dies begreift kein Herz. Vor solchem Leid verstummt das deutende Wort.

Vielleicht lernen wir es, still zu halten, lernen Ergebenheit. Vielleicht erfahren wir, daß die dunkle Gemeinschaft der körperlichen Not und Zerbrechlichkeit uns im Verborgenen aneinander bindet. –

Vielleicht sind wir von dem ehrfurchtgebietenden fremden Adel des leidenden Menschen angerührt – ahnen ein unaussprechliches Geheimnis.

Das ist das eigentlich nie zu Fassende am Schmerz: unerträglich sein Anblick, tief erniedrigend und qualvoll; Schrei der Empörung und zugleich: fremd, ernst, einsam, uns, den Gesunden, unerreichbar, geheimnisvoll überlegen. – Zugleich Ausdruck der Zerbrechlichkeit und der unantastbaren Größe des Menschen.

In einer anderen Weise als früher sind wir genötigt, vom Schmerz zu sagen: Er gehört zu uns, zu unserer Größe.

Deswegen verfehlt es auch den Menschen in seinem vollen Sein, wenn wir uns weigern, ihn anzuerkennen und anzunehmen. – Unsere Zeit in ihrem Verlangen nach Gesichertheit ist von einer dürftigen, einer fast absurden Furcht vor dem Schmerz beherrscht. Nicht nur der ernste Schmerz, all die kleinen Störungen des körperlichen Behagens sollen durch die Unzahl angebotener Mittel beseitigt werden. Man erwartet einen vollständigen Schutz vor Schmerz und ist ärgerlich und gereizt, wenn er nicht funktioniert. – Dabei sehen wir nicht, wie in solcher Gesichertheit das ängstliche Leben selbst spärlich zu fließen beginnt und schließlich vertrocknet.

Wir sollen gewiß nicht darauf verzichten, wirkliche Leiden zu mildern; wenn aber Leiden zum Menschen gehört, wenn sich die Größe des Menschen im Leidensvermögen zeigt, dann verfehlt eine Haltung, die jeder Art von Schmerz ausweichen möchte, etwas dem Menschen Wesentliches.

Ich will hier noch, um nicht in ferner liegende Bereiche zu geraten, beim Problem des körperlichen Schmerzes der Frage nachgehen, wie wir uns zu ihm verhalten sollen. Denn mindestens, wenn der Schmerz einige Zeit andauert, nötigt er uns dazu, daß wir in irgend einer Weise Stellung zu ihm nehmen! – Meist vermögen wir das nicht allein und aus eigener Kraft. Wir rufen die Hilfe eines Mitmenschen, z. B. auch die des Arztes an, daß er Mittler werde zwischen mir und dem mir unverständlichen schmerzhaften Leiden. Es geht dabei nicht einfach um die Beseitigung des Schmerzes, Mittler kann nur derjenige sein, der spürt, wie sehr der Kranke von seinem Leiden überrascht wird, wie sehr er der Hilfe bedarf, damit er es annehmen und seinem Leben einbeziehen kann. Diese Vermittlung in der richtigen Weise zu führen, ist immer schwer, weil sie zwar Sympathie und herzliche Zuwendung, gleichzeitig aber Distanz und sichere Überlegenheit zur Voraussetzung hat. Zu einem guten Mittler findet der unruhig suchende Kranke oft eine Dichte des Bezugs, die allein schon in seinen verengten Lebenskreis Welt wieder einströmen und ihn wieder Sicht von sich weg gewinnen läßt.

In der reinen Überwältigung, in der der Getroffene sich zur Krankheit überhaupt nicht zu verhalten vermag, bricht der Mensch im Schmerz zusammen.

Schon im Weinen des Kindes aber wird Antwort auf den Schmerz gegeben, wenn auch noch eine ergreifend einfache. Im Weinen gibt der Mensch sich besiegt, er weiß keine andere Antwort zu finden, als die des Kapitulierens vor dem Schmerz. Aber „er" als Person erscheint, er ist im Weinen – unterschieden von jedem Tier –, auch wenn er mit den aufsteigenden Tränen weich wird und die Macht über seinen Körper verliert.[6]

Es liegt auch in den menschlichen Möglichkeiten, durch Entspannung, durch eine Haltung, in der wir im Versenkt-Sein gewissermaßen den Körper verlassen, unempfindlich gegen Schmerz zu werden. Der Schmerz bleibt dann außerhalb meiner Person. Ich trete in keine Beziehung zu ihm. – Unsere Erziehung und die ethische Forderung unserer Lebensauffassung verlangen, den Schmerz tapfer und ohne Klage hinzunehmen. Wir sollen es lernen, selbst langdauerndes Leiden in der täglichen und auch in der schwereren nächtlichen Auseinandersetzung mit stets erneuertem Mut zu ertragen. Wir bemühen uns, die Furcht vor dem Schmerz zu überwinden und ihm standzuhalten, wenn eine gestellte Aufgabe es erfordert.

In einer solchen Auffassung bleibt aber der Schmerz immer der Fremde, der Gegner, den es zu bestehen gilt. Man kann ihn als Aufgabe, als Prüfstein zur Bewährung sogar bejahen. Er wird dann zu einem der großen Erzieher des Menschen, jedoch bleibt er Prüfung, von außen auferlegt.

Wenn ich im Umgang mit meinem Körper ganz verstehen lerne, daß Leiden dem Menschen zugehört, dann kündet sich noch als letzte und tiefe Möglichkeit an, Leiden nicht abzuwehren, es auch nicht nur hinzunehmen, sondern es zu bejahen und es als zugehörig anzunehmen.

Wenn ich so dem Unvermeidbaren von mir aus zustimme, gewinne ich immer neu meine Freiheit zurück und löse mich aus dem verengten Lebenskreis des Kranken und der Verfangenheit in den Schmerz.

Ich kann dann mit dem Schmerz leben, ohne Verwunderung und ohne Aufhebens, vielleicht sogar in heiterer Gelassenheit. – Das Verhältnis zu meinem Körper verändert sich damit. Wenn ich dies in mir wach halte, daß Heil-Sein unverdient, daß es Geschenk ist, wenn dies Wissen lebendig-gegenwärtig meinen Umgang mit meinem Körper bestimmt, dann kann ich nicht dauernde Gesundheit fordern oder erwarten. Ich verstehe, daß mein Leib müde wird und verbraucht. Ich bin ihm dankbar, daß er so lange mein Helfer war, obwohl ich ihn oft genug überforderte – ich werde ihm, wie er mir, Freund und Gefährte.

Es gibt aus der spätesten Zeit Rilkes, als die todbringende Krankheit ihn schon ergriffen hatte, folgenden Eintrag:

> *Bruder Körper ist arm ... da heißt es, reich sein für ihn.*
> *Oft war er der Reiche: so sei ihm verziehn*
> *das Armsein seiner argen Momente.*
> *Wenn er dann tut, als ob er uns kaum noch kennte,*
> *darf man ihn leise erinnern an alles Gemeinsame.*
> *Freilich wir sind nicht Eines, sondern zwei Einsame:*
> *unser Bewußtsein und Er:*
> *aber wie vieles, das wir einander weither verdanken,*
> *wie Freunde es tun! Und man erfährt im Erkranken:*
> *Freunde haben es schwer!*

Dieses ergreifende Gedicht zeigt die Wandlung, die solches Annehmen bewirkt. Nicht fremd bleibt mir mein Körper im Krank-Sein – nein, er ist mein Bruder, ich darf ihn „leise erinnern an alles Gemeinsame". Ich bleibe ihm nahe als Freund, von weither dankbar. Die Entzweiung zwischen mir und dem schmerzenden Körper wandelt sich in dieses behutsame Einverständnis. Die Ordnung ist nicht mehr gefährdet; denn wir stehen in der gleichen schweren Ordnung der Brüderlichkeit und des Leidens.

Eine solche Haltung löst uns aus der Verfangenheit in eigenes Leiden. Sie macht uns frei von uns selbst. Jetzt erst gewinne ich wahrhaft und in vertiefter Weise die Möglichkeit, dienend das Leiden zu mildern, dem wir überall in der Welt begegnen.

ZWEITER TEIL

Vorlesungen

Kind und Erwachsener

Wir wollen uns mit dem gesunden Kind – sowohl mit dem körperlich als auch mit dem seelisch gesunden Kind – und seiner Entwicklung beschäftigen. Wir wollen es in seinen Besonderheiten zu erfassen suchen. Sie werden dabei erfahren, daß die Aussagen über die seelischen Zustände schwer zu erfassen sind, weil unsere eigene Entwicklung sich so differenziert hat, daß wir uns an diesen frühkindlichen Zustand nur schwer erinnern und ihn auch nur schwer formulieren können. Wir werden deshalb, weil die Täuschungsmöglichkeiten wirklich groß sind, vieles offen lassen und auf der anderen Seite das zum Zeugnis heranziehen müssen, was uns an Aussagen zur Verfügung steht. Wir werden auch literarische Äußerungen über die Kindheit benutzen. Solche Aussagen sind selbstbiographischer Art.

Unser Abstand von der kindlichen Stufe ist groß. Obwohl wir wissen, daß wir diese frühkindlichen Stufen einmal durchgemacht haben, ist es uns doch gar nicht möglich, uns vorzustellen, daß wir selbst einmal ein solch hilfloser Säugling waren. Diese Stufe ist uns so fern, daß wir uns durch keine Erinnerung mehr in diese frühkindliche Zeit, vor allem in die Zeit der ersten beiden Lebensjahre, noch irgendwie zurückversetzen können. Und doch sind diese ganz frühen Entwicklungsstufen für die spätere Entwicklung des Menschen von ausschlaggebender Bedeutung. –

Es ist eigenartig, daß der Mensch körperlich weitgehend fertig geboren wird. Er kommt mit vollentwickelten Organen zur Welt. Fast die gesamten Organsysteme sind leistungsfähig bei der Geburt. In der Sexualfunktion hat der kindliche Organismus seine Determinierung noch nicht erreicht. Aber er ist trotzdem differenziert bezüglich Leber-, Nieren-, Atmungs- und Kreislauffunktion. Er verfügt außerdem über eine gewisse Anpassungsfähigkeit, die größer ist als die des Erwachsenen.

In psychischer Hinsicht hingegen ist das Neugeborene noch ganz undifferenziert. Es ist ihm nicht anzusehen, was aus ihm wird, zu welcher Persönlichkeit es heranreift. Wir können nur schwere Defekte in geistiger Beziehung erkennen, aber nichts von dem, was später den Menschen entscheidend formt. Wir wissen nichts über die Gefühlsintensität, über die Willensstärke, über seine charakterliche Qualität, ob es treu, zuverlässig oder nicht sein wird. Das Kind ist in dieser Hinsicht ein Buch mit leeren Blättern. Es ist immer eine der spannendsten und aufregendsten Fragen: Was wird in dieses Buch eingetragen? Wer schreibt und was wird hineingeschrieben? Dahinter steht die grundsätzliche Frage: Erfolgen diese Eintragungen aufgrund von Anlagen, erfolgen sie unter dem Einfluß der Umgebung oder wie vermischt sich beides? Welche Eintragungen sind frei entsprechend den Entscheidungsmöglichkeiten der Persönlichkeit – und wieviel ist determiniert, ist unvermeidlich? Dieses sind schwer zu entscheidende Fragen, aber in mancher Hinsicht sind gerade aus Beobachtungen anhand der kindlichen Entwicklung fruchtbare Gesichtspunkte zu gewinnen. –

Ich will Ihnen zunächst eine Übersicht über einige Altersgruppen geben: Ein kleiner, junger Säugling, 5 Wochen alt. An ihm wollen wir feststellen, was diese Altersstufe charakterisiert. Warum sieht man auf den ersten Blick, daß wir es mit einem Säugling dieser Altersstufe zu tun haben? Dieses Kind gehört fast noch auf die Neugeborenenstufe. Das Kind bewegt seine Arme, Beine, Augen, seinen Kopf, benutzt seine willkürliche Muskulatur. Aber es bewegt diese willkürliche Muskulatur nicht willkürlich. In diesem Alter trifft die Bezeichnung „willkürliche Motilität" nicht zu. Es gibt noch keinen eigenen Willen und deshalb auch keine willkürliche Motilität im eigentlichen Sinne. Wenn man die Art der Bewegung bei diesem Kind betrachtet, so bewegt es seine Arme und Beine langsam und ziellos. Dieses Kind benutzt seine willkürlichen Muskeln noch unwillkürlich, es strampelt, und man kann dabei sehen, daß es besonders mit den einzelnen Zehen drehende Bewegungen ausübt. Die Finger werden einzeln gegeneinander verschoben, ein Bewegungstyp, den Parkinsonkranke haben, eine Art der Motilität, nicht von der Großhirnrinde ausgehend, die wir als Stammganglienmotilität bezeichnen. Diese Motilität des Säuglings steht nicht unter dem „Befehl", sie ist eine, deren Zweck wir noch nicht erkennen. Es sind gewissermaßen Reizerscheinungen, die von den Stammganglien ausgehen. Diese Reizbewegungen sind nicht völlig unkoordiniert, sondern Bewegungsabläufe, die in einem inneren Zusammenhang stehen – drehende Bewegungen der Finger und Zehen. – Dies ist die typische Art des Neugeborenen.

Nun laufen nicht nur die unzweckmäßigen Bewegungen ab, sondern es laufen auch an der willkürlichen Muskulatur höchst zweckmäßige motorische Bewegungen ab, z. B. beim Saugen, Trinken und Schlukken. Dies sind sehr komplizierte Abläufe motorischer Art an der quergestreiften Muskulatur, die der Nahrungsaufnahme dienen, die aber ebenfalls nicht dem Willen unterliegen. Was sind es für Abläufe? Instinkt-Handlungen, die für die Lebenserhaltung notwendig sind, ohne die eine Entwicklung des Neugeborenen unmöglich wird. Er muß saugen, trinken und schlucken können. Diese Bewegungen kann man sehr leicht hervorrufen. Wenn man dem Kind die Flasche anbietet, fängt es an zu trinken, ebenso an der Mutterbrust. Wenn man ihm irgendetwas in den Mund steckt, fängt es an, kräftig zu saugen. Manchmal saugt ein Kind auch nicht. Wovon hängt seine Reaktion ab? Das kindliche Verhalten beim Saugen ist kennzeichnend für alle Arten von Instinkthandlungen — im Unterschied zu den Reflexen: Sie sind nicht jederzeit und in gleicher Stärke auslösbar, sondern periodisch erregbar. Die Instinkthandlung erlischt, wenn das Kind getrunken hat, wenn es satt ist, wenn der Trieb befriedigt ist. Andererseits aber wird mit zunehmendem Hunger dieser motorische Ablauf umso leichter erregbar, zunächst durch die Brustwarze — dann durch den Finger, und schließlich wird die Bereitschaft zu dieser Handlung so groß, daß sie spontan abläuft, wenn der Hunger sehr stark geworden ist — das Kind fängt an, gewissermaßen im „Leeren" zu trinken. Also — Instinkthandlung — periodische Steigerung der Erregbarkeitsstärken. Wenn der Reiz befriedigt ist, fällt die Handlung ab. Tatsache ist, daß diese Instinkthandlungen sich maximal erhöhen vor der Nahrungsaufnahme und nach der Befriedigung unerregbar sind, während für den Reflex gilt, daß er in der ganzen Zeit unverändert anspricht. Bei dieser Instinkt-Motorik, die so komplizierte Erscheinungen bewirkt wie etwa den Nestbau im Fortpflanzungsinstinkt der Vögel — der Zwang zum Nesterbau kann stark sein, eventuell auch ohne Partner — werden eigentümliche, fix und fertige, komplizierte Bewegungsabläufe mitgegeben, die besonders der Erhaltung des eigenen Lebens und der Fortpflanzung dienen, — also eine Eigenartigkeit der Motilität, die nicht nur beim Menschen, sondern im ganzen Tierreich zu finden ist.

Nun treten im Verlauf der Entwicklung zu diesen ursprünglich mitgegebenen, fertigen Bewegungsabläufen andere hinzu. Wie sie entstehen und was dabei eigentlich innerlich dem Menschen zugrunde liegt, wissen wir nicht. Diese neuen Phänomene sind für uns außerordentlich wichtig. Sie kommen nicht zufällig, sondern gesetzmäßig. Was jetzt an diesen Augen zu sehen ist (es wird ein 3 Monate alter Säugling gezeigt), ist etwas Auffallendes, Merkwürdiges, was einem Neugeborenen noch fehlen würde. Diese Augen fixieren schon, das Kind schaut ins Licht, es schaut in die Helligkeit. Das Licht interessiert das Kind. Die Augen machen also eine äußerst komplizierte Bewegung. Das Neugeborene fixiert nicht, da schauen die Augen gewöhnlich auseinander, und es würde nicht nach dem Licht sehen, die Augen rollen bei ihm da und dort hin. Das erste also, was sich bei dem Säugling entwickelt (mit 3—4 Wochen) die erste, geordnete, neue Bewegung, außer den Instinkthandlungen, ist das F i x i e r e n. Was dem Fixieren zugrunde liegt, ist die erwachende Aufmerksamkeit oder — was sich im Fixieren ausdrückt — die vorhandene Aufmerksamkeit. Jedes motorische Phänomen, auch Ausdrucksphänomen, repräsentiert einen gewissen geistigen Gehalt. Es sind geistige und motorische Phänomene unbedingt und unlösbar aneinander gekoppelt, und zwar so sehr, daß wir bei jedem Kind, bei welchem das Fixieren ausbleibt, wenn also das Kind mit 5—8—10 Wochen noch nicht fixiert und es nicht blind ist, sagen können, daß das Kind geistig nicht in Ordnung ist. Das kann man mit völliger Sicherheit sagen. Es muß diese geistige Entwicklung kommen. Wenn es nicht fixiert, dann fehlt ihm die Aufmerksamkeit und damit fehlt das Grundelement zu jeder geistigen Entwicklung. Die Aufmerksamkeit ist ein Phänomen, das wir unter die Intelligenz-Phänomene rechnen.

Was kommt als nächstes Phänomen? Es kommt hinzu, daß das Kind jetzt g r e i f t. Die Innervation dieser Muskeln ist noch nicht vollendet. Es geht noch langsam, wenn es anfängt zu greifen (das jetzt gezeigte Kind ist schon 8 Monate alt), gewöhnlich beginnt es im 4. Monat. Bei der Beurteilung des Greifens können aber schon große Irrtümer entstehen. Wenn wir etwas in die Handfläche des Kindes legen und das Kind zupackt, so haben wir einen Reflex ausgelöst, den sogenannten Greifreflex. Ein anderes Kind kommt mit der Hand hin und holt sich etwas. Hier liegt ein geistiges Phänomen vor, eine bestimmte geistige Entwicklung, die dem Kind die Möglichkeit gibt, nicht nur mit dem Auge zu folgen und sich dem Licht zuzuwenden, sondern einen verhältnismäßig großen Raum um sich zu beherrschen. Es ist etwas Verwunderliches, daß das Kind eines Tages anfängt, eine solch komplizierte Bewegung auszuführen, daß es sich etwas heranholt, was sein Interesse erweckt. Das Kind greift in seine Umwelt hinüber. Auch diese komplizierte Bewegung ist fix und fertig da. Man kann sie nicht erlernen, denn wir sind uns nicht bewußt, welche Muskeln wir in Anspruch nehmen und welche Stärke der Innervation nötig ist. Dies kann nur der Physiologe und Anatom sagen —, aber wir wissen nichts davon. Der ganze Bewegungsablauf des Greifens ist fertig, allerdings nicht in der Vollendung fertig, denn diese Bewegung wird durch Übung geschult.

Im Anfang ermöglicht die Entwicklung motorischer Funktionen einen gewissen Intelligenztest. (Ein 10 Monate altes Kind gezeigt, das nicht greift.) Dies ist ein geistig schwer geschädigtes Kind, das weder sitzen, noch den Kopf richtig halten kann. Es fixiert gerade eben, und sonst hat es noch nichts gelernt. Nicht mal flüchtig kann das Interesse erweckt werden. Die motorische Entwicklung gestattet wesentliche Rückschlüsse auf die geistige Entwicklung. Durch schwere körperliche Krankheiten oder Vernachlässigung der Kinder kann es vorkommen, daß ein Kind sich nicht seinem Alter entsprechend entwickelt.

Was nach Fixieren und Greifen folgt, ist von einer größeren körperlichen Leistungsfähigkeit abhängig. Zu diesen körperlichen Leistungen gehört zunächst, daß das Kind den Kopf fest hält, dann das Sitzen. Als Normalzeit nennen wir für das Sitzen Ende des 5. oder Verlauf des 6. Monats. Mit 8 Monaten können manche Kinder schon stehen. Bei normaler Entwicklung verlangen wir mit 10–11 Monaten Stehen des Kindes, mit 1 Jahr etwa freies Stehen und daß es darnach mit etwa $^{5}/_{4}$ Jahren anfängt, sich frei zu bewegen.

Dies war zunächst einmal ein kurzer Überblick über die motorische Entwicklung während des 1. Lebensjahres, mit der wir uns noch häufiger befassen wollen, weil sie sehr aufschlußreich ist und weil dieser motorischen Entwicklung gleichzeitig ein Ausdruckswert anhaftet, weil aus der Eigenart der Motorik ein eigenartiges, seelisches Verhalten der Kinder weitgehend erklärt werden kann.

Es folgen nun Ausführungen über die körperlichen Grundlagen, und zwar über die allereinfachsten, über das Verhältnis zwischen Körpergewicht und Länge ...

Beim Zurückbleiben des Kindes in der Länge kann man fast mit völliger Sicherheit sagen, daß hier eine schwere, lang anhaltende Schädigung vorgelegen haben muß.

Bei diesem Problem des Längenwachstums stoßen wir in den letzten Jahrzehnten auf ein sehr eigenartiges und eigentlich noch ungeklärtes Phänomen, das man als die A c c e l e r a t i o n bezeichnet. Das Längenwachstum extrauterin geht heute sehr viel rascher von statten als früher, so daß unsere alten Kurven – das Längenwachstum betreffend – für viele Schulkindergruppen Längen ergeben, die um 4 Jahre, durchschnittlich reichlich 3 Jahre hinter den heutigen Kurven zurück sind, daß also die heutige Wachstumskurve in einer bestimmten Altersgruppe wesentlich höher liegt. Später treffen diese beiden Kurven wieder aufeinander, es handelt sich also nur um eine Beschleunigung. Die heutigen Schulkinder sind, und zwar in ganz Europa und in den Vereinigten Staaten, wesentlich größer. Nun hat dieses Phänomen noch eine Reihe anderer Folgeerscheinungen. Diese Acceleration betrifft nicht nur das Längenwachstum, sondern auch die Geschlechtsreife. Auch der Eintritt der Pubertät ist durchschnittlich um 3–4 Jahre gegenüber früher vorverlegt, meßbar insbesondere am Eintritt der Menstruation. Die gesamte somatische Entwicklung ist also um eine Reihe von Jahren vorgerückt. Es ist ein eigenartiges Phänomen. Worauf beruht diese Frühreifung? Es wurden mehrere Theorien aufgestellt:

Auf der einen Seite glaubte man, daß diese Acceleration evtl. nur die städtische Bevölkerung betreffe, weil sie in der Stadt stärker ausgeprägt ist. Doch ist Acceleration auch auf dem Lande vorhanden, wenn auch nicht im gleichen Umfange.

Ferner versucht man, die Acceleration mit einer sehr veränderten Lebensweise in Zusammenhang zu bringen. Schließlich haben wir durch genaue Kenntnis der Rachitis die Angewohnheit, in früher Jugend reichlich Vitamin D zu geben, so daß in irgendeiner Form fast jedes Kind Vitamin D zugeführt bekommt. Es kann als sicher angesehen werden, daß das D-Vitamin – wenigstens zum Teil – so wirkt, daß es die Schilddrüsentätigkeit anregt und damit das Wachstum fördert.

Es taucht nun die Frage auf: Wenn bei einer Frau die Pubertät um 3–4 Jahre früher beginnt, erlischt dann die Menstruation auch 3–4 Jahre früher?

Die zweite Frage ist die: Geht mit dieser frühen, sexuellen Entwicklung auch eine entsprechende Reifung der Persönlichkeit einher, d. h. betrifft die Acceleration des Körperlichen auch eine ebensolche Acceleration in der Persönlichkeitsentwicklung? Ich muß das nach meinem Gesamteindruck verneinen. Ich habe nirgends den Eindruck gewonnen, daß bei diesen körperlich früh gereiften Kindern die seelische Entwicklung auch nur einigermaßen gleichen Schritt gehalten hat. Daß diese Differenz zwischen körperlicher und seelischer Entwicklung zu sehr verhängnisvollen Auswirkungen führen kann, scheint mir durchaus möglich und wohl die ernsteste Seite der Acceleration zu sein. Weil hier körperliche Entwicklung und Spannung in eine Zeit treffen, in der der Mensch innerlich der körperlichen Entwicklung noch gar nicht zugereift ist. Daher die Möglichkeit des Versagens, Entgleitens, einer Festlegung im Erotischen, die wir für die gesamtcharakterliche Entwicklung als unerwünscht ansehen.

* *
*

Wir wollen uns nun weiter mit den Fragen der kindlichen Entwicklung beschäftigen. Wenn wir anknüpfen an das, wovon wir sprachen, so müssen wir uns noch eine Frage vorlegen, nämlich die: Was veranlaßt das Kind, seine Motorik zu gebrauchen? Welche Antriebe sind es, die es dazu bringen, sich zu bewegen? Kennt das Kind die Zielstrebigkeit, gewisse Wünsche befriedigen zu wollen, wozu Bewegung notwendig ist? Sicher kennt das Kind die Zielstrebigkeit, aber nicht in der Ausschließlichkeit wie die Erwachsenen. Am Kind tritt deutlich hervor, daß nicht die Zielstrebigkeit das einzig Bestimmende an der Motorik ist, sondern etwas viel Primitiveres, Ursprünglicheres: die Lust an der Bewegung überhaupt, die Freude an der Motorik. Der Erwachsene hat von der Freude an der Motorik viel verloren. Wenn wir nicht auf Rekordleistungen ausgehen und nur für uns Sport treiben, z. B. Turnen, Skilaufen, dann steckt auch für uns noch darin die reine Freude am Motorischen. Beim Kind ist sie noch ganz ungeschwächt. Für ein Kind ist es durchaus normal, daß es seinen Zielen, die es verfolgt, gar nicht unmittelbar nachgeht. Für viele Spiele und Bewegungen macht das Kind Umwege, es rennt um den Tisch herum, während es viel näher auf kürzerem Wege gewesen wäre. Die Lust, die elementare Freude an der Bewegung ist ihm angeboren. Es ist ein Wertgegenstand, etwas, was dem Kind wohl tut, etwas, was es immer wieder von sich aus produziert, wenn es keine besonderen Ziele verfolgt. Die Lust an der Bewegung bemerkt ein Erwachsener immer dann, wenn ein Kind längere Zeit stillhalten muß. Es kann nicht, es muß sich bewegen, so daß das „Sichbewegenmüssen" etwas Dranghaftes bekommt, übermächtig wird, und wenn das Kind nicht von seinem Stuhl aufstehen darf, dann fängt es eben an, mit seinen Beinen zu baumeln; es muß sich einfach bewegen.

Eine andere Seite, die an dem Kind auffällt, ist die Freude an der Nachahmung. Die Mutter macht dem Kinde „Winke, Winke" vor, oder sie sagt: „Wie groß ist der Kleine?" Das Kind weiß nicht, was es bedeutet, es ist ihm vorgemacht worden, und es macht ja so gerne nach. Das Kind imitiert mit Vorliebe, z. B. Gesichtszüge des Erwachsenen. Die Erwachsenen machen Faxen. Wenn man die Kinder beobachtet, dann gehen sie unwillkürlich mit, machen die Grimassen nach. Dieser Nachahmungstrieb sitzt offenbar sehr tief im Kinde, es ist eine Art Ausprobieren der Möglichkeiten, die für das Kind reizvoll sind, und darin bringt es das Kind oft zu einer großen Fertigkeit. Es versucht, was es zustande gebracht hat, wieder zustande zu bringen. Das Hinfallen, das Scheitern entmutigt das Kind nicht, wenn es nicht ängstlich ist.

Die Selbstnachahmung, einmal erfahrene Körperzustände spielen eine große Rolle. So wird das Kind immer wieder angetrieben, gemachte Erfahrungen zu wiederholen. Die Freude an der Nachahmung ist beim Kind ganz allgemein vorhanden. Sie wissen alle aus der Schulzeit, wie hervorragend die Kinder ihren Lehrer imitieren können, mit einem Ernst die Art der Gesichtszüge, die Haltung übernehmen, die man für große schauspielerische Talente halten könnte. Dies ist es im Grunde genommen nicht; der Schauspieler geht wohl im wesentlichen, wenn er einen Charakter darstellt, von der geistigen Erfassung dieses Charakters aus und läßt diesen bestimmten geistigen Zustand sich im Motorischen auswirken, weil eine solche enge Beziehung zwischen Motorik und Seele vorhanden ist. Das Kind zieht das Groteske an, es hat Sinn für Groteskes in der Motilität. Es ahmt das Groteske nach und kann es ausgezeichnet. Es ist merkwürdig, wenn das Kind die grotesken Gewohnheiten annimmt, daß es dann von einem bestimmten Geist befallen wird. Das Motorische ist so stark, daß, wenn das Kind die motorischen Äußerungen nachahmt, es auch die Stimme des Betreffenden nachahmen muß: Körper, Seele und Motorik sind unauflöslich aneinander gekoppelt.

Die Freude an der Bewegung bedingt, daß das Kind unerschöpflich ist in seinem motorischen Bedürfnis und im allgemeinen nur aufhört, wenn es müde wird. Dabei wird eine Bewegung gern wiederholt, geübt, so daß sie schließlich mechanisch wird und ein Anstoß genügt, um die Bewegung ablaufen zu lassen. Wenn die Motilität für eine Aufgabe beherrscht wird, dann wird sie für andere Bezirke frei. Das ist der eine Erfolg, der andere ist – an sich durchaus nicht selbstverständlich –, daß, wenn wir eine bestimmte Bewegung erlernt haben, wir in einem großen Umkreis ähnliche Bewegungen miterworben haben.

Wenn jemand eine Tonleiter auf dem Klavier spielen kann, erlernt er die zweite fast mühelos. Das Hinauf- und Herunterklettern vom Stuhl kann übertragen werden aufs Bett. Für mich war besonders interessant, daß die heutigen Kinder fast alle so überraschend leicht Radfahren lernen. Ich kenne Kinder, die motorisch gar nicht geschickt sind, aber auf dem Rade angefahren kommen, ohne jede Anleitung. Warum geht das heute so leicht? Weil die Kinder fast alle Roller fahren, dabei Gleichgewicht halten und Steuern lernen und dies ohne weiteres auf das Fahrrad übertragen. Der bei einer ganz anderen Gelegenheit erlernte Bewegungsablauf wird auf das Radfahren – mit seiner komplizierten Gleichgewichtslage – übertragen. Es ist ganz typisch: Die erworbene Leistung springt auf andere über, so daß die Motilität, wenn eine gewisse Stufe beherrscht wird, im großen Umfang sehr schnell fortschreitet.

Dieses Erlernen des Motorischen hat eine Nebenwirkung, die für die kindliche Entwicklung bedeutungsvoll ist. Es stellt eine Willensübung dar, an der sich erzieherische Momente auswirken können. Auch tritt der Unterschied der „Persönlichkeiten“ deutlich zu Tage. Es gibt Kinder, die rasch aufgeben, wenn eine Sache nicht glückt, und andere, die unermüdlich sind. Wenn der Erwachsene dann versteht, richtig zu führen, die Willensleistung anzuspornen, so wirkt sich dies günstig aus, weil dem Kind in unauffälliger Weite die Selbstdisziplin beigebracht wird, die Disziplin, die später — im richtigen Sinne angewandt — so unerhört bedeutungsvoll für die Entwicklung des Menschen wird.

Diesen motorischen Leistungen wirkt die Ermüdbarkeit entgegen und die Relation zwischen Leistungsfähigkeit und Ermüdbarkeit. Es ist interessant, wie früh individuelle Unterschiede herauskommen. Es gibt Kinder, die voll leistungsfähig sind in motorischer Beziehung, andere sehr früh ermüdende, muskelschlaffe Kinder, bei denen die Zeit der Übung sehr eingeengt ist, und ein dritter Typus, der uns unter begabten und sensiblen Kindern begegnet: sie übernehmen sich motorisch aus innerem Antrieb, aus Leidenschaft, aus heftiger Beteiligung. Dann klappen sie plötzlich zusammen, weil sie über ihre geringe Leistungsfähigkeit hinausgehen, werden sehr blaß, bekommen tiefumränderte Augen und machen einen völlig erschöpften Eindruck. Diese Reaktionen zeigen sich früh und verraten gewisse Grundeigentümlichkeiten des Menschen, die später — je nach der charakterlichen Entwicklung des Kindes — in der erwünschten oder unerwünschten Richtung sich weiterbilden können.

Wenn wir dem gegenüber das Verhalten der Erwachsenen prüfen, so läßt sich beobachten, daß es Menschen gibt, die mit wenig Stunden Schlaf auskommen, sehr leistungsfähig sind, auch wenn sie manchmal nicht leistungsfähig aussehen. Es ist ein Typ von Menschen, die entgegen ihrem Aussehen durch systematische Selbstschulung außergewöhnlich leistungsfähig geworden sind. Man erfährt von ihnen, daß sie zunächst äußerst ermüdbar, äußerst erschöpft und schonungsbedürftig waren und durch Disziplin es soweit brachten.

Zurück zum Kind: Diese motorischen Leistungen der Kinder beziehen auch unerfreuliche Dinge mit ein, z. B. daß es gewaschen wird, es gehört dazu, daß es anständig essen muß. Es ist ihm fremd, daß es seine Schuhe selbst anzuziehen hat, kompliziertes Genestel selbst vornehmen muß — es soll dabei ordentlich sein. Im Tagesablauf des Kindes gibt es unangenehme Dinge. Wenn es richtig erzogen ist, dann weiß es, diese unangenehmen Leistungen in seinen Tagesablauf als unvermeidliches Schicksal mit einem Minimum an Kraftaufwand einzubeziehen. Das ist ein ungemein wichtiger Punkt der Erziehung, denn es gibt Menschen, denen es immer schwer fällt, zeitlebens, unangenehme Dinge auszuführen, die viel Kraft verbrauchen, als Erwachsene — Briefe zu beantworten, als Kinder — Schulaufgaben zu erledigen. Sie schieben es auf, es lastet auf ihnen, das Unerledigte, es läßt sie nicht frei zum

Selbstgenuß kommen, sie sind schwer beeinträchtigt — durch unwichtige Dinge. Hier kann eine entschiedene Erziehung, die verlangt, daß gewisse unangenehme Dinge erledigt werden, es dem Kind und später dem Erwachsenen sehr erleichtern. Wer es gewohnt ist, von Kind an, bewältigt es später auch spielend.

Nun möchte ich Ihnen noch eine andere Seite anführen, die sehr merkwürdige Parallelen zum Erwachsenen aufweist. Wir bezeichnen im allgemeinen diese durch Übung erworbenen Leistungen als „Gewohnheiten": Es gibt verschiedene Arten von Gewohnheiten: Wer mit Schwerhörigen umgeht, der redet immer laut, oder: wer eine Conjunctivitis gehabt hat, blinzelt und behält dieses Blinzeln bei. Eine andere Art von Gewohnheiten: Die Einschlafgewohnheit, einer muß immer links liegen, bei den Kindern kann es ganz kompliziert sein: Ein Bettzipfel muß unter dem anderen Arm durchgesteckt werden, sonst kann das Kind nicht einschlafen. Trotz einiger Besonderheiten bekommt der ganze Tagesablauf allmählich etwas Gewohntes. Beim Erwachsenen wird er weitgehend von Gewohnheiten beherrscht: Er steht zu bestimmten Stunden auf, geht seinem Beruf nach, bekommt etwas Bestimmtes zu essen, macht am Samstag und Sonntag etwas Feiertägliches. Alles ist festgelegt, der Erwachsene wird von diesen Gewohnheiten eingesponnen, er wird unfreier, er hat keine Entscheidungsmöglichkeiten mehr. Er ist ganz in seiner Welt darin, die ihm eine gewisse Sicherheit bietet und ihn vor Unsicherheit bewahrt. Wie überwältigend diese Gewohnheiten werden können! Sie sind oft stärker als der Mensch, der sie sich geschaffen hat. Er kann nicht mehr gegen sie an. Wenn etwas kommt, schiebt er es weit von sich weg. Wenn er je Menschen begegnet, die etwas Eigenes tun, lehnt er sie ab, denn er selbst müßte sich umändern, wenn er diese Lebensform anerkennen wollte. Die Gewohnheit schließt die Gefahr der Erstarrung in sich. Es gibt nur wenige, die sich davon freihalten. Künstlernaturen sind eine Ausnahme, weil sich ihre Schöpferkraft nur im Ungewohnten auswirken kann. Für sie besteht die Gefahr, jede natürliche Gewachsenheit, jede notwendige Ordnung zu mißachten und so ins Unsichere zu geraten. In einem Vagabunden-Leben ist Leistung unmöglich. — — Also irgendwo dazwischen muß die Bedeutung der Gewohnheiten liegen. Es gibt auch Menschen, die unter strengsten Gewohnheiten leben, für die die Ordnung des äußeren Lebens unbedingt notwendig ist, um die Sammlung für das Ungeheuerliche, für geistige Erfahrungen zu ermöglichen.

Wie steht es bei dem Kind? Für das Kind ist die Situation die des „großen Philosophen", für das Kind ist alles im Leben neu. Sowie es aus seiner gewohnten Umgebung herauskommt, steht es vor erschütternden, neuen Erlebnissen. Es braucht irgendetwas, einen Untergrund, auf den es sich beziehen kann, es braucht etwas, an das es gewöhnt und in dem es „zu Hause“ ist. Wenn man ihm dieses Gewohnte entziehen würde, so wäre es rat- und hilflos. Für das Kind ist das Gewohnte – sein Zuhause, seine Mutter, seine engere Umgebung, von dem aus es einen Schritt ins Leben nur wagen kann – unentbehrlich. Sie mögen daraus ermessen, in welcher Richtung das Kind zu Hause gesichert ist und gegen welche Eindrücke. Davon hängt ganz entscheidend seine Entwicklung ab, hängt ab, wohin es offen bleibt, wohin das Kind sich wendet und was es in sich aufnimmt. Es ist also das Gewohnte beim Kind etwas unbedingt Erforderliches, es braucht diese Sicherung seines Lebens, die den Erwachsenen vielfach bedrückt, als Untergrund, um seine Wanderung ins Leben, um seine Versuche ins Unbekannte unternehmen zu können. Es ist aber die Art dieses Untergrundes von außerordentlicher Bedeutung.

* *
*

Wir waren der Frage nachgegangen, wann im kindlichen Leben Verbindliches entsteht. Es ist die Frage, wo entstehen, wann und wie entstehen Ordnungen? Sind sie etwas dem Kinde Anerzogenes, das es durch Vormachen erfährt und in das es sich erziehungsmäßig einfügt? Entscheidet das Kind sich selbst? Wird die Ordnung gar nicht passiv angenommen, ist sie vielleicht von vornherein ein eigener Entwurf des Lebens?

Wir haben nach dem Ernst, der Strenge, der Disziplin gefragt, die in einer Beziehung zu dem „Verbindlichen“ stehen. Das Verbindliche wird dem Kind zum Teil von außen auferlegt, sein Leben wird geordnet, besonders von der Mutter her. Sein Tageslauf wird geregelt, es geht zu bestimmten Zeiten zu Bett, es wird gewaschen, beim Essen muß es sich anständig benehmen, es wird angehalten, in der Kleidung Ordnung zu halten. Es ist klar, daß diese Formen, um die es sich hier handelt, von außen her das Leben des Kindes regeln.

Eine gewisse eigene Entscheidung findet sich an einer anderen Stelle, beim Spielen, insbesondere beim gemeinsamen Spiel. Spiele entwickeln sich überall, wo Kinder sind, als etwas Normales. Fröbel hat das Spiel systematisch in die Erziehung des Kindes eingebaut.[1] Es ist eigenartig, daß in der Zeit, wo das erzieherische Interesse erwacht, das Spiel für den Erzieher von Bedeutung wurde, weil ihm aufging, daß im Spiel echte, gestaltende Kräfte des Kindes wirksam werden. Fröbel versuchte, die gestaltenden Kräfte stilvoll nach einem Plan zu leiten. Er zwang die junge Mutter in das Spiel hinein. Sein Ziel war, eine Erziehung zu schaffen, in der das Kind in seiner ursprünglichen Beziehung zum Leben dem Leben erhalten würde. Fröbels Erziehungssystem wurde nur für die frühe Kindheit ausgebildet.

Uns interessiert das ältere Kind in seinem Gemeinschaftsspiel. Jedes Spiel verlangt, eine Ordnung anzuerkennen. Im Gemeinschaftsspiel werden die Kinder in Spielregeln verwickelt, die eingehalten werden müssen. Es sind gültige Ordnungen da, denen sich der Mitspielende zu unterwerfen hat. Die erzieherische Wirkung des Gemeinschaftsspiels ist ungemein stark. Es verlangt Haltung beim Verlieren. Das Kind muß sich anständig und liebevoll im Spiel geben. Störungen im Verhältnis zur Gemeinschaft zeigen sich im Spiel sehr früh. Wenn das Spiel vorbei ist, hören diese Ordnungen auf. Es sind keine gültigen, durchgehenden Ordnungen. –

Außerhalb des Spiels steht das Kind einer Welt gegenüber, die ihm unbekannt ist. Dieser Welt ist das Kind preisgegeben. Das Fremde der Welt ist manchmal für das Kind überwältigend, z. B. hat es im Dunkeln große Angst. Das Kind bekommt Angst vor der Welt, es möchte nach Hause, es möchte heim. Zu Hause, unter dem Schutz der Mutter findet das Kind Geborgenheit, in der es sicher ist, in der seine innere Fröhlichkeit wieder aufbrechen kann. Dieses Gefühl der Geborgenheit drückt sich in dem grenzenlosen Vertrauen aus, das das junge Kind seiner Mutter entgegenbringt. Bei der Mutter gibt es für das Kind keine Not, keine Gefahr, keine Bedrängnis mehr. Aus dieser Geborgenheit unternimmt das Kind seine Ausfahrten. Diese Geborgenheit erfährt das Kind zunächst als etwas Selbstverständliches. Das Kind wächst in ihr auf, die Mutter ist immer zu erreichen und hält ihre schützenden Hände über das Kind, so daß sich das Kind dieses Zustandes des Geborgenseins gar nicht bewußt ist. Es fühlt sich glücklich zu Hause. Wenn die Mutter nicht da ist, wird dem Kind deutlich, daß diese Welt des Geborgenseins auch verloren gehen kann. Diese Augenblicke des Verlustes, das „Der-Welt-Preisgegeben-Sein“, können ungeheures Gewicht bekommen. Adalbert Stifter spricht einmal darüber.[2]

Wir kennen eine andere Form, in der das Kind der Geborgenheit entzogen wird. Adalbert Stifter hat auch eine solche Erinnerung. Er hat als kleines, junges Kind, wo er schon laufen konnte, eine Scheibe eingeschlagen. Das Kind wollte nun mit der Mutter ein Gespräch in Gang bringen, wie jedes Kind, das findet, es stimmt etwas nicht. Wenn die Mutter nicht darauf eingeht, ist dieses „Nichtsprechen" der Mutter eine große Belastung für das Kind: die Verweigerung des mütterlichen Schutzes, der mütterlichen Aufnahme, der Lebenssicherung im Bereich der Mutter.[3] Bei solchen Erfahrungen der genommenen Geborgenheit muß im Kind das Gefühl der Dankbarkeit entstehen für die Sicherheit, die erneut empfunden werden kann, wenn die Mutter – im Gespräch – sie wieder gewährt.

Es ist eine Eigentümlichkeit der Dankbarkeit, daß der Mensch nach „rückwärts" ein Band knüpft. Das Kind wird sich bewußt, daß es nach rückwärts mit der Mutter verbunden ist. Aber auch in die Zukunft ist der Blick des Kindes gerichtet, denn es vertraut unbedingt, daß der mütterliche Schutz bleiben wird, daß es immer wieder in ihn zurückkehren kann. –

Es liegt immer etwas Doppelseitiges im Versprechen. Wenn zwei sich einander etwas versprechen, es annehmen und halten – wie in der Lebensgemeinschaft zwischen Mutter und Kind –, entsteht aus der Situation der Geborgenheit, aus der Lage des unbedingten Vertrauens, das ein Kind seiner Mutter gegenüber hat, eine Doppelbewegung, die Bewegung der Dankbarkeit rückwärts und die Bewegung der Treue in die Zukunft. In dieser frühesten Gemeinschaft verwirklichen sich offenbar bereits ursprüngliche menschliche Werte. Sie müssen im Menschen selbst ruhen. Sie sind nicht etwas Anerzogenes, nicht etwas Beigebrachtes, sie wachsen ganz ursprünglich mit aus dem Verhältnis von Mutter und Kind.

Diese kindliche Welt ist nicht haltbar. Der geliebte Erwachsene wird als das Vollkommene angesehen, der für alles, vor allem und in jeder Lage Schutz und Sicherung gibt. Dabei wird ein Vertrauen auf den Erwachsenen gerichtet, das vom Erwachsenen Übermenschliches verlangt und erwartet. Der Erwachsene ist nur in den Augen des Kindes so groß. Irgendwann muß dem Kind bewußt werden, daß das Bild des Erwachsenen nicht zutrifft, und dann muß die kindliche Welt, die auf der Geborgenheit aufgebaut ist, zerbrechen. Wie das vor sich geht, hängt sehr von den Erwachsenen ab.

Die kindliche Welt geht eines Tages verloren, aber ihre Schönheit, die Größe dieser Zeit, das vollendete Glücksgefühl, in der das Kind lebt, ist etwas, was offenbar als eine der Grunderinnerungen im Menschen immer bleibt. Es ist die Grundlage seiner Sehnsucht nach Geborgenheit, nach Heimat, danach, irgendwo ganz und gar hinzugehören und irgendwo unter einem größeren Schutz zu stehen. Aus dieser kindlichen Welt der Bindung sollen später die Kräfte entspringen, die als Kräfte der Sehnsucht das menschliche Leben bestimmen.

* *
*

Das kindliche Leben, soweit es sich in der Geborgenheit geschützt weiß, wollen wir nochmals zusammenfassend betrachten, um es gegen das Verhalten des Erwachsenen abzugrenzen. Das Kind steht dem Täglichen anders gegenüber als der Erwachsene. Es ist in einem Sinn geborgen und auf der anderen Seite weit offen. Es läßt das Leben nicht nur in sich einströmen, auf sich wirken, sondern es nimmt seinerseits selbst teil. Es ist ganz nach außen gewendet, nicht auf sich selbst zu. Dem Kind fehlt jedes „Zu-Sich-Stellung-Nehmen". Ein Kind, das reflektorische Züge an sich hat, ist unkindlich. Deshalb wissen wir von dem kindlichen Leben so wenig. Das Kind kann über das, was in ihm vorgeht, selbst nichts aussagen. Es steht also vollkommen der Welt offen und läßt die Welt in sich einströmen, es wählt aus, gestaltet nach seiner kindlichen Art.

Wenn man einem Kind zuschaut beim Spielen oder wenn es auf der Straße geht, wenn es einen Auftrag ausführen soll, dann fällt uns immer wieder am Kind auf, daß es in jeder Art von Beschäftigung vollkommen darinnen steckt. Es ist dem, was es unternimmt, hingegeben, es läßt sich ganz ausfüllen von dem, was es tut. Das Kind besitzt eine Hingabefähigkeit, die der Erwachsene kaum noch kennt. Das Kind empfängt etwas Lebendiges aus allem, mit dem es umgeht, es verfügt über die Fähigkeit des Versinkens, des sich Aufnehmenlassens, mitzugehen, restlos außer sich zu sein — im Spiel, im Bauen, in irgendeiner Beschäftigung. — Das Kind hat einen ganz nahen Kontakt. Dieser innere Kontakt, dieses Ergriffensein vom Gegenüber — gleichgültig, welcher Art es ist — ist mit einem äußersten Glücksgefühl verbunden. Das Erkennen ist nichts Abstraktes. Es ist gar nicht mit dem vergleichbar, was wir uns unter Erkennen vorstellen. Es sind urlebendige Erfahrungen, die das Kind hat. Von diesem Ergriffensein einige Beispiele — frühe Erinnerungen, die wir ablegen, weil wir sie in ihrer Eigenart nicht verstehen: ein Kind, das auf dem Teppich sitzt und sich an dem Muster freut — die Ordnung der Welt ging dem Kind dadurch auf . . . , oder — ein Kind mit einem Zirkel, mit dem es Kreise zieht. . . , oder — ein Kind schlägt Einzeltöne auf dem Klavier an . . . Oft ist der

Anreiz von außen ganz primitiv. Die Kinder sprechen darüber nicht, weil sie aus Erfahrung wissen, daß die Erwachsenen es nicht verstehen.

Die Fähigkeit, ergriffen zu werden, erschüttert zu werden, ist ein Reichtum des Kindes und sicher einer der Ursprünge, denen im allgemeinen die glückliche, selige, heitere Stimmung des Kindes entspricht. Das Sichhingebenkönnen, das Ergriffenwerden von etwas, in dem der Mensch sich seiner selbst entäußert, gewissermaßen sich selbst vergißt, hat etwas tief Beglückendes. Dieses Empfinden bleibt dem Erwachsenen nur selten erhalten. Seine Hingabefähigkeit kann in Ausnahmesituationen wieder auferstehen. Im allgemeinen verliert er jedoch die Fähigkeit, sich einem Menschen, einer Aufgabe unmittelbar hinzugeben, ohne an Folgen oder Nutzen zu denken. Warum verblaßt wohl beim Erwachsenen die Hingabefähigkeit, warum kennen wir sie nur noch in vorübergehenden Augenblicken, wodurch geht sie verloren?

Das Kind verliert nicht nur die Hingabefähigkeit, das Kind verliert auch seine Fähigkeit, nach außen gewendet zu sein, sich ergreifen zu lassen, mit dem Leben in Übereinstimmung sich zu befinden. Wir Erwachsenen sind irgendwann einmal mit dem Leben nicht mehr zurechtgekommen. Es ist ein Bruch eingetreten. Das, was ursprünglich ganz war und zu einem geschlossenen Bild gehörte, ist zerbrochen. Dabei wird der Mensch auf sich selbst zurückverwiesen, einsam, abgesondert, die Welt ist ihm gegenüber etwas Fremdes, etwas ihm Unerreichbares, etwas von ihm Abgerücktes, zu dem er doch immer wieder hinüber möchte. Dieser Bruch, der den Erwachsenen von seiner Umwelt trennt, charakterisiert eine Seite der abendländischen Kultur, der geistigen Entwicklung der Menschheit. In der griechischen Welt war dieser Bruch wohl nicht. Er kam wahrscheinlich mit den Erfahrungen des Christentums, mit den Erfahrungen des Schadhaften, des Sündhaften. Die Welt stand der Menschheit feindlich gegenüber. Noch in der Barock-Zeit bedeutete das diesseitige Leben wenig, alles hatte sich aufzurichten und auszurichten auf das, was darnach kommen wird.

* *
*

Die kindliche Lebenshaltung ist im ganzen gesehen freudig. Das Kind empfindet das Dasein als etwas Beseeltes, zu dem es selbst als Teil zugehört. Daß in diesem ganz und gar positiv beurteilten Dasein auch andere Seiten existieren, und zwar andere Seiten von sehr großem Gewicht, wird dem Kind nach und nach bewußt. So spielt die Angst im kindlichen Leben eine Rolle, die Angst, die Verlassenheit, das Sich-nicht-mehr-Zurechtfinden, ein Zustand, in dem das Kind seine Hilflosigkeit, in dem es die Brüchigkeit seines Daseins erfährt, daß Glück und daß Schönheiten nicht so fest gefügt sind, wie es in den heiteren Zeiten den Anschein hatte.

Die Angst des Kindes sitzt tiefer als die Ängste des Erwachsenen. Das Kind ist von Ängsten fast immer bis an die Grenze seines Lebens bedroht. Nun sind diese Angsterlebnise nicht etwas, was man aus dem kindlichen Leben ausschalten könnte oder auch nur ausschalten sollte. Wir wissen ja, daß die menschliche Existenz uns erst bewußt wird, wenn sie von der Angst bedroht ist. Wir kennen die Bedeutung der Angst für die Bildung des Menschen, der Angst, die alles Oberflächliche wegnimmt und uns dem Äußersten gegenüber auf uns selbst stellt. Durch die Angst wird für den Menschen das Leben als Wert bewußt. Wir vergessen es zwar wieder, aber in Erinnerung an solche Situationen größter Angst wird uns gegenwärtig, in welch einer ungeheuren elementaren Freude wir damals unser Leben bejaht haben.

Das Kind kennt die Angst, fast jede Nacht ist es der Angst ausgesetzt. Es ist auch die kindliche Angst nicht etwas, was man aus dem Leben wegnehmen könnte. Das Leben würde leer, wenn die Angst nicht wäre. Die Angst im Leben des Kindes hat einen tieferen Sinn und wahrscheinlich stellt die Schwere und Heftigkeit der Angst nichts anderes als ein Gegengewicht gegenüber der frohen Lebensstimmung dar. Diesen Unheimlichkeiten des Lebens gegenüber verhält sich das Kind anders als der Erwachsene. Das Kind nimmt die Angst einfach hin, es ist seinem Schicksal ergeben wie Personen im Märchen. Die Grauenhaftigkeiten der Welt sind in einem Märchen so registriert, als ob sie einfach zum Leben gehörten. So hat das Kind auch eine Fähigkeit, etwas zu ertragen, ohne gegen die Not zu revoltieren, die seine Familie – durch Armut, auf der Flucht, in Zeiten der Krankheit – betrifft. Dieses Leben, dem Schicksal eingefügt, wird vom Kind als etwas Natürliches hingenommen.

Uns beschäftigt die Frage: Worin liegen die Unterschiede zwischen Kind und Erwachsenem? Wir Erwachsenen stehen als einzelne in unserer Umwelt. Sie liegt fremd vor uns und ist vielfach uns feindlich gesonnen. So bietet sich für uns die Möglichkeit, die Welt umzuformen, neu zu gestalten, aufzubauen. Wir können aber auch lernen, den Sinn, die Eigengesetzlichkeit der Welt zu erfassen, wir können lernen, von uns abzusehen, uns zurückzustellen, unsere eigenen Wünsche gewissermaßen nicht zu beachten und uns dieser gegenständlichen Welt ganz zu eröffnen, sie allein auf uns wirken zu lassen. Dabei können wir den eigenen Sinn der gegenständlichen Welt in einer neu einsetzenden Verbindung erfahren. Wichtig dabei ist nur, uns selbst zurückzustellen.

Etwas Ähnliches mag Ernst B a r l a c h gemeint haben, der in seinen Briefen immer wieder um die Gedanken kreist, wie „der ewige Zwiespalt zwischen Ich und der Welt ... irgendwie versöhnt, aufgehoben werden" kann.[4] Er spricht von einem „Selbstvergessen", wobei „das Ich sich in die Wesen saugt, ohne sein Wesen zu verlieren, die Welt in sich, sich in die Welt verwandelt".[5] „Mein Zustand hat eine Art Unpersönlichkeit, die ich mit freudigem Bewußtsein als eine schöne Unbegrenztheit bezeichnen möchte. Erlöstheit von sich, oder wie man sowas ausdrücken soll, Aufgehen, nicht mit Bedauern über das Hinterlassene, sondern mit Freude am Verlassen geringerer Zustände, Aufgehen im reicheren Wesen braucht keine Unwesentlichkeit zu bedingen — am liebsten rede ich nicht von mir, bin da und bin nicht da, je nach dem Wert, den ich darbringe und bedeute, und möchte vor allem mich und andere nicht betrügen."[6]

* *
*

Das kindliche Empfinden in der frühen Kindheit ist echt. Es ist eine der größten Merkwürdigkeiten, daß im Kind nahezu von Anfang an ein Sinn für die Wahrheit existiert. Man denke nur an die vielen Wahrheitsfragen, wenn Kindern eine Geschichte erklärt wird. Mit diesen Fragen nach der Wahrheit hängt das Echtsein der Kinder zusammen.

Was meinen wir, wenn wir sagen, ein Mensch hat echtes oder unechtes Interesse? Wenn ein Mensch echt interessiert ist, dann ist er innerlich beteiligt, aufgeschlossen, betroffen, er nimmt aus einer Tiefe seines Wesens an dem Vorgetragenen teil. Ist das Interesse unecht, dann ist er innerlich nicht beteiligt, es dringt das Gesagte nicht in die Tiefe. Der Betreffende, der unecht interessiert ist, weiß das unter Umständen nicht. Das Unechte braucht nicht im eigentlichen Sinn Unaufrichtigkeit zu sein. Das Unechte bleibt an der Oberfläche, es haftet außen und vermittelt dem Menschen nichts wirklich Verbindliches. Sein personaler Kern wird nicht erreicht. Was für das Wissen gilt, gilt auch für die Empfindung.

Das Kind ist echt und ist ganz ausgefüllt von seinem Leben. Sein Herz ist beteiligt. Je mehr einem Kind dieser Zustand ins Bewußtsein tritt, desto mehr begegnet es dem Unechten. Es selbst ist zunächst nicht unecht. Das Unechte kommt von außen. Das Kind in seiner Echtheit kann dem Unechten begegnen, wenn ein Erwachsener mit dem Kind spielt. Er täuscht ein Interesse vor. In Wirklichkeit ist ihm das Spiel gleichgültig, und das Kind merkt die Unechtheit seiner Beteiligung.

Manchen Erwachsenen ist die eigentümliche Fähigkeit erhalten geblieben, daß sie Bezirke ihres Innenlebens jugendlich, kindlich erhalten haben, so daß es nur des Ansporns vom Kinde aus bedarf, um die verborgenen Besitztümer wieder lebendig und fruchtbar werden zu lassen. Oft finden Kinder wirkliche Beteiligung im großelterlichen Haus. Dieses kann für viele Kinder sehr bedeutend sein. Die Großeltern stellen von sich aus und für ihr Leben keine Forderungen mehr, sie sind wunschlos, und in dieser ausgeglichenen, liebenden Atmosphäre lassen sie das Kind so leben, wie es seiner Welt entspricht.

Nun müssen wir noch eine Frage berühren. Es gibt unter den Kindern eine unechte Kindlichkeit, etwa Kinder, die älter sind, als sie sich geben. Hierfür ist ein Motiv der Zärtlichkeitsgewinn, den sich das Kind erhofft. Das Kind weiß, daß der junge Säugling noch ganz im Schutz der Mutter lebt. Dieses Geborgensein möchte das Kind sich über die Zeit hinaus bewahren, in der ihm dieser Schutz normalerweise gewährt wird. Wenn eine Mutter merkt, daß ihr Kind sich aus diesem Grund kindlich hält (Füttern läßt etc.), dann muß sie mit fester Bestimmtheit die Ablösung des Kindes besorgen, wie es für das betreffende Alter nötig ist. Dies gilt auch für solche Kinder, die sich den normalen Verpflichtungen ihres Alters entziehen möchten, etwa allem Bindenden aus dem Wege gehen, die nicht die kleinen Funktionen erfüllen wollen, die sie ihrem Alter und Reifezustand nach auszufüllen hätten. Es sind das oft Kinder, die große Schwierigkeiten in der ersten Schulzeit machen.

Eine der eindrucksvollsten Formen finden wir bei den jungen Mädchen, bei denen eine innere Entwicklung schon eingesetzt hat, die aber diesen Bildungsvorgang als etwas Verletzliches empfinden, an das man nicht rühren darf, das sie aus einer Scham heraus verbergen. Sie geben sich daher jünger, während sie in Wirklichkeit bereits schon weitgehend gereift sind.

Unechte Kindlichkeit kann Verschiedenes bedeuten: Flucht vor dem Echten, und: ein Versuch, Echtes in seiner hohen Empfindlichkeit vor dem Zugriff unverständiger Erwachsener zu schützen und zu bewahren. Je dichter das Unechte wird, desto schwieriger wird es für das Kind, seine ursprüngliche Echtheit zu behaupten.

Unechte Formen entstehen auch leicht in der Stiefmutterfamilie. Kinder, die in einer solchen Umgebung groß geworden sind, sind oft in einem Milieu des Unechten aufgewachsen, von dem der Außenstehende nicht die leiseste Vorstellung hat, weil diese Auseinandersetzung – nach außen hin – meist unbemerkt erfolgt. Die Kinder haben es gelernt, daß die Beziehungen in allem unecht sind, so unecht, daß jede Explosion vermieden wird und das Kind in dieser unerträglichen Situation oft jahrelang durchhält.

Was wird, wenn das Unechte Kinder hinausdrängt ins Unwirkliche, ins Unfruchtbare? Oft bricht das Echte – besonders in den Stiefmutterfamilien – elementar durch: über den Weg der Feindschaft. Dann kann es geschehen, daß mit einem Mal der ganze Schein zusammenbricht. Das wirkliche Gesicht kommt zutage. Oft werden aus solchen Kindern Wahrheitsfanatiker. –

Ein anderer Ausweg: die Kinder schaffen sich ein Leben in der Phantasie, ein Leben der Reinheit, der Wahrhaftigkeit. Sie bauen in ihrer Sehnsucht eine Welt auf, die die Wirklichkeit ihnen nicht gibt. Dort, wo das Unechte vorherrschend bleibt, bekommt das Leben etwas Unwirkliches, Oberflächliches. Die inneren, lebendigen Quellen, aus denen der Mensch leben sollte, versiegen.

Echtheit hängt eng mit Wahrhaftigkeit zusammen. Der Wahrhaftige bekennt sich ausdrücklich zur Wahrheit. Wahrhaftigsein bedeutet immer, sich allem, was mit der Wahrheit zusammenhängen könnte, auszusetzen, jede Situation, jeden Glauben, jede Meinung umzustoßen, die sich nicht als wahr ergeben sollte. In der Erfahrung der Wahrheit liegt für den Erwachsenen in der Regel etwas Schmerzhaftes, sie verlangt Mut und Bereitschaft.

Die Welterfahrung bei Tier und Mensch

Bezeichnend ist das Verhältnis, das einzelne Zeiten zum Wesen des Kindes haben. Es ist an der Kindererziehung jeweils leicht abzulesen. Die Aufklärung sieht im Kind einen noch unfertigen Erwachsenen, kann es nur als Eigenwesen begreifen im Hinblick auf einen späteren Erwachsenen. Die Gegenbewegung kommt in der Romantik: Nun wird die Eigenwelt des Kindes entdeckt, wie ja die Romantik in jedem Ding das ihm Zukommende erkennt. In einer letzten Phase, unter deren Auswirkungen wir noch stehen, wird das Kind in einer naturwissenschaftlichen Deutung als ein Wesen gesehen, regiert von Trieb- und Lustprinzip. Freuds Begriff *Libido* gehört hierher; der Mensch ist als Kind in seinem „Schimpansenalter".[1]

Gewöhnlich spricht man von einem stufenweisen Aufbau der Person, womit gesagt sein soll, daß Neues sich auf schon Vorhandenes aufbaut, daß keine Sprünge in der Entwicklung gemacht werden. Das trifft sicherlich zu; falsch ist aber der Ausdruck, sobald damit gemeint ist, daß durch später Hinzukommendes noch eine wesentlich neue Höhe erreicht werde. Die erste und für immer größte Intelligenzleistung ist, das „Ding" begriffen zu haben: Das ist das und nichts anderes, dies aber ist dies und nichts anderes! Alles Spätere ist ausschließlich Differenzierung, Verfeinerung, keine wesentliche Stufe mehr gegenüber dem genannten Vorgang.

Von naturwissenschaftlicher Seite wird oft die Analogie des Menschen zum Tier beachtet; der Mensch macht ja in seinem intrauterinen Leben die Ahnenreihe, die gesamte Deszendenz durch, die phylogenetische Entwicklung. – Neuerdings ist diese Theorie sehr angefochten worden. – Der Zoologe Schulz fand zum Beispiel, daß beim menschlichen Fötus schon im 2. Monat seines Lebens die für den aufrechten Gang des Menschen so typische Lendenlordose der Wirbelsäule in Deutlichkeit ausgeprägt ist, wie niemals bei den anthropoiden Affen, denen diese Entwicklungsstufe zeitlich entsprechen würde.[2] Der Zoologe Portmann sah bei seiner Beschäftigung mit jungen Tieren: Der neugeborene Mensch ist ja in einer völlig anderen Situation als die neugeborenen Tiere, die ihm der Deszendenz nach nahe stehen! Portmann unterscheidet bei den höheren Tieren zwei Gruppen. Die eine umfaßt die minder differenzierten, die in großen Würfen geboren werden und mit geschlossenen Sinnesorganen zur Welt kommen (die „Nesthocker"). Die zweite Grupe hat im Gegensatz zur ersten eine wesentlich längere Schwangerschaftsdauer, niedere Geburtenzahl und die Zeit der geschlossenen Sinnesorgane wird *in utero* abgemacht. Zu ihnen zählt neben Pferd, Rind und Anthropoiden auch der Mensch (die „Nestflüchter").[3]

Obwohl aber nun der Mensch nach allen sonstigen Eigenschaften streng in diese Gruppe gehört, ist er doch kein Nestflüchter. Er verfügt ja nach seiner Geburt noch lange nicht über seine willkürliche Bewegung, er hat noch keine Motorik, die ihm ein Leben fern vom „Nest" erlauben könnte. Erst nach einem Jahr ist er etwa so weit wie ein neugeborener Schimpanse; er ist also wenigstens 12 Monate zu früh geboren. Portman nennt ihn einen „sekundären Nesthocker".[4] –

Der neugeborene Mensch ist also der Welt ganz anders zugeordnet als das neugeborene Tier. Das bedeutet: er hat auch einen ganz anderen Zugang zur Welt. Das Tier ist fertig, wenn es zur Welt kommt, der Mensch muß sich seine Welt erobern, sie sich zueignen. Das Tier verfügt von vorneherein über eine Anzahl von eingeborenen festen Abläufen, Instinkten, die ihm seinen Situationen entgegenzugehen erlauben. – Alle seine Situationen – Nestbau, Paarung, Angriff, Flucht, Aufzucht, Beute – sind in dieser Instinktgarnitur berücksichtigt, und der zwanghafte Ablauf nimmt seinen Anfang durch ein für allemal festgelegte „Auslöser". – Junge Stockenten ducken sich, wenn ein Sperber über ihnen erscheint, auch wenn sie noch nie einen solchen gesehen haben; auch vor einer Sperberattrappe verhalten sie sich so. Der Stichling führt seinen Hochzeitstanz auch vor einer Plastilinkugel auf, wenn sie nur bestimmte Auswölbungen zeigt, wie sie dem trächtigen Stichlingsweibchen eigen sind.

Kurzum: Das Tier kann schon alles, wenn es zur Welt kommt. Es ist fertig und lebenstüchtig. Der Mensch dagegen kann nichts, hat nichts, ist „lebensuntüchtig". Freilich wiederum: Das Tier erwirbt sich deshalb auch nichts Weiteres von der Welt. Sein Bild von der Welt ist bestimmt von der Gesamtheit seiner Auslöser. Der Mensch muß sich sein Bild von der Welt erwerben.

Sonderheiten des Menschen im Somatischen sind die Rückenlage und damit die Freiheit der Augen und der Extremitäten für die Welt. Es ist merkwürdig, daß diese deutlichen Zeichen so lange nicht gesehen wurden, zumal die Sonderstellung des Menschen schon einmal klar erkannt und glänzend formuliert worden war: von Herder.[5]

Herders Ansatz spielte zu seiner Zeit eine gewisse Rolle, er wurde von Schiller übernommen, auch von Kant. Dann allerdings ist er versunken. Danach wurde hauptsächlich das tierische Verhalten studiert. Die tierischen Verhaltensweisen sind darüber zu einem Prototyp für Verhalten überhaupt geworden. – Für derartige Studien eignen sich gut Insekten, weil sie besonders festgefügte Verhaltensweisen aufweisen.

Alle tierischen Instinkthandlungen entstehen zunächst aus einer inneren Ursachenreihe, man spricht von einer „endogenen Reizbildung". Diese endogenen Reize kumulieren sich, damit steigert sich im äußeren Verhalten des Tieres die sogenannte „Appetenz", es wird unruhig, fängt an zu suchen, und wenn ein bestimmter Gipfelpunkt erreicht ist, läuft die typische Handlung ab, gegebenenfalls auch ohne einen äußeren Anlaß, also ohne etwas, worauf der typische Ablauf als irgendwie sinn- oder zweckvoll bezogen werden könnte. – Um ein Beispiel zu geben, fängt etwa das Kolibrimännchen mit dem Nestbau an, auch wenn es gar keinen Partner hat. – Auch bei im Haushalt gehaltenen Tieren kennt man, daß plötzlich angefangen wird, herumzusuchen, Nestmöglichkeiten ausfindig zu machen, ohne daß eine Konzeption stattgefunden hätte, allein abhängig von den inneren Gegebenheiten des Brunstzustandes. – Ein junger, im Zimmer aufgezogener Kolkrabe macht von sich aus die für seinesgleichen typische Kopfbewegung, mit der Raben einen fliegenden Käfer aus der Luft fangen. Er stößt den Kopf hoch und schlägt ihn dann gegen den Boden, wodurch sie sich den Käfer zu zerquetschen pflegen, – ohne daß er je so etwas gesehen hätte, noch in die Lage gekommen wäre, einen Käfer zu fangen.

Es handelt sich bei Tieren also um eine automatische Entladung, nur abhängig von der endogenen Reizlage und ohne nun in jedem einzelnen Falle einem Zweck dienstbar zu sein. Der Ablauf an sich ist vom ersten Mal an „richtig", wiewohl unerprobt. Selbstverständlich sind diese Instinkthandlungen auf eine ganz bestimmte Lebensaufgabe des Tieres gemünzt, aber gerade durch die strenge Beschränkung auf das Eine kommt das Starre, Automatenhafte zustande, das keinerlei Anpassung kennt. Experimentell lassen sich die „Auslöser" auf einen unerläßlichen Kern reduzieren (vgl. die Attrappen des vorüberfliegenden Sperbers, der Plastilinkugel an Stelle des Stichlingsweibchens). Manche Tiere haben nur ganz wenige Auslöse-Situationen in ihrem Leben, so z. B. die Zecke, die nicht sieht, nicht hört, nur den Trieb hat, hinaufzuklettern und dann auf den olfaktorischen Auslöser „Schweißgeruch" (d. h. ß-oxy-Buttersäure) hin sich fallen zu lassen. Für jedes Tier ist die Umwelt in einigen Punkten ein Bedeutungsträger. Ein jedes Tier der Gattung unterliegt dem für die Gattung spezifischen Gefüge, es gibt keine Freiheit davon, es sind ein für allemal endogen angelegte automatische Verhaltungsweisen.

Gerade auf zoologischer Seite, wo doch die Neigung groß war, die Menschen den Tieren zu subsummieren, fand man nun Phänomene am Tier, die hinsichtlich Sinn und Zweckmäßigkeit nirgends hineinpassen. Dazu gehören viele Dinge, die offensichtlich mit „Schmuck" zusammenhängen: Ausbildung im Kopfbereich (Geweihe z. B.), im Analbezirk (Zeichnung und Färbung), die auffallenden Farbzeichnungen kleiner Fische u. a. m. Oftmals scheinen diese Dinge fürs Fortkommen eher hinderlich als günstig. Sie sind unter Zweckmäßigkeitserwägungen nicht zu erklären. Wie erklärt sich z. B. das sanfte Singen der Singvögel im Herbst, das uns so besonders weich und schön vorkommt? Es ist all das ein Sich-(ohne Zweck, Sinn und Ziel)-Darstellen, ein letztlich dem Lebendigsein in seiner Unerklärlichkeit adäquater Sachverhalt. Man hat von einem „demonstrativen Seins-Wert" gesprochen.

* *
*

Für das Tier gibt es also angeborene Bedeutungsträger. Sie sind seine Auslöser und seine für diese Situation angeborene Reaktionsweise ist für diesen Fall richtig. Für den Menschen gibt es solch angeborene Bedeutungsträger nicht. Kein Mensch verhält sich zunächst zu einer Lage „richtig". — Aber der Erwachsene lebt doch auch in einer Welt von Bedeutungsträgern, jeder Gegenstand seiner Umgebung hat für ihn eine Bedeutung: eine Schachtel, man kann sie aufmachen und etwas hineintun, — ein Hammer, man kann ihn anpacken und damit werken, — ein Rad, man kann es sich drehen lassen. Diese „Bedeutungsträger" sind für den Menschen erst geworden.

Ein weiterer Unterschied: ein jedes Individuum kann andere Bedeutungsträger haben oder wenigstens können sie für jedes Individuum einen anderen Gehalt haben. Drittens: der Mensch ist an seine Bedeutungsträger nicht gebunden.[6]

Das Tier tritt zu seiner Umgebung nur in Beziehung, wenn dieser Punkt der Umgebung für es von allem Anfang an eine Bedeutung hat. Genauer noch müßte man sagen: es stellt sich eine Beziehung her, — damit genügend betont ist, daß es sich hierbei um einen Automatismus handelt und wie wenig ein aktives Handeln, ein Wählen und Entschließen im Spiele ist. Demgegenüber hat der Mensch die einzigartigen Möglichkeiten, die nur ihm allein gegeben sind; er kann sich mit den

Dingen einlassen, oder er kann es auch sein lassen. Der Charakter des Freiwilligen ist das Besondere daran.

Dieses Sich-Einlassen ermöglichen die Sinne, besonders der Tastsinn. Schon das kleine Kind greift nach seinem Ring, nach der Kugel, zieht dieses vor und jenes. Auch das Gehör spielt eine Rolle, wenn auch wohl nicht diese ausschlaggebende wie der Tastsinn. Bei all dem gibt es für den Menschen keine Grenze, er kann sich mit allen Dingen seiner Umwelt sinnlich einlassen, seine Umwelt hat eben nicht den Charakter des gewissermaßen Punktförmigen, wo die einzelnen Punkte die lükkenhaft verstreuten angeborenen Bedeutungsträger sind.

Daneben hat der Mensch die Möglichkeit, sich aus der Verbindung wieder zurückzunehmen, aus der Kommunikation herauszutreten, Distanz zu nehmen. Man kann diese zweite Möglichkeit gar nicht hoch genug einschätzen, und es ist die Frage, welche der beiden die größere Tragweite für uns hat. Das Tier jedenfalls ist zwanghaft an die Situation gebunden, es hat keine primäre Auswahl, und es ist ihm auch kein Zurücktreten aus der Situation möglich, keine Distanznahme. Aus diesem Grunde ist das Tier ohne einen Dingbegriff, weil eben das Begreifen des Dings die Distanz voraussetzt, wie gleich noch näher ausgeführt wird.

* *
*

Namentlich Buytendijk und Plessner sprechen von der „exzentrischen Position des Menschen“ im Gegensatz zu der zentrischen des Tieres.[7] Das Tier sitzt im Kreis seiner Funktionen und ein Hinaustreten aus diesem Kreis ist ihm nicht möglich. – Gewiß ist die menschliche Position vergleichsweise exzentrisch, außerhalb des Kreises seiner Funktionsabläufe (nicht innerhalb des Kreises seiner Funktionen gebunden), aber damit ist ja nur die eine der Möglichkeiten berücksichtigt; man muß sagen: das eigentlich Menschliche ist der Wechsel zwischen beiden Positionen; die Freiheit, einzutreten und zurückzutreten. Wir sind einmal mitten drin, zutiefst beteiligt, „subjektiv“, dann treten wir daraus zurück, beobachten wie von ferne, sind „objektiv“.

Das Objektivieren, führt notwendig zum Unlebendigmachen, man hat sich ja dabei aus dem inneren Kreis des Lebens zurückgezogen. Ganz unerläßlich und ganz stark ausgeprägt ist dieses Wechseln zwischen beiden Positionen beim Wissenschaftler wie beim Künstler. Was ist ihr Vorgehen anderes als sich einzulassen und dann in einem zweiten

Akt zu versuchen, die gewonnene Erfahrung in eine menschliche Form zu bringen, was nur in der Distanz geschehen kann, also objektiv! — Das ist hier nun so dargestellt, als ob es sich nach: erstens, zweitens ... vollziehen würde. In der Tat geschieht es zugleich und in Einem. Ich kann einen Ring ergreifen, ihn genau betrachten und zugleich meine Hand, die danach greift. Ich kann jemand die Hand geben (mich einlassen) und zugleich bemerken: meine Hand ist ganz feucht, das wird ihm aber unangenehm sein. Es ist beim Menschen immer ein Vor und Zurück in einem. Am deutlichsten ist dieses Phänomen in unseren Sinnesorganen; die Bewegung nach außen wird zugleich zurückempfunden; ich betaste etwas, bin dabei in enger Kommunikation mit dem Gegenstand und bin zugleich als Beobachtender in Distanz und dadurch ein Erkennender. Auch mit dem Hören ist es so und mit dem Sehen: ich kann in Verbindung und in Distanz zugleich sein. Aber nichts „berührt" uns so nah, als das, was unserem Tastsinn zugänglich ist.

Unter diesem Aspekt bekommt das Nacktsein des Menschen eine besondere Bedeutung. Gewöhnlich wird das Nacktgeborensein des Menschen als eine Domestikations-Erscheinung erklärt; auch wenn dies zuträfe, so hätte der Mensch mit dem Nachteil, den doch alle Domestikationsfolgen in irgendeiner Weise bringen, den allergrößten Vorteil erkauft. Das Nacktgeborensein bedeutet nämlich die Möglichkeit, überall Tastempfindungen zu haben, es bedeutet den größtmöglichen Zugang zur Welt. Es gibt Menschen, die von Geburt an nicht hören; es gibt solche, die nicht sehen, und es gibt einige, die von Geburt an weder hören noch sehen — Menschen ohne Tastorgane gibt es nicht! Es scheint, daß dem Tasten eine entscheidende Bedeutung für das Menschwerden zukommt.

Der Mensch kann zwischen Antrieb und Handlung eine Distanz einlegen: Ich muß nicht unbedingt tun, was ich vielleicht möchte. Selbst der stärkste Trieb, der Hunger, kann bis zum Hungertod unterdrückt werden. — Aus der Fähigkeit zur Distanz ergibt sich die Möglichkeit, das „Ding" zu erfahren, zu erkennen (deshalb hat das Tier kein „Ding"). Das heißt: Durch die Distanzfähigkeit ist der Mensch in der Lage, eine Welt zu haben, voller Dinge. Wir haben aber nicht nur eine Welt, sondern gleichzeitig sind wir Welt. Hier begegnet uns wieder solch ein Phänomen, in welchem sich unser Sein vollzieht. Der andere Mensch kann z. B. an mir klassifizieren, dies und jenes unterscheiden; aber damit ist erst wieder die eine Möglichkeit in Anspruch genommen. Ich bin mehr, als eine noch so gute Beschreibung von mir geben kann, denn ich *bin*. Und auch der andere hat nicht nur eine Kenntnis von mir, sondern *ist* zugleich.

Alles Begreifen in der Welt ist ein Haben. Was wir begreifen, hat für uns einen Werkzeugcharakter. Wir haben auch einen Leib, wir verfügen über ihn, gehen, stehen, sitzen, liegen, spielen mit ihm, können ihn beobachten, als ob er nicht der unsere wäre, können z. B. medizinische Studien an ihm treiben, aber dies alles nicht bis zuletzt. Ganz zuletzt *sind* wir Leib. Leibsein bedeutet: Lieben, Hassen, Gutsein, Bösesein, Boshaftigkeit und Liebenswürdigkeit.

Das „Geistige" ist ins Leibliche unlösbar verwoben. Nicht hintereinander oder nebeneinander, noch in sonst einer Form der äußeren (habenden) Zuordnung, sondern in eins. Wir sind fleischgewordener Geist und geistgewordenes Fleisch. Im Leib zeigt sich das Geistige, es ist inkarniert.[8] – Mein Leib ist also Träger meiner selbst, er hat für mich nicht nur Werkzeugcharakter. Dieses Nebeneinander von Sein und Haben erzeugt eine Spannung, die nie auszugleichen ist. Es ist ein ständiger Wechsel, ein Hinüber und Herüber, immerfort, sonst stirbt das eigentlich Menschliche, das innere Lebendigsein, das durch die beiden polaren Möglichkeiten gegeben ist.

* *
*

Wie fügt sich das Kind nun in die Welt ein? Auf welche Art und Weise geschieht diese Einfügung? Der Mensch, so, wie er in die Welt kommt, hat ja nichts. Er ist darauf angewiesen, zu handeln. Seine ursprüngliche Natur ist sein handelndes Wesen. Handlung heißt mit einem anderen Wort: Motorik, genauer gesagt: Willkürmotorik. Alles was der erwachsene Mensch schließlich erhalten hat, erworben hat, erhält er über die Motorik.

Die Bewegungen des Kleinkindes sind Stammganglien-Bewegungen. Sie werden ausgelöst durch äußere oder innere Reize. Unter diesen Bewegungen sind einige echte Instinkthandlungen, die besonders die Nahrungsmittelaufnahme betreffen. Das Instinkthafte dieser Abläufe tritt besonders dadurch hervor, daß sie nicht mehr auszulösen sind, sobald der Nahrungstrieb befriedigt ist. Nach einer angemessenen Wartezeit ist ihre Auslösung dann wieder möglich. Entsprechend den Beispielen der Tierpsychologie (s. o.) gelingt ihre Auslösung auch mit einer Attrappe, z. B. saugt das Kind an einem hingereichten Finger oder Bleistift. Sobald die endogene Reizlage, die „Appetenz", eine gewisse Höhe erreicht hat, erfolgt auch ohne eine auslösende äußere Situation der regelrechte Ablauf, spontan. Das sind die einzigen Instinkthandlungen des menschlichen Lebens. Schon im 2. und 3. Lebensmonat gibt es hingegen schwere, vom typisch menschlichen Dasein abzuleitende Störungen; es gäbe sie nicht, wenn im kindlichen Leben alles in einem automatenhaften Ablauf festgelegt wäre. Späterhin, beim Erwachsenen, ist ja dann die Nahrungsaufnahme völlig frei von Instinkten. Man ißt in gewissen Formen, ißt nur bestimmte Dinge in Abhängigkeit von Lebensraum und „Mode", ißt nur so viel, wie es die derzeit herrschende Mode vorschreibt, je nachdem, ob schlanke Linie gewünscht wird oder nicht, also nach lauter ganz eindeutig menschlichen Gesichtspunkten.

Nach den kleinkindlichen Stammganglienbewegungen kommt ein neuer Bewegungstypus. Das ist die Willkürmotorik, so typisch menschlich, dient sie doch der Durchführung unserer Intentionen. Daneben besorgt sie das Ausdrucksverhalten, sie ist nicht nur eine Tat-Motorik, sondern auch eine darstellende Motorik. – Die Willkürmotorik muß in ihrem ganzen Umfang erlernt werden. In seiner Motorik hat der Mensch schließlich, der zunächst doch den Tieren so unterlegen war, einen ungeheuren Reichtum vor allen Tieren. Ihre Motorik mag in einigen speziellen Punkten überlegen sein, niemals aber erreicht sie die einzigartige Vielfalt der menschlichen. Dieser motorische Reichtum ist derart außerordentlich, daß man zuweilen fragen mag, ob das denn in der Tat alles erlernt ist und nicht angeboren. Ein Erlernen ist nur möglich, wo eine Fähigkeit dazu vorhanden ist, eine bildsame Anlage, ein keimfähiger Kern. Also müßte der Kern dieser motorischen Vielfalt schon im Kindesalter sichtbar sein. Wenn man unter diesen Gesichtspunkten die kindlichen Bewegungen betrachtet, so fällt in erster Linie das Greifen auf. Es ist aus irgendwelchen tierischen Bewegungsabläufen nicht ableitbar.

Schwachsinnige Kinder lernen das Greifen sehr verspätet. (Dem eigentlichen Greifen geht das Fixieren voraus, das man bereits in der 3. Lebenswoche bemerken kann. Auch das Fixieren ist bei schwachsinnigen Kindern wesentlich verspätet.) Der ursprünglich vorhandene Greifreflex hat keinesfalls etwas mit dem eigentlichen Greifen zu tun, er ist ein Umklammerungsreflex – z. B. Umklammerung des hingereichten Fingers – und unterscheidet sich grundlegend von dem durch den Gegenstand induzierten Ausgreifen.

Im Greifen nun beschäftigen sich immer wenigstens zwei Sinne mit dem Gegenstand: der Tastsinn und das Auge. Ein Außending wird ergriffen und in doppelter Weise zurückempfunden. So wird der Greifring etwa gedreht, betastet, gewogen, weggeworfen, wieder ergriffen, dabei aber immer beobachtet. Später wird gelernt, ihn zu rollen, das ist schwerer.

Weiter oben war schon einmal die Rede von der einzig dastehenden Rückenlage des Menschen nach der Geburt. Jetzt können wir die damit verbundene Freiheit der Augen und Extremitäten näher bezeichnen und sagen, wozu sie da ist, was sie bedeutet. Sie bedeutet: Freiheit der Tastorgane. Der Blick fällt zuerst auf die eigenen Hände und Finger, diese fangen an, sich gegenseitig und wechselweise (kommunikativ) abzutasten, und dann wird eines Tages der Raum und der Gegenstand betrachtet und ergriffen, der weiter liegt als die Hände reichen. Das Ertasten der Umgebung geht schnell bei Unterstützung durch die Augen, aber auch ohne diese, etwa bei blindgeborenen Kindern, wird es bewältigt, es braucht nur länger. Schließlich werden im Tastumgang mit den Dingen alle Eigenschaften erlernt (genauer: alle Wesenseigenheiten) und so genau und umfassend ist die daraus gewonnene Erfahrung, daß bald einige wenige Züge des Ganzen genügen, das Ganze zu erkennen — auch nach längerer Zeit. So werden z. B. alle Eigenschaften eines Greifringes gelernt: er ist rund, ist glatt, ist aus Kunststoff (der so und so riecht), ist so und so schwer, ist so und so dick, er paßt gerade in meine Hand. Es wird von all dem ein Symbol, ein verkürztes und doch alles umfassendes *signum* gebildet, das mir beim noch so kurzen Aufblitzen eines dieser Wesenseigenheiten des Rings sofort zu sagen erlaubt: das ist dieser Ring (ein Lichtreflex auf der Rundung kann hierfür schon ausreichend sein). G e h l e n spricht von einer „Entlastung", weil es gelingt, mit einigen wenigen Grenzreizen das ganze Ding charakterisiert zu haben, und weil nicht immer aufs Neue das profunde Probieren mit dem Gegenstand nötg ist.[9]

* *
*

Die Bewegungen sind anfangs unsicher und ungenau geführt. Mit zunehmender Übung gehen sie immer besser und immer leichter (z. B. Ballfangen) und endlich gehen sie, ohne daß man es weiß. Dieses „ohne daß man es weiß" muß noch näher betrachtet werden. Es ist also so, daß willentlich erlernte Bewegungen durch Übung so selbstverständlich werden, daß sie jederzeit ohne weiteres verfügbar sind. — Wollte man in diesem Satz das Wort „Bewegung" durch „Gedankenfolgen" ersetzen, so wäre das eine Definition des Gedächtnisses. Es wird z. B. ein Rechenvorgang so lange geübt —, den ich zuvor überhaupt nicht kannte — bis er in jeder Lage ohne weiteres verfügbar ist. Das heißt, es gibt auch ein spezifisches Bewegungsgedächtnis, von dem wir zwar nichts wissen, es aber ständig benutzen.

Der Ungar Palagyi ergänzt dies: Es gibt nicht nur ein Bewegungsgedächtnis, sondern auch eine Bewegungsphantasie. Ohne diese Bewegungsphantasie, die er auch „virtuelle" Bewegung nennt, könnten wir uns gar nicht richtig bewegen.[10] In ihr wird die Bewegung „vorentworfen", z. B. diejenige, die nötig ist, damit ich diese Treppe begehen kann. Dazu ist eine gewisse Schrittlänge nötig, außerdem muß der Fuß etwas gehoben werden, vielleicht sind die einzelnen Stufen ungleich tief oder ungleich hoch, so daß jede Stufe eine neue Einstellung meiner Bewegung erfordert. Daß nicht auf jeder Stufe ein Probieren stattfinden muß, verdanke ich dem Bewegungsgedächtnis und der Bewegungsphantasie; das eine macht mir alle Erfahrungen im Punkt Treppenbegehen zugänglich, auf einen signumhaften Punkt komprimiert und mir quasi leiblich, fleischlich erfahrbar, die andere weiß und ordnet voraus, wie die Bewegung sein muß. Das hat nichts mit „Bewußtheit" zu tun. Man weiß, was dabei herauskommt, wenn etwas derartiges mit darauf gelenktem, bewußtem Willen unternommen werden soll: bestenfalls etwas Eckiges, „Gemachtes", Unflüssiges und Unorganisches.

Man muß sich einmal vergegenwärtigen, welche Beanspruchung diese Bewegungsphantasie im modernen Straßenverkehr erfährt. Dort wird ja nicht nur die eigene Bewegung vorentworfen – die z. B. beim Autofahrer gar nicht die eigene Körperbewegung ist, sondern die seiner gewissermaßen verlängerten Extremitäten, – vielmehr wird daneben und gleichzeitig die Bewegung der anderen Verkehrsteilnehmer mitgespürt und voraustaxiert.

Den Bewegungsphantasien entsprechen Empfindungsphantasien, d. h. ich kann mir die Empfindung vorstellen, die ich bekäme, wenn ich die und die Bewegung ausführte. Wie ich die Bewegung vorausentwerfen kann, so kann ich die zugehörige Empfindung vorausempfinden. Das wird klar, wenn man betrachtet, wie das Rund eines Becherrandes begriffen wird. Das Kind legt seine Hand auf die Öffnung, erfaßt das Runde nun aber nicht durch die Wahrnehmungen seiner ruhig liegenden Hand, sondern es braucht dazu die real ausgeführte Drehbewegung seiner Hand; der Erwachsene dagegen braucht nur die virtuelle Drehbewegung, damit er die (ebenfalls virtuelle) Empfindung „rund, drehrund" bekommt. Das ist eine Vereinfachung des Gesamtvorganges, eine „Entlastung" im Sinne Gehlens; es muß nicht immer wieder dasselbe probiert werden, es ist bereits eine entsprechende Erfahrung vorhanden, die mir mein Bewegungsgedächtnis aufbewahrt, und einige wenige Grenzreize machen mir die Erfahrung gegenwärtig, greifbar, während mich die Empfindungsphantasie, an die Bewegungsphantasie gekoppelt, die entsprechende Empfindung vorausempfinden läßt.

Daß es eine Bewegungsphantasie gibt, erweist sich am Verhalten von Kindern, die vorübergehend durch eine Poliomyelitis totalgelähmt waren. Nachdem durch entsprechende elektrische Untersuchung gefunden war, daß etwa die Oberschenkelmuskulatur in gewissem Umfang wieder würde funktionieren können, forderte man ein Kind auf, das Knie krumm zu machen. Es gab darauf zur Antwort: Ich habe vergessen, wie man das macht. Das bedeutet, daß das noch junge Bewegungsgedächtnis der langen Inaktivität nicht gewachsen war und infolgedessen auch kein Bewegungsvorentwurf zustande kommen konnte. Ein anderes Kind sagte unter denselben Umständen wörtlich: Ich kann nicht mehr wollen. Das illustriert sehr scharf, daß der Motorik normalerweise eben diese höhere, erworbene, allmählich erübte Leistung des Vorentwurfs vorausgeht; sie kann ebenso wieder verlernt werden, wenn sie — noch nicht genügend lange eingeübt — zur Untätigkeit verurteilt ist.

Sehr interessant sind in dieser Hinsicht auch einige Erfahrungen, die man mit handamputierten Erwachsenen gemacht hat. Diese Ohnhänder empfinden zunächst so, als ob ihre ausgestreckten Arme so weit reichten, wie vor der Amputation. Wenn sie mit dem Stumpf irgendwelche Greifversuche machen, so wird der Bewegungsvorentwurf dafür immer so geliefert, als ob die Hände noch an den Armen säßen, d. h. sie greifen immer zu kurz und erreichen das Ziel immer erst nach einer Korrektur des primär falschen Bewegungsablaufes. Das ist die Wirkung des erhalten gebliebenen Bewegungsgedächtnisses. Es wurde mit dem ganzen Arm erworben, in einem vieljährigen Lernen, und es kann nun nicht so ohne weiteres umlernen, zumal die neuen Bewegungsmöglichkeiten vergleichsweise beschränkt sind, also zunächst auch kein sehr großer Anreiz zur Übung gegeben ist. Daß es sich wirklich um ein erworbenes Bewegungsgedächtnis handelt und nicht etwa um ein eingeborenes Körperschema, wird klar, wenn man hört, was nach der orthopädischen Versorgung dieser Ohnhänder geschieht. Man trennt ja zu diesem Zweck die beiden Unterarmknochen, Ulna und Radius, und bildet beide mit den entsprechenden Muskelpaketen zu zwei Greifstümpfen um. Nach einer gewissen Lernzeit sind diese Menschen in der Lage, mit diesem Greiforgan viele Verrichtungen des täglichen Lebens zu besorgen, die der Gesunde mit seiner Hand kann. Dieses Umlernen ist oft sehr mühsam, besonders bei schon Älteren, weil sie ja schon einen großen Teil ihres Lebens in den normalen Bewegungsabläufen festgelegt waren. Entsprechend lernen kindliche Ohnhänder die Umstellung wesentlich leichter. Bei diesen Greifbewegungen mit dem Radius- und Ulnastumpf wird die Funktion des Unterarms völlig verändert; von Haus aus kommt den beiden Knochen ja nur die Rotationsbewegung der Unterarme zu und das Greifen damit ist etwas grundlegend anderes. Sobald nun der Ohnhänder mit diesem neugeschaffenen Greiforgan zugreifen kann, endet seine Welt mit dem Stumpf, er greift nicht mehr zu kurz, es ist ein den neuen Verhältnissen angepaßtes Bewegungsgedächtnis erworben worden, und parallel damit gibt nun auch eine neue Bewegungsphantasie den richtigen Bewegungsvorentwurf.

Es ist nicht viel, was man über einen solchen Bewegungsvorentwurf weiß. Wahrscheinlich ist er kein vollständiges Abbild der endgültigen und gemeinten Bewegung, sondern ein auf wesentliche Punkte verkürztes Bild davon, ein *signum*, wie weiter oben schon gesagt wurde, das auf eine nicht näher zu erläuternde Weise dennoch alles umfaßt. Praktisch ist es jedenfalls so, daß ein Bewegungsablauf ganz bestimmte Schwerpunkte enthält, auf die sich dann die ganze Bewegung hinorientiert. Das wird uns deutlich etwa bei später erlernten Bewegungsabläufen, z. B. beim Speerwurf. Man spürt genau, daß der Wurf gut ist, wenn diese Schwerpunkte „erfüllt" wurden, man braucht dazu nicht hinzusehen. Auch in jeder Kunst ist es so, es müssen nur jeweils die Schwerpunkte richtig gesetzt und richtig erfüllt sein, dann ordnet sich das übrige danach. Oder es gibt Handschriften, die über weite Strecken hin völlig eingeebnet sind, die gelegentlich dazwischen gestreuten Ausschwingungen aber modulieren das ganze Schriftbild derart zwingend, daß die Schrift — wiewohl im engeren Sinne nicht oder nicht gut leserlich — ohne weiteres verständlich wird. Auch hier hängt es damit zusammen, daß die Akzente an der „richtigen" Stelle sitzen. Auffallend ist ja, daß auch eine andere Person als der Schreiber diesen Bewegungsablauf verstehen kann, nicht jeder, aber mancher.

Auch wo die Glocken noch nach der alten Weise mit dem Seil geläutet werden, erweist sich unter Kindern in der Regel sehr schnell, wer von ihnen gut läuten kann, d. h., wer den richtigen Moment spürt, in dem eine geringe Kraftaufwendung die Glocke im schönsten Schwingen erhält. Es ist das eine Übereinstimmung des Läuters mit der Glocke, eine optimale Anpassung, gewissermaßen ein Zwiegespräch zwischen beiden. (Auch dabei kommt es darauf an, den Schwerpunkt zu erfassen und zu erfüllen.) C h r i s t i a n hat zu diesem Punkt Untersuchungen angestellt. Er ließ durch seine Versuchsperson ein Pendel in Schwingung versetzen und es dann in dieser Schwingung halten. Er fand, daß eine optimale Schwingung dann erreicht wurde, wenn die Schwingung jeweils um einen winzigen Teil abgebremst wurde, also kurz bevor das

Pendel im Umkehrpunkt die Richtung wechselte, und dann ein leichter Anstoß im Rhythmus der Schwingung gegeben wurde. Diese überaus feingliedrige Sache, wo es auf allerfeinste Teile von Zeit und Kraft ankommt, wurde von den meisten seiner Versuchspersonen sofort und spontan erlernt und physikalisch absolut richtig gemacht.[11] Das ist nur eine Bestätigung unter anderem, die beweist, daß der Mensch stets eine optimale Bewegung hervorbringen will. Das Gelungensein einer Bewegung ist evident und die Bewegung wird entwickelt auf die Evidenz des Gelungenseins zu. Dies ist möglich, weil dem Menschen eine – wie Christian sagt – höchste Intelligenz, von der Ratio unabhängig, eingeboren ist. Blaise P a s c a l spricht schon von einem „Esprit de finesse" und versteht darunter die dem Menschen eingeborene Fähigkeit zu feinster Antwort.[12]

Die Erwartung des Gelingens ermuntert den Menschen zunächst überhaupt zu den vielfachen, so oft mißlungenen Versuchen. Wie oft übt ein Mädchen die schwierigen Ballspiele, bis sie sie endlich kann. Ohne die Erwartung des Gelingens wäre eine solche Beherrschung der Motorik nicht möglich. Das besondere, das dem Menschen in seinen Bewegungsmöglichkeiten gegeben ist, ist manchem Lehrer schon seit alters her geläufig. So praktiziert der Zen-Buddhismus das Einswerden der Person mit der Vollkommenheit des Bewegungsablaufes. Schütze, Bogen und Ziel sind ein Bezug, indem der Schütze das Ziel trifft, trifft er auch sich selbst.[13]

Die vollkommene Motorik macht auch ohne weiteres den Eindruck des Ästhetischen. Indem etwa dem Speer das gegeben wird, was dieses Gerät verlangt, entsteht eine Bewegung, die schön, voll Kraft und voll Grazie ist.

Schließlich ist die Evidenz des Gelungenseins auch vielfältigen Täuschungsmöglichkeiten ausgesetzt: Das Kind hat gelernt, seinen Greifring zu drehen und zu wenden, das ist ein Gelingen und etwas Erreichtes schlechthin; eines Tages lernt es hinzu, daß dieser selbe Greifring auch noch gerollt werden kann. – Ebenso geht es mit Leistungen im Geigenspiel, im Klavierspiel, im Sportlichen und überall, wo Bewegung ist. D. h. also: Die Möglichkeiten sind in Stufen geordnet, einer jeden Stufe kommt ihre eigene Evidenz des Gelungenseins zu. Nur so ist ja über die ganze Skala der Möglichkeiten hin die so grundlegende Ermunterung zum ständigen Versuchen gegeben.

Mit der Erlernung einer neuen Bewegung wird aber zugleich eine ganze Gruppe neuer Bewegungsmöglichkeiten erschlossen, ein ganzer großer Zusammenhang erschließt sich. Wenn man z. B. ein schwieriges

Musikstück gut eingeübt hat, so kommt einem ein vorher unbewältigtes anderes Stück hinterher leicht vor. Es ist so, daß man das Nächstliegende erlernt, und das Fernliegende öffnet sich dadurch.

*　　*
*

Was Christian die „Wertempfindung im Tun" nannte, nämlich die Freude an der „Richtigkeit" des Ausgeführten, ist ein wesentlicher Zugang zur Welt des Motorischen und damit zur Welt des Menschen überhaupt, aber sicher nicht der einzige. Joh. Jak. Engel schreibt (1785) in einem Buch über die Schauspielkunst, der Zuschauer werfe alles, was auf der Bühne geschehe, gleichsam wie ein Spiegel zurück, „ohne daß er weiß, was gesagt werden wird, wird er ernsthaft mit dem Ernsthaften, fröhlich mit dem Fröhlichen".[14] Damit ist auch schon gesagt, daß es sich dabei nicht um eine unbewußte Nachahmung oder dergleichen handelt, denn zur Nachahmung ist Voraussetzung, daß die Modellhandlung ein vollendeter abgeschlossener Vorgang ist, der jetzt sekundär imitiert wird. Was hier geschieht, geschieht ja gleichzeitig, und man kann es nicht anders nennen als „Mitvollziehen". Das dies so ist, wird einem an wenigen Beispielen klar. Wenn man jemand eine bittere Apfelsine für gut anbietet, um ihn anzuführen, und er ißt sie nichtsahnend, bis sich ihm der Mund verzieht, so kann man meist bei sich selbst das gleiche beobachten: Diese die Bitterwahrnehmung begleitende Verspannung der Muskulatur. — Mütter, wenn sie ihr Kind mit dem Löffel füttern, bewegen selbst den Mund, ohne daß sie es bemerken. — Kinder beim Kasperspiel gehen mimisch sehr stark mit, — auch wenn ein Erwachsener z. B. den Eltern etwas mit starker Mimik erzählt, was dem Kind an sich gar nichts sagen kann, eine Geschichte aus dem Erwachsenenleben.[15] Im allgemeinen kann man sagen, daß das Kind sehr viel ausschließlicher auf dieses Mitvollziehen angewiesen ist und es auch viel ausschließlicher benützt als der Erwachsene.

In diesem Mitvollziehen ist nicht nur Passives, sondern sehr wesentlich auch Aktives. Das Sich-Einstellen, das Verbindung-Aufnehmen, das Sich-Einlassen mit dem Gegenüber, dieses stark kommunikative Element ist aktiv. Und dieses Einlassen verändert uns selbst. Ich gehe z. B. hinter einem Kind, das ich nicht kenne, und das ich auch bloß von hinten sehe; es geht vielleicht zum Spiel mit seinen Freunden, und seine Art, freudig und unbeschwert zu gehen, macht in uns einen Zustand wach und gegenwärtig, aus dem heraus uns völlig fraglos klar wird:

Dieses Kind ist freudig und fröhlich gestimmt. Wir erkennen das ohne weiteres, und es ist uns gar keine Frage, das es sich so verhält. Wie ist das denn möglich, und wie kommen wir zu dieser inneren Sicherheit?

Zur Beantwortung dieser Frage muß noch einmal zurückgegangen werden an den Anfang dieser Betrachtungen. Der Mensch hat ja nichts, wenn er in die Welt tritt, das war seine besondere Situation. Seine Motorik ist der Zugang zu seiner Welt, und er muß sie sich von unten an erwerben. Deshalb wird sie schließlich für jeden einzelnen eine durchaus charakteristische sein. Es ist seine ureigenste Erwerbung, wie er sich bewegt, sich gebärdet, sich hält. So wird die Motorik des einzelnen Menschen ein ganz spezielles und charakteristisches Ausdrucksmoment. Klages: „Die persönliche Willkürmotorik drückt ungewollt das Wollen der Betreffenden aus".[16] Die persönliche Bewegungsart ist dann ein unlösbares Ganzes, in Einem sind darin enthalten Inneres und Bewegung, eine psychophysische Einheit. Daher auch kann der Mitvollzug der fremden Bewegung mir dessen Inneres erkennbar machen. Daß wir uns alle bewegen, ist die Grundlage dafür, daß wir einander überhaupt verstehen können und daß wir uns alle auf eine eigene und unwiederholbare Art bewegen, ist die Basis dafür, daß wir dieses Verstehen auf einen fremden Menschen, ein Nicht-Ich, beziehen. Wir mögen ja jemand so gut verstehen, wie wir wollen, so ist uns doch immer deutlich, daß es ein fremdes Inneres ist. Damit liegen hier auch die Fundamente des menschlichen Zusammenlebens; eine menschliche Beziehung ist ja nicht möglich, wenn wir nicht den anderen verstehen können und wenn wir ihn nicht als einen ganz anderen, als wir selbst sind, verstehen können.

So wird auch das motorische Mitgehen von kindauf durchs ganze Leben unentwegt benutzt und geübt. Wie sehr auch der Erwachsene noch in dieser Welt lebt, wird klar an der Kunstform der Pantomime. Die allerstärkste Wirkung, die z. B. Marcel M a r c e a u mit seinen zum Teil erheblich differenzierten Pantomimen erreicht, wäre ohne diese typische Fähigkeit des Menschen, aus der Bewegungsart alles Erfahrbare zu erfahren, völlig unverständlich. Auf eine Spitze getrieben ist das gleichzeitige Mitvollziehen in allen Zweikampfsituationen, z. B . beim Fechten: Ich gehe auf den Gegner und seine Motorik genauestens ein und so intensiv tue ich dies, daß ich schon seine Reaktion auf meine Aktion vorauserwarte. Daß es sich hier um erworbene Fähigkeiten handelt, wird deutlich, wenn man sieht, wie ein Kind aus einer Familie, in der es keine Wutausbrüche mit Tätlichkeiten gibt, gegenüber einem Wutanfall sich gar nicht richtig verhalten kann. Es weiß nur die einfachsten Abwehr- und Deckungsbewegungen. Im Unterschied hierzu verhält sich ein junger Hund etwa vom ersten Tag an in derartiger Situation vollkommen „richtig“, vermöge seiner eingeborenen Verhaltensweisen für alle Situationen, die im Leben eines Hundes vorkommen können. –

Durch diese Art des Erfahrens hat der Mensch eine unübersehbare Fülle von Möglichkeiten, seine Umwelt in sich aufzunehmen. So ist ihm auch ein tierisches Verhalten verständlich, wenn es in einer entsprechenden Form beim Menschen vorkommt: Flucht, Abwehr, Angriff, Wittern, Suchen. Andere tierische Verhaltensweisen, die im Menschlichen ohne Entsprechung sind, sind ihm in ihrem Gehalt, ihrem Sinn völlig unzugänglich: das Klappern der Störche mit den Schnäbeln. Hier können wir nur sekundär, durch Beobachtung der Zusammenhänge etwas erschließen. – Aber das ist kein großer Verlust angesichts der Tatsache, daß uns eine jede Bewegungsform, die sich in jedem Menschen spezifisch für ihn ausgebildet haben kann, eine Tür aus uns hinaus zur Umwelt sein kann. Darin liegt die umfassende Weltoffenheit des Menschen begründet. Es wird gleich nachher noch mehr dazu gesagt werden müssen.[17]

Motorisches Mitvollziehen gibt es auch in der Erinnerung. Man erinnert sich hinterher an einen besonderen Ausdruck im Gesicht des Bekannten, „was war denn das für ein merkwürdiger Zug in seinem Gesicht?“ Man rätselt daran, und vielleicht kommt es einem ganz plötzlich, was es bedeutet haben mochte. Man hat sich in der Erinnerung auf diesen seinen Gesichtsausdruck eingestellt, ihn in der Erinnerung motorisch mitvollzogen und so seine Bedeutung erkannt. – Auf diese Weise ist ja auch nur Menschenbeurteilung möglich. Ich projiziere mich nicht in den anderen hinein, er teilt sich im Gegenteil durch seine Motorik mit. Ich verstehe ihn, aber zugleich kann er mir zutiefst fremd sein. Das ist eben nicht subjektivistische Einengung der Welt, sondern eröffnet den breitesten Zugang zu ihr.

Neben dem bloßen Fremdverstehen hat das motorische Mitvollziehen noch andere Funktionen. Sie stehen allerdings mit dem Verstehen schlechthin in engem Zusammenhang. Eine derartige Funktion ist das Erlernen von Bewegungen, besonders deutlich und ausgeprägt beim Kind, aber auch beim Erwachsenen. Die Bewegungen des täglichen Lebens: die Mutter führt sie vor und das Kind vollzieht sie mit oder nach. Das Nachvollziehen ist zu unterscheiden vom Nachahmen; es ist das Nachvollziehen ein Mitvollziehen in der Erinnerung, wie das oben dargestellt wurde – der wesentliche Unterschied liegt im Grad der inneren Einswerdung mit dem betreffenden Vorgang. Diese innere Einswerdung erlaubt ja erst, das Gleichzeitige zu tun; die Nachahmung braucht beides – Gleichzeitigkeit und innere Verschmelzung mit dem Modellvorgang – nicht.

Auch wenn dann die ersten gewöhnlichen Bewegungen erlernt sind, ist diese Art des motorischen Lernens nicht überholt. Das wird deutlich beim Schreibenlernen oder beim Lernen z. B. des Geigens. Die Buchstaben werden nicht etwa nach einer Vorlage geschrieben, sondern die Schreibbewegung wird abgeguckt und aufgenommen. Die Hand, die bei einer Form Schwierigkeiten hat, wird vom Lehrer oder der Mutter geführt, bis sie diese Bewegung selbst kann. Der Ablauf wird erlernt, das Dynamische, nicht das schließliche Ergebnis, das Statische. Oder beim Violinspiel führt der Lehrer anfangs Hand und Bogen, bis diese schwierige Handhabung einigermaßen gekonnt wird. Auch beim Umgehen mit irgendwelchen Geräten und Werkzeugen wird immer wieder ihre Handhabung beim Lehrer und Meister angeschaut. Diese Bewegungen werden als Gesamtvorgänge erfaßt und auch als solche mit- oder nachvollzogen. Dem entspricht, daß der Gesamtablauf realisiert wird durch eine Gesamtinnervation der nötigen Muskeln – nicht: dieser Muskel, dann jener Muskel, hierauf dieser. Es wird ein integrierendes Gesamt gesehen, bzw. gespürt (wenn die Hand etwa geführt wird) und so wird es auch mitvollzogen, und dieses Gesamt wird schließlich auch beherrscht.

*   *
*

Das motorische Mitvollziehen, so fanden wir, ist die Grundlage des Fremdverstehens. Bisher war nur vom Verstehen des fremden Menschen die Rede. Aber der Mensch versteht ja nicht nur seinesgleichen, er versteht ja auch die Dinge um ihn her, und dies ist ebenfalls typisch menschlich. Von klein auf geht der Mensch mit den Dingen um, Spielzeug, Gerät, Werkzeug aller Art. Es sind menschliche Kulturdinge, und es sind Ergebnisse menschlicher Motorik. Der Mensch gibt seinen Dingen ja einen motorischen Sinn mit: so und so muß man das Gerät halten, damit man es benützen kann, so und so muß man es führen und bewegen. Diese motorische Verwendungsmöglichkeit schlägt sich in der Gestaltung des Dings nieder. Es läßt sich bei Kindern oft beobachten, wie sie mit einem Gerät zunächst ganz verkehrt umgehen, und eines Tages finden sie die richtige Handhabung und bleiben dann auch dabei. Dann hat das Kind den motorischen Sinngehalt des Dinges gefunden, und damit ist auch der Sinn insgesamt verstanden. Wenn es etwa entdeckt, daß ein Wagen Räder hat, auf denen er sich schön bewegt, dann ist der Sinngehalt des Wagens begriffen, nämlich „Fahren“ und diesen Sinn hat das Gerät selbst durch seine Gestaltung übermittelt. Von da an wird dieser und jeder andere Wagen nicht mehr umgestülpt hinterdreingezogen werden. Dieses Sinnverständnis wird aber nun nicht summativ erreicht, sondern es taucht plötzlich auf. Es mögen viele Versuche davor liegen, die vielleicht immer näher heranreichen, aber die letzten Glieder, die vom Bemühen und Versuchen zum endgültigen Sinnverständnis führen würden, kennt man nicht. Da ist ein Sprung: Der Mensch versucht, immer wieder, mit wechselnden Intensitäten, er setzt sich ein und dann geht plötzlich das Gegenüber auf. – Der Übergang ist nicht sichtbar. Das gilt für Mensch und Ding. Bei Schwachsinnigen ist dieser Sprung bedeutend kleiner und wesentlich verzögert, auch kennen sie nur eine viel geringere Intensität des Einsatzes, aber der Sprung ist doch vorhanden und die Freude über das Aufgehen des Verständnisses ebenfalls.

Die Dinge sprechen auf diese Weise zum Menschen. Sie fordern allerdings Anteilnahme, ohne die sie ihren Sinn und ihr Wesen nicht eröffnen. Auch das Wortverständnis läßt sich auf diese Weise ableiten, auch die Worte erklären ihren Sinn plötzlich, auf ein Sich-Einsetzen des Menschen hin. Das Kind versucht die schwierige Motorik des Sprechens, es beginnt lallend das von der Mutter Gehörte nachzuvollziehen und eines Tages gelingt es, und gleichzeitig ist auch ein Sinngehalt begriffen. Ist ein gewisser Wortschatz erworben, so kann es dahin kommen, daß der Mensch ein Großteil von der Welt des allgemein Bekannten erfahren kann, ohne sich einen Schritt von seinem Standpunkt zu entfernen, d. h., der Mensch ist dann in der Lage, seine örtliche Welt zu überschreiten, ohne sie physisch zu überschreiten.

Das ganze Natur- und Landschaftsverstehen geht über den Weg des motorischen Mitvollzugs. Eine Landschaft ist z. B. „bewegt“, „ruhig“, „streng“, „lebhaft“, „traurig“, „melancholisch“, „heiter“ usf.; das sind Ausdrücke, die, wenn nicht überhaupt aus dem motorischen Bereich stammend, aus dem Ausdrucksverhalten genommen sind. Eine Landschaft (oder eine Pflanze) spricht durch die in ihr enthaltene Motorik zum Menschen. Sie macht ihr Eigenwesen deutlich, wie der Greifring dem Kind sein Eigenwesen gibt, an Hand der motorischen Eigenheiten. So kann man auch verstehen, daß eine bestimmte Landschaft von vielen Menschen in der gleichen Weise erlebt wird, etwa die See oder das Gebirge, oder daß die Bewohner eines Landstrichs von dessen motorischen Eigenheiten geformt werden, also etwa besonders lebhaft oder besonders langsam, einfach, obenhin oder verwickelt, verschlossen oder zugänglich erscheinen.

Ding und Landschaft haben die gleichen Wege wie der Mitmensch, den Menschen zu erreichen, oder umgekehrt: Der Mensch versteht auf dieselbe Art und Weise seine menschliche wie dingliche Umgebung, ganz gleich, in welchem Maßstab er dazu steht. Wir reden von der Natur oder der Landschaft nicht in Metaphern und Bildern, sondern aufgrund unserer direkten Erfahrungen. In der Dichtung ist das Erlebnis der Natur oft nicht oder kaum zu trennen vom Erlebnis einer Person gegenüber. Nach dem oben Gesagten wird dies leicht verständlich: beides hat den gleichen Weg zu mir, beides ist ein Eigenwesen, das mir gegenüber tritt. Charakteristisch etwa ist *Hölderlins* Gedicht über den Rhein. Ähnlich ist wohl zu deuten, daß Blumen in neuerer Dichtung eine so auffallende Rolle spielen *(Rilke, Weinheber)*. Da stellt sich die Blume dar, ohne menschliche Zutaten, ohne Betrachtungen über sie und ohne Reflexionen. Es ist das motorische Erlebnis der Blume, umgegossen in die Motorik der Sprache. Ein Sachverhalt wie bei der Versteinerung von Pflanzen: das organische Material wird aufgelöst und an seine Stelle tritt, die Struktur und Architektur wiedergebend, das weniger vergängliche Material. Noch so umfangreiche wissenschaftliche Kenntnisse hingegen bringen uns dem Wesen der Pflanze um nichts näher. Das Funktionieren wird vielleicht dadurch verständlicher, die Eigenart der Pflanze nicht.

* *
*

Zwar kann der Mensch aus der Kommunikation zurücktreten, Distanz nehmen, aber das Erfahrene bleibt in ihm mehr oder weniger zurück. So verändert eine jede Erfahrung den Menschen etwas in eine Richtung, auch die Natur verändert uns so. Nicht nur das Erfahrbare an sich kann übernommen, besser: aufgenommen werden, sondern auch ein ganzer motorischer Komplex. So konnte, wer nach dem Kriege von der französisch besetzten in die amerikanisch besetzte Zone kam, sehen, wie eine bestimmte Gruppe Jugendlicher den typisch amerikanischen Gang, locker aus der Hüfte heraus, angenommen hatte. Das hatte Eindruck gemacht, das war angenommen worden, damit aber auch die zugehörige Lebensart. Oder deutsche Mädchen, die einen Franzosen geheiratet haben, sind bald darauf von echten Französinnen nicht zu unterscheiden. Mit der Annahme der französischen Art, wie sie der Ehemann in allen Kleinigkeiten an sich hat, ist auch die typisch französische Art, sich zu geben, zu stehen und zu gehen angenommen,

– und dies, obwohl manche schwäbischen Mädchen von Haus aus nicht gerade Anlagen zum französischen Charme haben! Von hier aus ist vielleicht auch abzuleiten, wieso alte Ehepaare oftmals einander so ähnlich sehen, umso mehr, je erfüllter die Ehe war. Weitere Beispiele: Buben schleudern mit einer „männlichen" Bewegung voll Entschlossenheit die Haare aus der Stirn, das ist oft verbreitet wie eine Seuche, oder junge Mädchen tragen sich ganz nach dem Vorbild der Modejournale, stehen, gehen und tragen den Kopf wie die Mannequins.

Von hier aus ist eine Anmerkung zum Identifikationsbegriff der Psychoanalyse möglich („ich bin wie der Vater, ich bin er selbst, aber dann kann ich nicht ich und er zugleich sein, einer muß weg"), der zu Aggressionen führt. Dies mag unter pathologischen Umständen zutreffen, aber als normaler Durchgang dürfte diese Deutung nicht anzuerkennen sein. Statt dessen ist der Vater das motorische Leitbild des Kindes (ich möchte so sein wie er), es nimmt das Kind vom Vater an; durch sein Sosein formt der Vater das Kind mit. – Das Kind formt seine Motorik an der der Eltern aus. Damit also nimmt es nach Vorstehendem auch Seinsinhalte der Eltern auf, Charaktereigenheiten. Es wird nie ein Stillstand erreicht, denn das Leitbild verändert sich ja selbst immer weiter, sein Wesen verändert sich, d. h. auch seine Motorik. An der Handschrift und ihrem ständigen Wechsel wird dies deutlich; es gibt keinen festen, ein für allemal erreichten Punkt.

Der Mensch besitzt eine unerhörte Freiheit zur Welt, er hat den breitesten Zugang zu ihr, der nur denkbar ist. Determiniert an ihm ist die Fähigkeit zum Mit- und Nachvollzug. Darin ist jedoch jede Einengung, Festlegung, Determinierung aufgehoben, weil der Mensch ja durch diese Fähigkeit die weitesten Möglichkeiten erhält.

Gewöhnlich wird das Motorische wieder abgelegt, nachdem es seine Rolle als Überträger des Verständnisses ausgespielt hat. Manchmal jedoch bleibt es auch bestehen. Beim jungen Kind ist diese übernommene Bewegung die erste Art von Bewegung überhaupt; sie stammt zum Großteil von den Eltern. So erklärt sich die Ähnlichkeit in der Haltung und Bewegungsweise innerhalb einer Familie. Zweifellos ist dabei auch Ererbtes; der genaue Anteil, den beide haben, ist nicht sicher abzuschätzen. Vermutlich ist im speziellen Fall des Motorischen der Anteil des Erworbenen größer. Durch den Umgang mit Großeltern, z. B. können auch Eigenarten über Generationen hinweg weitergegeben werden, ohne daß dies mit Vererbung zu erklären möglich wäre. Da aber die menschliche Motorik aufs engste mit dem Charakter, dem Wesen des Betreffenden verbunden ist, wird das Kind durch die Übernahme des Motorischen auch in seinem Inneren so erweckt werden, wie es und daß es dieser Motorik adäquat ist. So ist also auch sein Wesen nicht unbedingt und nur eingeboren, sondern an den Eltern gewachsen. Auch hier kann man den Anteil des Ererbten nicht abgrenzen. Wahrscheinlich sind jedoch Begabungen, besondere Anlagen ziemlich weitgehend ererbt. Aber auch die ausgeprägteste Anlage ist nicht *a priori* fertig und rund; jede Begabung ist zunächst eine „Möglichkeit zu . . .". Sie ist diffus, unverwirklicht. Alles Verwirklichen, Anfüllen, Erfahren ist dann von der Mitmenschenwelt abhängig.

Nach allem ist es von einer kaum zu überschätzenden Tragweite, wie die Eltern ihr Leben verwirklichen. Aus der Tradition, die sich im Laufe der Generationen in einer Familie ansammelt, formt sich ja das Kind wesentlich. Stark ausgeprägte Familientraditionen sind allen Mitgliedern der Familie ohne weiteres anzusehen: Offiziersfamilien, solche von mittleren und kleinen Beamten usf. Das ist ein Beweis dafür, daß aus dem traditionellen Gut der Familie sich die Kinder bilden. –

Interessant ist die Einschätzung der Tradition für das menschliche Leben bei verschiedenen Autoren. Max Scheler: Die Tradition ist passiv übertragen wie das Ererbte und unbewußt in den Menschen übergegangen, aber der bewußten Auflösung zugänglich, wenn auch unter Mühen. Die Tradition sei die Mitte zwischen dem Tierhaften, Ererbten und Mitgeteilten und dem bewußt gesprochenen und aufgenommenen Wort (die wörtliche Mitteilung ist für ihn die Höchststufe). Das ist eine vom theoretischen Denken her gewonnene Sicht der Tradition; biologisch ist sie zumindest unzureichend.[18] Saint Exupéry dagegen: „In den Handreichungen der Liebe liegt die Liebe, wie in den tausend kleinen Bewegungen das Handwerk vom Meister zum Schüler übergeben wird."[19] So wird nicht Technik weitergegeben, sondern das darin Enthaltene. Die Familie gibt ihren geformten Gehalt an Haltung, Wärme, Liebe weiter. (Insgesamt: welche Auswirkungen der Familie auf die menschliche Gesamtkultur, welche Aufgaben für sie, welch eine Verantwortung!) Nicht durch Worte geschieht die Einwirkung, nicht so wie Scheler es darstellte, vielmehr durch die Bewegungen, die kleinen, unauffälligen, alltäglichen. Freilich muß diese Art von Weitergabe nicht unter allen Umständen ihr Ziel erreichen und Früchte bringen (aber das müssen Worte auch nicht), es ist dies ein Angebot, das angenommen oder zurückgewiesen oder nicht beachtet werden kann.

Die gegenseitige Beziehung bei solch einer Weitergabe ist gekennzeichnet durch die Offenheit, das Offensein besser, gegen den Partner (der auch zum Beispiel ein Ball sein kann oder sonst ein Ding), das Bereitsein für etwas Unerwartetes, das starke Wachsein. Damit ist schon eine Umschreibung des Spiels gegeben und das Ständig-sich-neu-Einstellen, das Folgen, das Zuwarten, das Reagieren, das Antwort-Geben läßt sich nicht besser bezeichnen als mit „Einspielen". Hier geschieht eben nichts Sekundäres, wie es von einer Erwachsenen-Ebene aus so oft dargestellt wird: es handelt sich um den nächsten und unmittelbarsten Zugang zur Welt im allgemeinen wie auch im Mitmenschen. Der Ausgang ist immer ungewiß; es kann beglückend enden, es kann gefährlich werden, wenn man sich plötzlich vor dem aussichtslosen Dunkel der Welt wiederfindet. Darum ist es Sache der Familie, der Eltern besonders, daß das Kind eine Welt vorfindet, die vertrauenswürdig und freundlich ist.

* *
*

Weiter oben war schon einmal die Rede davon, daß Übernahme der Motorik und damit auch des Gehalts die Gefahr enthält, es könne Unechtheit dabei entstehen. Das Kind aber, obwohl es doch alles übernommen hat, ist stets echt! Wie kann man echt sein und doch nur Übernommenes haben? Es muß versucht werden, Klarheit zu schaffen über Echtheit, Unechtheit, Wahrhaftigkeit, Unwahrhaftigkeit. Unecht ist jedenfalls nicht identisch mit unwahrhaftig. Wahrhaftig ist zwar immer echt, aber beides ist doch nicht identisch. Ein Beispiel soll es verdeutlichen: Eine unechte Perle soll aussehen wie echt, ist es aber nicht. Glasperlen sind Glasperlen und wollen nichts anderes sein, man nennt sie nicht unechte Perlen. Die unechte Perle gibt dagegen einen Gehalt oder Wert vor, der ihr nicht zukommt, den sie überhaupt nicht hat. Sofern etwas aber bewußt gewollt ist, ist es auch nicht unecht, wenn es auch unaufrichtig ist. – Oder ein Schüler sitzt in der Schule so recht lammfromm da und wartet dabei nur auf den einen günstigen Augenblick, daß er seinen Maikäfer fliegen lassen kann. Er ist dabei nicht unecht. Er trägt eine Maske, aber er weiß, was darunter sitzt, und er weiß auch, daß er eine Maske trägt. Er trägt sie bewußt, er verstellt sich, er weiß von seiner Verstellung, aber er ist nicht unecht. Er ist womöglich nie echter als gerade jetzt! Er tut im Grunde nichts anderes als viele Menschen im alltäglichen Leben tun: eine Maske tragen.[20]

Die Weichherzigen tragen die Maske des Harten, die Unsicheren die eines Unverschämten usw. Es ist ein bewußtes Andersseinwollen. Die Maske hat über ihren Träger schließlich eine große Macht, eine manchmal geradezu dämonische Macht. Wenn die Kinder „Löwe" spielen oder „Räuber“ – wie sehr lassen sie sich von ihrer für dies Spiel angenommenen Maske leiten und hinreißen, oft kaum zum Wiedererkennen! Die Maske verwandelt ihren Träger, es ist eine Art von Verzauberung.

Die Gefahr ist groß, daß der Mensch einer lange getragenen Maske erliegt, daß er nicht mehr von ihr frei kommt. (*Rilke* im „Malte“: eine Stelle, wo er spürt, wie eine Verkleidung über ihn Macht bekommt, eine geradezu körperliche Macht.) Die Person wird verloren, der „Andere“ ist dann da. So könnte folgendes leicht möglich sein: Ein Mann in einem totalitären Regime fügt sich diesem nach außen hin, obwohl er es zuinnerst verabscheut und schlecht heißt. Er ist nach außen unaufrichtig, nach innen wahrhaftig. Die Maske ist zunächst bewußt eine Maske (er ist zwar unaufrichtig, aber nicht unecht). Jedoch erfährt er unter dieser Maske und wegen dieses zur Schau getragenen Mittuns manche Vorteile, findet Anerkennung; die Maske trägt sich schließlich immer müheloser. Es kann soweit kommen, daß vor sich selbst noch bestehende Zweifel aus dem Weg geräumt werden; „so schlecht ist das ja alles nicht, das Gute überwiegt doch das wenige Schlechte; erst wenn man sich dafür einsetzt, merkt man, daß es sich lohnt, daß es dies wert ist“. Der Außenstehende wird in solchen Reden sofort das falsche Pathos feststellen, das Übertriebene: Hier ist etwas unecht! Die alte Welt wird in die Ecke gestellt und damit die Kritik an dem Neuen. Der Weg hierher ging nicht über Fortentwicklung, sondern Vieles wurde einfach aus dem Weg geräumt, „verdrängt“. Es ist ein Sprung vom Zweifel und der Kritik bis zu einer Anerkennung, von der man annimmt und wünscht, sie sei eine endgültige. Das Neugewonnene wird übersteigert festgehalten und bekräftigend und dokumentierend proklamiert. Daher wirkt alles Unechte so aufdringlich und laut. Selbst „bedeutende Schweigsamkeit“ kann dann aufdringlich laut sein. Bei solch einem Vorgang entfällt das organische Wachstum, es wird einfach übersprungen. – Viel unglücklicher als das Verdrängte, das nach Auffassung der analytischen Psychologie aus dem Unterbewußtsein ins Bewußte heraufgeistert, wirkt sicherlich der leere tote Raum, der durch das Überspringen entstand, zwischen dem Verdrängten und dem übersteigert Neugewonnenen.

Nun aber weiß der Unechte nichts von seiner Unechtheit. Er ist überzeugt von seiner Echtheit. Der nach außen wissentlich eine Maske trägt, ist unaufrichtig, aber nicht unecht (so wie der Schüler im Beispiel oben). Der aber etwas zur Schau trägt, von dem er nichts weiß, obwohl es ihm doch nicht von selbst zugewachsen ist, der ist unecht. Wenn der Unechte von seiner Unechtheit wüßte, müßte er ja auf entsprechende

Vorhaltungen sich ertappt und erkannt fühlen, die Maske wieder bewußt annehmen oder sie ganz wegwerfen. Das Gegenteil ist der Fall, er wird antworten: Du irrst dich, ich bin wirklich überzeugt!

Weil der Unechte diesen toten leeren Raum mit sich herumträgt, ist er auch so unfruchtbar und unproduktiv. Die Leere unterbricht den Saftstrom von den Wurzeln her. Der Unechte ist auf die Hilfe des fremden Menschen angewiesen, wenn er von seiner Unechtheit loskommen soll; allein schafft er es nicht, und es ist selten, daß das Schicksal ihm die Fassade einwirft. Es ist klar, daß diese fremde Hilfe nicht eine solche ist und sein kann, die mit Worten, Kritik und dergleichen vorgeht.

Von solch einem Menschen sagt man dann, er habe sich selbst aufgegeben, und man kann dies mit einem gewissen Recht sagen, obwohl seine Kontinuität eigentlich weiter besteht. Von hier aus bekommt der Begriff der Persönlichkeit eine besondere Beleuchtung. Im Wesen des Menschen liegt es ja, daß er sich entwickelt, hatte er doch anfänglich nichts, es mußte alles erworben werden. Das ständige Anders-Werden gehört zum Menschen wie nichts sonst. Welches Anders-Werden ist nun echt, welches unecht? Sprachlich läßt sich vielleicht unterscheiden: Die echte Wandlung einerseits und die unechte Verwandlung, Verzauberung. Beim Unechten ist nur eine Fassade da und dahinter kein Haus, das sich bewohnen ließe. Nur der Unechte selbst ist von der Wohnlichkeit dieses Gebäudes überzeugt, seine Umgebung weiß von der Unbewohnbarkeit dieser Fassade. Er glaubt, wirklich gereift zu sein, das erworben zu haben, was er nur deklariert hat. Seine vorige, aus dem Gewachsensein kommende Sicherheit, verliert sich unter den neuen Verhältnissen, er muß sich dauernd selbst kontrollieren, ob auch die Maske noch sitzt, ob er sich auch ja nicht verrät. Diese Selbstbespiegelung, diese Akzentuierung des Ichs, oftmals mit einer selbstgefälligen Not, ist ein typisches Zeichen des Unechten.[21]

Dies selbstbefangene Spielen einer Rolle verhindert den lebendigen Bezug zum Andern, verhindert die Begegnung; das Unechte hat die fatale Eigenschaft, sich in der Person und auch auf andere auszubreiten. An den Berührungsstellen von echt und unecht entstehen Diskrepanzen, die – wohl aus Bequemlichkeit – zugunsten des Unechten ausgehen. So schwärmen immer ganze Mädchenklassen von einer Lehrerin; keine will im gegebenen Moment eine solche sein, die das „Besondere“ der Lehrerin etwa nicht begriffe. Und im gesellschaftlichen Leben will keiner der sein, der etwa nicht von der Musik oder der Malerei, gar von der modernen, nicht stark ergriffen würde. Man ist schließlich dabei der Überzeugung, daß es so ist, man spricht davon beim Nachhause-

Gehen, und kein Wort ist zu hoch. Oder das Interesse für das Unterrichtsfach der angeschwärmten Lehrerin steigt plötzlich, aber hernach ist alles beim Alten.

Wie ist es nun möglich, daß echt und unecht im menschlichen Umgang so schnell erkannt wird? Daß der Redner, der soeben das Pult betritt und erst Luft holt, schon als Angeber erscheint, bevor er noch ein Wort gesprochen hat, daß ein „warmer" Händedruck, noch bevor er gegeben ist, uns schon als unaufrichtig vorkommt, daß eine Bescheidenheit als ein Getue erkannt wird? Es kann diese Fähigkeit ja nicht angeboren sein.

Wie nachher noch näher auszuführen ist, erkennt das Kind solche Unterschiede zwischen echt und unecht noch nicht. Ein Verständnis des Unechten geht auch über das motorische Mitvollziehen. Die dem Gegenüber eigenen Gebärden, mit- und nachvollzogen, geben uns seinen Inhalt an. Schon bevor ein Wort gesagt wird, erkennt man das Echte oder Unechte desjenigen, was da gleich gesagt werden wird. Voraussetzung dazu ist, daß man nur selbst ein einigermaßen echtes Erleben hat. Die Diskongruenz zwischen Inhalt und Äußerung (d. h. vorgegebenem Inhalt) trifft den Erwachsenen empfindlich. Das Kind verfügt noch nicht über diese differenzierten Möglichkeiten, es hält alles für echt, was ihm begegnet. (Daher der oft dokumentierte „schlechte Geschmack" der Kinder, z. B. bei Bildern und dergl.) Beim kleinen Kind gibt es noch nichts Unechtes; Ausdruck und Inneres sind bei ihm völlig kongruent, das Innere durchdringt nämlich noch ganz den Ausdruck. Wann und wie kommt denn nun das Unechte in das Kind hinein? Über den Erwachsenen. Einige Beispiele sollen das zeigen.

Ein Kind bringt beim Perlenauffassen eine recht bunte Kette zustande und zeigt sie voll Freude dem eben heimkehrenden Vater. Der kann aber an dieser kindlichen Freude nicht teilnehmen, „tut" aber dafür erstaunt und freudig, verzieht das Gesicht zu einem „freudigen" Ausdruck. Auf die echte Freude des Kindes kommt die unechte Antwort des Erwachsenen, die vom Kind nicht bemerkt werden kann und so kritiklos Zugang in das junge Wesen erhält. — Großeltern können da oftmals anders sein, sie gehen in einer Weise auf das Kind ein, die sich selbst nicht aus der Hand gibt, sie tun nicht kindlich, sondern sind, wie sie sind. Frauen können auch oftmals glücklicherweise kindliche Bezirke in sich wiederaufleben lassen und stundenlang mit dem Kind kindlich spielen, ohne daß etwas Unechtes oder Gemachtes dabei wäre (nicht alle Frauen allerdings können das). — Je mehr Unechtheit in einer Familie ist, umso schwieriger für das Kind, daraus unangefochten herauszukommen. So wirkt das Unadäquate, nur Effektgerichtete an

Einrichtung, Sprache, Umgang, Bildung der Neureichen entsprechend auf ein Kind, das in solcher Umgebung aufwachsen muß. – Gelegentlich bricht dann das Echte mit einer elementaren Gewalt durch, induziert beim Umgang mit Freunden oder ihren Familien, und die Kinder stellen sich dadurch in schroffsten Gegensatz zu den Eltern.

Der Erwachsene fordert manchmal vom Kind geradezu die Unechtheit. So, wenn Dankbarkeitsbezeigung, Höflichkeit, Liebenswürdigkeit erwartet und verlangt werden. Wie oft sollen Kinder sich über ein Geschenk freuen und sich dafür bedanken, das sie vielleicht gar nicht mochten und das sie von jemand bekamen, von dem die Eltern nach seiner Verabschiedung sagten: Gott sei Dank, daß er weg ist!

Besonders tiefgreifend aber ist es, wenn die Mutter zum eigenen Kind unecht ist; sie glaubt, es selbst zu lieben, tut es aber nicht wirklich oder nur wenig, dann pfropft sich das krampfhaft Überhöhte und Übersteigerte darauf. Nach ärztlicher Erfahrung gedeihen diese Kinder nicht. Man kann sagen: Je dichter das Unechte und je tiefer der Ansatz liegt, den das Unechte findet (die eigene Mutter!), umso gefährlicher wird es für das Kind (und ganz allgemein: auch für den Erwachsenen). Bei der großen Reaktionsbereitschaft des Kindes wirkt da oft eine vergleichsweise geringe Beeinflussung durch Echtes und zum Echten erstaunlich.

Man findet bei Kindern auch immer wieder Unechtes, das sich somatisch repräsentiert, wenn nämlich durch Einhalten einer bestimmten Rolle ein „unlauterer Gewinn" herauszuschlagen ist. So etwas knüpft meist an entsprechende Erfahrungen an: Die schon einmal erlebte Zuwendung der ganzen Familie, als das Kind anläßlich irgend eines Infektes nicht aß, oder die allgemeine Beachtung, die es erfuhr, als es einmal erbrach und dergl. Die sogenannten Nabelkoliken sind oft derartige Versuche, etwas „unlauter" zu gewinnen. Selbstverständlich geschieht das unbewußt und ist deshalb auch nach früher Gesagtem etwas wirklich Unechtes. Für den Erfahrenen sind solche Krankheitsbilder (Nichtessen, Erbrechen, Nabelkoliken *sine materia)* leicht zu erkennen.

Die Unechtheiten sind meist nicht sehr tief eingeschliffen, und sowie die Rolle einmal nicht die gewohnte Resonanz bei der Umgebung findet, etwa in der Klinik, wird sie oft sofort und ohne weiteres aufgegeben. Auch hierin zeigt sich der starke Drang des Kindes zum Echten, der in solchen Situationen leicht sich durchsetzt. In diesem Zusammenhang muß man auch die große Lust bedenken, die das Kind zum Rollen-Spielen überhaupt hat. Es spielt den Vater, die Mutter, den Lehrer, vor allem am liebsten die strengen Züge oder den kauzigsten Lehrer. In einem gewissen Alter, vor und im Anfang der Pubertät, nimmt diese Neigung deutlich ab und kehrt dann in der Pubertät wieder (das Theaterspielen der Jugendverbände!), aber nun als etwas anderes. – Jetzt ist es mehr der Wunsch, sich selbst zu begegnen, die Rollen werden so ausgewählt, daß sie einem ähnlich sind, einem entsprechen. Im frühen Kindesalter dagegen treibt mehr die spielerische Neugierde dazu; es ist ein Versuch der Möglichkeiten, die einem gegeben sind. –

Wieso kommt der Mensch nun immer wieder dazu, seinen derzeitigen Standpunkt hinter sich lassen zu müssen? Bei der Erörterung: Was ist echt, was unecht? gingen wir vom Bild einer unechten Perle aus; sie soll mehr sein als sie tatsächlich ist. Dabei ist der Betrüger ein anderer als der Betrogene, es sind zweierlei Leute. Dagegen ist im menschlichen Bereich des Unechten der Betrüger auch der Betrogene selbst, er selbst ist der Hereingefallene, denn er selbst ist leer und unproduktiv und nicht jemand anderes. Das ist wieder die das menschliche Wesen und die menschliche Existenz so typisch kennzeichnende Rückbezogenheit: wir sind und wir haben zugleich, wir sind Körper und haben Körper. Indem wir haben, sind wir auch, und indem wir sind, haben wir auch, anders ist es gar nicht möglich, gar nicht denkbar. Wir greifen nach etwas, sind in dieser Greifbewegung und damit ganz nahe am Gegenüber, aber wir sind zugleich auch gewissermaßen weit weg von dieser greifenden menschlichen Existenz, zugleich in Kontakt und in Distanz, zentrisch in uns und exzentrisch außer oder vor uns.

Der Mensch ist das einzige Lebewesen, das vor sich selbst voraus ist. Er plant sich selbst voraus, macht Vorentwürfe von sich selbst, wie er morgen sein wird. Er muß immer vor sich selbst sein, immer vor der Gegenwart, denn ohne dies ist menschliches Leben gar nicht möglich. Ich muß wissen, was ich morgen und übermorgen anzuziehen und zu essen und zu wohnen haben werde, wir müssen immerzu voraussorgen. Wir müssen immer mehr von uns fordern als wir gegenwärtig tun können. Wir müssen immer übersteigert sein, die Übersteigerung ist das Gewöhnliche. Die große Schwierigkeit liegt nun darin, eine jede dieser Kluften zwischen Vorentwurf und wirklichem, gegenwärtigem Sein echt überwachsen zu lassen, nicht zu springen auf eine Stufe, die uns ja vom Vorentwurf her schon so bekannt ist. Je mehr einer von sich fordert (und man schätzt ja die Menschen weithin danach ein, was sie von sich fordern!), um so mehr ist er in der Gefahr, unecht zu werden, weil dann die Kluft (man spricht geradezu von „Hiatus“) entsprechend größer ist. Deshalb kann man sagen, daß der Mensch ständig an der Grenze von echt und unecht wandert; weil die menschliche Ursprungssituation das Vorausplanen in die Zukunft ist, zählt das Unechte zu den zentralen Dingen des Menschen, es entspringt ja dem Planenmüssen. Beim Tier gibt es daher auch notwendigerweise kein Unechtes. Emil S t r a u s s : Das Unechte gehört der geistigen Sphäre an.[22]

Gewöhnlich wird die Rolle leicht abgelegt, wenn es sich um Nachspielen handelt, wenn Lehrer oder Mutter gespielt wird. Bei Kindern, die etwa im elterlichen Geschäft mithelfen, zu verkaufen, kann man sehen, wie die Rolle des Erwachsenen, ja das Schema des Erwachsenen angenommen wird. Es kann fast peinlich sein, mit welcher Ernsthaftigkeit und unechter Wichtigkeit solche Kinder auf das Geld achtgeben, das sie zu erwarten haben, auf die Waage schauen und hantieren. Es sind nicht die Kinder mehr, die da verkaufen, sondern es sind die Eltern selbst. Die kindliche Offenheit ist wie fortgeblasen. Diese Rolle bleibt oft sehr fest haften. Das Kind meint dann wirklich das vorzustellen, was seine Rolle ausweist. Aber es kann diese Rolle nicht ausfüllen, und die Diskongruenz zwischen dem Vorgewiesenen und dem wirklich Vorhandenen berührt uns so peinlich.

*　　*
*

Kann man nun überhaupt merken, daß man unecht ist und, wenn ja, woran und wie? Es ist eine Erfahrungstatsache: Im Unechten verliert man sich nicht. Alle Bereiche eines Menschen nimmt das Unechte nie zumal ein. Darüber wacht die Wahrhaftigkeit. In der Wahrhaftigkeit verhalten wir uns zu uns selbst. In ihr treten wir zu uns selbst in Distanz und werden dadurch fähig, etwas an uns zu erkennen, als ob wir es nicht selbst wären, der da betrachtet wird. (Immer wieder dasselbe Phänomen, dieses Rätsel der menschlichen Existenz: Wir sind, und wir sehen uns gleichzeitig dabei zu!). Wir sehen uns also gewissermaßen mit fremden Augen, von außen, an.

Das wahrhaftige Ich hat Autorität über das gegenwärtige Ich, und es entscheidet auch über Selbsttäuschung oder nicht. Andere außer mir können eine Unechtheit an mir feststellen, aber auch ich selbst. Ob die Entlarvung von außen kommt oder von innen, sie wird jedesmal erkannt. Daß das so ist (nämlich, daß die Wahrhaftigkeit solch eine Autorität hat), ist nicht ohne weiteres verständlich. Das schafft auch keine Erziehung, es ist so eine grundlegende Institution, wie sie Erziehung niemals erreichen kann. –

Aus allen Erfahrungen, die das Kind in der Welt macht, mit Menschen und mit Dingen, ganz ausdrücklich auch mit Dingen, resultiert eine große Bereicherung. Die echte Bereicherung ist immer ein Getroffensein, ein Ergriffensein. Aus diesem Ergriffensein wird ein Maßstab geschaffen, an Hand dessen von allem Anfang an Echt und Unecht zu unterscheiden sind, und umso mehr wird dies möglich sein, je mehr Bereicherung und Getroffensein erlebt wurde. Daher wird das ältere Kind etwa schwierigere Unterscheidungen bezüglich echt und unecht bewältigen können als das jüngere. Für die Umweltserfahrung aber gibt es (wie bereits früher ausgeführt) bestimmte Voraussetzungen, die gleich noch näher erörtert werden. Bis jetzt kann man also sagen, daß am Anfang des Unechten eine Unwahrhaftigkeit gegen sich selbst ist. Diese Unwahrhaftigkeit wird jedenfalls klar erkannt und — wenn es zum Unechten kommt — verdrängt. Es läßt sich sagen, die Wahrhaftigkeit sei die Wächterin des Echten, zum wenigsten warnt sie und sie verhindert das Absterben des Menschen in lauter Unechtem. —

Die Welterfahrung (Mitmensch und Dinge) ist gebunden an die Aufmerksamkeit, an die Intelligenz und eine entsprechende Erfahrung. Alle drei Voraussetzungen können auch beim Tier erfüllt sein. Das Tier jedoch ist eingefangen in seiner Situation, während der Mensch sich aus ihr distanzieren kann. Ein hungernder Mensch kann einen vor ihm liegenden Apfel in jeder Hinsicht betrachten, kann über ihn aussagen; er muß ihn nicht unbedingt essen. Das ist eine Manifestation der menschlichen Freiheit und eben auch des menschlichen Geistes. Auch sich selbst kann man in dieser (distanzierten) Weise gegenübertreten: Wir wissen von unserer Existenz. Und wir wissen auch vom Verschwinden der Existenz. Ich bin in mir, das weiß ich doch, aber ich werde nicht in mir bleiben, denn eines Tages werde ich mich, meinen Körper, verlassen. Das heißt: in der Existenz ist immanent das Sterben. Dieses Wissen ist ein Ergebnis des Distanzieren-Könnens gegenüber sich selbst. Durch diese Fähigkeit kommt also etwas Negatives in bezug auf das Leben herein. Ich weiß doch, daß ich das Leben einmal verlassen werde.

Wir können Distanz halten — dadurch wird das Leben rein geistig, es wird ausgehöhlt. So „liegt im reinen Denken — (das ist die extreme Distanzierung) — der ständige immanente Tod". Wenn diese Punkte zusammengezogen werden, so ergibt sich, daß mit unserem Menschsein unlöslich verbunden ist die Fähigkeit zur Distanz, ja mehr: Das Garnicht-anders-Können! Und eben dadurch ist in unserem Leben das Geistige, das Aushöhlende, das Negative in bezug auf das Leben, ist immer etwas vom Tod immanent dabei. So wird die primäre Weltfremdheit des Menschen verständlich.

Die Frage war, ob man merken könne, daß man unecht ist, und es wurde bis jetzt gefunden, daß die Wahrhaftigkeit eine Wächterin des

Echten sei. Daß sie das sein kann, hat zur Voraussetzung die Distanzierungsfähigkeit, durch die unsere Existenz immer etwas vom Tod mit hat. Die Frage ist nun soweit vorgeschoben, daß sie formuliert werden kann: Wenn der Mensch a priori die Wahrhaftigkeit als Autorität anerkennt, was er sicherlich nicht als Folge einer Erziehung tut, und wenn hierzu die Distanzierungsfähigkeit notwendige Voraussetzung ist, hat dann tatsächlich der Mensch schon von allem Anfang an diese Distanzerfahrungen? D. h. hat das Kind Distanzerfahrungen?

Nach allem, was bereits früher vom Kind und seiner Welt gesagt wurde, muß man das bejahen. Die Welt des Kindes unterscheidet sich darin nicht von der des Erwachsenen. Ohne die Distanzerfahrung würde das Eigenwesen der Dinge nicht begriffen werden können. Sein Spielzeug, die Bausteine, der Greifring, das alles hat doch für es eine Ding-Bedeutung, ein Eigenwesen, der aufgebaute Turm ist ein anderes Ding als die Schachtel voller Bausteine, aus denen er zusammengesetzt ist, er ist und hat ein „Turmwesen". Die Tiere, die das Kind hinter dem Hofzaun aufstellt, und der Hofhund, der den Besitz bewacht, das sind alles Dinge mit ihren Eigenleben, und dieses Eigenleben wäre ohne die Distanzierung nicht vorhanden.

Aber man kann zur Beantwortung dieser Frage noch weiter vorstoßen. In der Distanzerfahrung liege ja der immanente Tod, wurde oben gesagt (und das wird mancher bestätigen können). Bereits beim Kind gibt es aber ein „Wissen" um diesen Tod. Das Kuckucksspiel, dieses Spiel vom Verschwinden und Wiedererscheinen ist für das Kind so erregend und so aufreibend wie keines sonst. Das tiefe Bestürztsein, wenn der Spielpartner sich versteckt hat, ist der Ausdruck für das Wissen um den Tod, der mitten im Spiel ist. Dem entspricht das tiefe Glück, wenn der Spielpartner wieder erscheint. Immer und immer will das Kind dieses Spiel haben, es kann nicht genug davon bekommen, es ist ein Spiel von der menschlichen Existenz, man kann vielleicht sogar sagen: Es ist ein Spiel wie die menschliche Existenz. Das tiefe Erschrecken und das tiefe Glück, diese vollen Ausschläge der Psyche, kommen zustande, weil Ernst und Spiel noch nicht unterschieden werden können.

Auch beim ganz jungen Kind hat man Veranlassung, bereits dieselbe Erfahrung des immanenten Todes anzunehmen. Dort äußert sie sich z. B. im Weinen des alleingelassenen Kindes. Der vorübergehende Zustand der leeren Verlassenheit wird eben nicht als vorübergehend verstanden, aber die Verlassenheit und die Leere „an sich", das wird verstanden. Daß kein Gegenüber mehr für es da ist, keine Antwort — das früheste Zeichen einer „Todeserfahrung". Dem wieder entspricht die große Freude, wenn die Mutter zurückkommt. Man kann sich vorstellen, wie ein Sterbender „denkt“: Ich habe es ja schon immer gewußt, so wird gestorben! Auch wissen alle Sterbenden, wenn es beginnt, daß jetzt das Sterben kommt und nichts anderes, nicht eine Ohnmacht, und nicht der Schlaf! Es gibt einige wenige Selbstzeugnisse Erwachsener, die das Getroffensein durch die Erkenntnis des eigenen Existierens wiedergeben.

In den seltensten Fällen werden diese frühen Schauungen in einer Weise erhalten, die sie der späteren bewußten Reproduktion zugänglich macht. Aber man darf annehmen, daß die Erfahrungen selbst nicht vereinzelt gemacht werden, sondern daß die das Allgemeine sind. So erzählt *Jean Paul* von dieser Erleuchtung, „wie vom Himmel gekommen“: „Ich bin ja Ich!“ Damit hat er erfahren, daß er in seiner Existenz zentriert ist und das ist nichts, das sich irgendwie ableiten ließe.[23] Andere solcher Selbstzeugnisse haben andere Momente zum Inhalt, z. B. das plötzliche Aufschließen: In den Worten, die ich da schon wochenlang buchstabiere, liegt ja „die Wahrheit“![24] Es gibt keine Addition, die dieses Ziel jemals erreichen würde, sondern es ist eine Erleuchtung. Übrigens ist auffallend, daß die entsprechende Erfahrung, um die es sich jeweils dreht, als „hell“ angegeben wird. Es ist etwas Irrationales dabei, es ist etwas in der Welt, das unserem Suchen anders als rational antwortet.

Die Glücksempfindungen bei diesen Erleuchtungen sind derart stark, daß es manchmal geradezu an Unerträglichkeit grenzt. Man kann sagen, die beiden Pole höchstens Glücks und höchster Unerträglichkeit sind in solchen Augenblicken in eines aufgehoben. Und es sind Augenblicke, Anfälle von einer absoluten Klarheit der Weltsicht, die sich sehr bald wieder ins „Normale“ eintrüben.

Wenn diese Erfahrungen sich nicht erzwingen lassen, so haben sie doch ganz bestimmte Voraussetzungen. Nämlich eine ganz bestimmte Art von Bereitschaft und Zuwendung. Bevor z. B. beim Lesernlernen sich das Verständnis für das Gelesene auftut, ist ein entsprechendes Bemühen notwendig. Das will weniger heißen: Mechanisches Üben (denn Verständnis läßt sich ja nicht durch Summation erreichen!), vielmehr ist es ein Sich-Aussetzen, ein Sich-Engagieren, dem Verständnis einen Angriffspunkt in sich selbst bieten.

Die Anpassung, die dazu nötig ist, unterscheidet sich völlig von der willensgetönten der meisten Erwachsenen, die voller Erwartung ist. Erwartung nämlich zielt auf etwas, ist etwas Spezifisches, eine Einschränkung der Bereitschaft auf etwas (wenn auch unklar) Vorgestelltes. Diesem Erwarten fällt nichts Derartiges zu. Das hierzu nötige Bereitsein ist ganz anders. Man will gar nichts, man tut auch gar nichts, was in die vermutete Richtung lenken würde, man ist völlig hingegeben und zuinnerst wunschlos – eine rechte Hans-im-Glück-Haltung. Es ist notwendig, sich ganz zur Verfügung zu halten, und dies ist nur möglich durch ein völliges sich Weggeben, Hingeben.

Nun ist klar, daß die Fähigkeit zur Distanz dabei sehr hinderlich sein kann. Weil sie sich beim Erwachsenen so sehr etabliert hat, verliert sich bei ihm die Fähigkeit zur Hingabe immer mehr. Die reine Distanz und auch nur Anklänge daran machen die so tief beglückenden Erleuchtungen, diese „Welt- und Lebenserfahrungen" unmöglich. Dem rein Geistigen zählt die Offenbarung nicht zu. Wieder: die reine Distanz, das Geistige ist der immanente Tod.

Das Gegenüber eröffnet sich also einer Haltung, die nichts intendiert, nichts vorhat, einer ungerichteten, überaus hellen Wachheit, einer höchst aufmerksamen Unaufmerksamkeit. Dazu tut das Gegenüber etwas, es spricht zu mir. Ich kann dabei nur der Zuhörende sein und kann aktiv nichts dazutun. Der Ursprung zur „Teilhabe" ist nicht zu erzwingen und auch in keiner Weise ableitend verständlich zu machen.

Auch an diesem so wichtigen Punkt, an dem für das Kind die Welterfahrung entsteht, gibt es echt und unecht. Das Maß für das Echte und das Echtsein stammt sicherlich, wie schon erwähnt, aus diesen ersten großen Erfahrungen der Kindheit, dieser „helle Schein" ist die Vergleichseinheit für das ganze Leben.[25] Von diesen ersten Erfahrungen geht wohl auch der Drang aus, weiteres zu erfahren, so auch beim Künstler. Er spürt: Hier, wo dies so hell und vordergründig wurde, dort geht es auch noch weiter und tiefer. Denn die ersten Begegnungen können echt sein, aber nicht ausschöpfend. Das Gegenüber kann sich schrittweise herschenken. Die aktive Rolle des Gegenübers drückt sich deutlich in den sich anbietenden Verben aus: Es ruft uns an, es schenkt sich, es kommt auf uns zu usw. Das Verhalten des Menschen läßt sich dagegen etwa beschreiben als ein „liebendes Vertrauen auf Antwort".

Gerade das Bild des Sich-Schenkens soll noch erläutert werden. Schenken ist etwas anderes als Geben. Geben ist ein Besitzwechsel, und dieser kann zustandekommen auf Grund einer Forderung, eines Anspruchs. Man ist dabei also nahe an der Welt des Rechts, man kann auch sagen an der Welt des Berechenbaren. Die durch Recht geregelte Beziehung ist nur in der Distanz und durch die Distanz möglich. Das freiwillige Geben ist gewöhnlich nicht völlig von einem Wollen oder Nichtwollen abhängig. Freilich gibt es auch ein Geben über das Verlangte hinaus, das Opfer. Man denkt an das Opfer im biblischen Sinne. Die Mönchsorden haben die Regel, alles wegzugeben, was persönlicher

Besitz ist. Aber selbst diese Haltung, die doch menschlich bewundernswürdig ist, ist etwas anderes als Schenken.

Wer alles hergibt, wird ärmer, er hat hinterher weniger als zuvor. Der Schenkende dagegen wird nicht ärmer, er wird, indem er schenkt, noch reicher als er zuvor war. Es ist also ein grundsätzlicher Unterschied zwischen beiden. Sie können sich vereinigen, Schenken und Opfern, aber sie bleiben dennoch different. Wenn gesagt wird, die Dinge, die Welt selbst schenke sich her, so heißt das: Aus ihrem Übermaß läßt sie etwas herüberströmen, um das sie nicht ärmer wird. Denn das Geschenk ist beim Beschenkten, aber es bleibt doch auch zugleich beim Schenkenden, wenn es nur recht geschenkt ist. Da das Schenken keine Beziehungen hat zur Welt des Anspruches und des reellen Austausches, gibt es auch für das Geschenk der Dinge an den Menschen keine eigentliche Erwiderung. Darauf ist nur möglich, zu rühmen und zu preisen, und gerade das ist beim Kind so stark sichtbar. So spricht auch H e i d e g g e r, die Dinge würden „erst mein durch Nennen und Preisen".[26] Auch bei *Hölderlin* finden sich entsprechende Stellen.[27] *Rilke* handelt ganz ausgesprochen von diesen Dingen:

„Preise dem Engel die Welt, . . .
. . . Und diese, von Hingang
lebenden Dinge verstehn, daß du sie rühmst."[28]

Dadurch aber wird nicht nur der Mensch der Welt teilhaftig, sondern auch die Dinge bekommen Anteil am Menschen:

„ . . . vergänglich,
traun sie ein Rettendes uns, den Vergänglichsten, zu.
Wollen, wir sollen sie ganz im unsichtbarn Herzen verwandeln
in — o unendlich — in uns! Wer wir am Ende auch seien!"[2]

Der Erwachsene verliert diese helle Erfahrung oder genauer: den Sinn dafür weithin. Die Dinge sind für ihn „verbraucht". Er ist eingehüllt in solche Erfahrungen, eingewohnt, „behaust".[30] Die Künstler konservieren mit ihrer ganzen Eigenart den Sinn dafür viel besser als sonstwer, weshalb sie auch am ehesten darüber Mitteilung machen können. So schreibt *Ernst Barlach* in einem Brief an seinen Bruder: „daß Ich sich in die Wesen saugt, ohne sich zu verlieren". Er kommt zu einer solchen Aussage: „Nicht-Ich ist mehr als Ich" (und man könnte hinzusetzen: und doch ganz Ich-selbst!) Das bezeichnet die Erfahrungen des Ineinander-Übergehens und Ineinander-Eingehens. *Rilke* in einem

Brief über seinen Malte: „Hätte Malte in Paris eine Geliebte gehabt oder selbst einen Freund, wäre er dann so tief ins Vertrauen der Dinge gekommen? Die Dinge fragen zuerst: Bist du frei?“[31] Es ist das wieder die Frage nach der Bereitschaft, wie bereits oben einmal erwähnt. Wer sich nicht ganz verfügbar hält für die Dinge, dem werden sie vielleicht ein freundliches Zeichen geben, aber erschließen werden sie sich nicht!

* *
*

Die Beziehungen, die der Erwachsene zur Welt gewöhnlich hat, sind ganz anderer Art. Die Umgebung wird durch ihn registriert, mit Marken versehen. Diese markierten Dinge werden dann als erledigt abgelegt. (G e h l e n hält in seiner Anthropologie das für die Welterfahrung des Menschen schlechthin.)[32] Das läßt sich in allen Bereichen des täglichen Lebens feststellen. Z. B. analysieren wir die Menschen in der Medizin nach ihren Krankheiten, unterscheiden etwa Arteriosklerotiker, Nephritiker usf. und „legen“ sie gewissermaßen unter diesen Marken „ab“. Gerade durch diese Art leben wir in der Gefahr, von der Welt tatsächlich nichts zu erfahren. Ist das doch eine Welt des Habens, des Geschäftigseins, des Berechenbaren, des Statistischen, d. h. eine Welt der Distanzen, derjenigen Distanzen, die uns den Zugang zum Lebendigen immer verhindern.

Diese Welt der Erwachsenen gibt sich ja sehr sicher, selbstsicher, und wer nicht nach ihrem Gesetz leben will, ist ein „Sonderling“, der es sich offenbar leisten kann. Wohl jeder aber, der eine Zeitlang in dieser Welt gelebt hat, bekommt existentielle Zweifel an ihr, und oftmals gibt es plötzliche und völlig unerwartete Durchbrüche zum anderen Leben. Das sind Momente, die einen vor sich selbst verlegen machen oder betroffen: Du hast ja alles, alles falsch gemacht! — Aber wir haben gelernt, diese Löcher zu stopfen: Lächerlich, keine Zeit zu so etwas, das ist nicht meine Aufgabe usw. Nach einiger Zeit ist man vollkommen der Gefangene dieser selbsterrichteten Gefängnisse. Es sind Käfige, die den eigentlichen Zugang zur Welt verhindern und nur das passieren lassen, was durch die Maschen paßt.

So muß man sich auch die Entstehung der ideologischen Haltung vorstellen. Eine vielleicht sogar richtige Erfahrung wird zum Dogma erhoben und zum Maßstab alles Folgenden. Dann ist eine Ausdehnung nach irgendeiner Seite nicht mehr möglich. Die einmal aufgestellte Ideologie verlangt und hat zum weiteren Bestehen Macht, Gewalt nötig. Auf diese Weise kommt der Machtanspruch unter die Menschen. Ein Macht-Trieb, etwa dem wirklich vorhandenen Sexualtrieb vergleichbar, existiert nicht als angeborene Eigenheit des Menschen. Das Kind kennt primär keinen Machttrieb, sondern dieser ist eine typische Umgangsform dieser Welt voller Konkurrenzkampf, Rekordleistungen, und als solcher in dieser erworben. In der Gefahr, zu solchen Ideologen zu werden, stehen wir alle dauernd sehr stark in dieser oder jener Beziehung.

Man muß sich ständig klar machen, daß diese Welt des Markierbaren nicht alles ist, was die Welt zu bieten hat. Auch das Studium soll nicht nur ein solches Markieren sein. Das Markierbare ist heute ein unumgängliches Hilfsmittel, und man muß es beherrschen, aber wirklich: beherrschen. Das wirklich Wichtige am Studium vollzieht sich ständig anderswo, und weder Examensnöte noch Examensnote dürfen das Wichtigste werden.

Da diese andere Welt außerhalb des Markierbaren sich nicht auf Vorsatz und Absicht ergibt, eröffnet, so ist Geduld für sie eine Voraussetzung, und diese Geduld fußt auf der Hoffnung. Die Hoffnung, daß doch noch eine Antwort komme. Die Hoffnung ist zusammen mit den anderen innersten Tugenden: Mut, Geduld, sicherlich eine der tragenden Pfeiler des Menschenlebens.

* *
*

Es hat sich nun ergeben, daß das Kind in die Welt kommt ohne eine solch feste Bindung an sie, wie etwa das Tier sie hat, „nackt, der Natur ärmstes Kind", daß das eine Freiheit von Welt bedeutet und damit eine Freiheit zur Welt. Das Kind kann sich dann zu den Dingen um sich in Beziehung setzen, auf sie eingehen, aber es muß das nicht! Das Nicht-Müssen fand sich immer wieder als ein Charakteristikum des Menschseins, ergab es sich aus allerlei unterschiedlichen Ansätzen. Eine Frage, die sich hier anschließt, wurde bis jetzt weder gestellt, noch beantwortet, nämlich diese: Was bringt das Kind dazu, sich mit der Welt überhaupt zu befassen? Wenn es doch die Freiheit hat, auf die Welt einzugehen oder nicht einzugehen — wieso geht es dann auf die Welt ein? (Nachher werden wir noch sehen, daß es auch Kinder gibt, die diesen Weg nicht gehen, nicht gehen können). Und wie kommt es denn dazu, in diese dunkle Welt, von deren Dunkelheit das Kind, wie bereits früher gesagt wurde, doch frühzeitig eine Erfahrung hat, hineinzulächeln? Wieso ist das Lächeln des Kindes so oft das erste, was es von sich „äußert"?

Die Antwort darauf ist: Weil es eine vertrauenswürdige Welt ist, eine nicht neutral gegenüber stehende, sondern eine, die sich verschenkt. Es ist ein warmer, naher Bezug zwischen Kind und Welt. Da ist das vertraute Zimmer, ein Tisch steht darin, an dem das Kind spielt, und dessen Muster sein ganzes Kinderdasein über wichtig ist und bleibt. Die Mutter spricht mit dem Kind und singt ihm vielleicht ein Lied vor, der Ball läuft unter die Kommode, das Kind holt ihn dort unten hervor, es ist so merkwürdig dunkel, eng und ein bißchen unheimlich da unten und riecht auch ein wenig anders als sonst in der Stube. Aber das Kind braucht ja nur wieder umzukehren, dort ist ja die Mutter und all das Bekannte, Vertraute, Gute. Da ist ja wieder die freundliche Welt. Was macht denn die Welt des Kindes so freundlich? Es ist die Mutter, die das zuwege bringt, aber wie geht das zu?

Auch hierfür gibt es einige Selbstzeugnisse, die vereinzelt Erinnerungen aus allerfrühester Kindheit zum Gegenstand haben. So in der fragmentarisch hinterlassenen Autobiographie *Stifters.* Er erinnert sich an das, was er empfand, als er gewiegt wurde, als die Mutter ihm vorsang („es war Glanz, es war Gefühl, es war unten ..."),[33] wie die „Urerinnerungen eines Volkes" kommt es ihm vor. In *Rilkes* Malte ist es besonders die Spitzengeschichte, wo seine Mutter ihm die kostbaren Spitzen aufrollt und mit ihm ansieht. Da führt die Mutter das Kind in die Welt ein, aber nicht wie ein Lehrer, sondern, indem sie fast selbst ein Kind ist.[34] Das kann eben nur die Mutter. Mutter und Kind sind da ganz einig und einsam, aber es ist genug, wenn nur die Mutter da ist. Es zeigt sich oft in diesen Darstellungen, daß die Mutter für das Kind eine unbegrenzte Mächtigkeit hat.

Das hat nichts mit der Macht im gewöhnlichen Sinne zu tun. Die Mutter ist würdig, mächtig, abschirmend, voller Geborgenheit. So ist sie, wie es das alte Bild der Schutzmantel-Madonnen darstellt. Geborgen ist etwas anderes als gesichert. Gesichert ist man vor etwas, vor etwas Feindlichem, d. h. es ist dabei Spaltung vorausgesetzt und damit Distanz. Dagegen ist man geborgen in etwas, d. h. man ist im selben enthalten, steht zu dem, indem man sich birgt, in einem eigentümlich liebenden Bezug. Diese Geborgenheit in der Mutter wird vom Kind sicherlich bald bewußt erfahren (wenn auch selbstverständlich nicht formulierbar, aber Erfahren und Formulieren sind ja zweierlei). Sie wird erfahren am Rande der Angst (wie man sich auch im Zimmer geborgen fühlt, wenn vor den Fenstern ein schweres Wetter niedergeht).

Die Aussicht auf die Angst ermöglicht eigentlich erst das Sich-geborgen-Fühlen, und an diesem selben Punkt kommt auch das Lächeln auf.

Plessner sagt, das Lächeln komme, wenn in einer Situation eine unvereinbare Mehrsinnigkeit besteht. So kann Lächeln entstehen, wenn Komisches und Ernstes sich treffen.[35] Jeder kennt das unheimliche Gefühl, wenn auf dunkler Straße ein einzelner Mensch sich einem nähert. Da ist man angespannt und beobachtet die Situation genau. Er kommt näher, und die Spannung wächst, aber dann grüßt er freundlich und stellt sich womöglich als ein Bekannter heraus. In diesem Moment der verrinnenden Angst und Spannung lächeln wir. Auch die Tiere mögen das wortlose Annähern nicht, die Hunde werden unruhig, bellen und schnappen vielleicht sogar zu, aber ihre Spannung schlägt in Freude um, wenn ein Vertrauenszeichen kommt, z. B. ein Wort, das sie kennen. Genauso verhält es sich auch beim Kind. Die Angst steigt in ihm empor, es sieht sich ausgeliefert, und da kommt ihm die vertrauenswürdige Welt der Mutter entgegen, das Kind geht in die Geborgenheit der Mutter ein, und da wird aus der Spannung das Lächeln.

Das Geborgensein ist nur möglich in einer ganz persönlichen Beziehung, in einem Du. Ein solches Du kann auch immer angesprochen werden. So findet man bei *Hölderlin* nach der Rückkehr in die Heimat, in der er seine Geborgenheit wiederfand, wie er diese Heimat (sein Wort ist: Vaterland) anspricht: „Du Vaterland".[36] Wer die Geborgenheit gibt, alles abhält und alles gibt, ist jemand, der alles Vertrauen bekommt, nicht nur ein einfaches Vertrauen schlechthin. So jemandem vertraut man sich an, das bedeutet, es ist ein Verhältnis der Totalität. Von vornherein gehört also das Vertrauen, das kindliche Vertrauen, zum Menschen. Es ist dasselbe Vertrauen, das auch die Welt eröffnet. Die Welt eröffnet sich, sofern das Vertrauen nur völlig genug ist. Und umgekehrt verschließt Mißtrauen die Welt; ein Gespräch unter Vertrauten wird kühl distanziert, wenn jemand dazu kommt, dem man mißtraut.[37]

Es wurde bereits oben angedeutet, daß es auch Kinder gibt, die nicht auf die Welt zugehen, nicht zugehen können. Gewöhnlich ist es so, daß das Kind in und durch die Mutter eine vertrauenswürdige Welt vorfindet. Es findet seine Geborgenheit in der Mutter. Das Kind aber, das diese Geborgenheit in der Mutter nicht findet, weil es keine Mutter hat oder niemand, der Mutterstelle vertritt, oder die leibliche Mutter dazu unfähig ist, findet keinen Zugang zur Welt. Es lächelt nicht, spielt nicht, lernt nicht sprechen und kaum sich bewegen, wächst nicht und wird anfällig gegen Infekte, so daß es oft daran stirbt. 3- bis 4-jährige wiegen dann so viel wie Säuglinge.[38]

Aus all dem wird deutlich, wie sehr die Mutter für das Wagnis des Lebens in der Welt wichtig ist. Ein jedes Kind wagt sich einmal zu weit vor, und dann muß es etwas haben, wohin es zurückkehren kann. Darum ist das Wiederfinden der Mutter für das Kind ein so überwältigendes Erlebnis. Der Ausgangspunkt, die Geborgenheit, der Ursprung ist wiedergefunden, man kann sagen: Das Bezugssystem, das erst die Orientierung möglich macht und Richtung gibt. Überwältigende Dankbarkeit ist die einzig mögliche Antwort darauf.[39] Das Danken aber für ein Geschenk ist das Nennen.

Vielleicht ist die Sprache des Menschen an einem Punkt wie diesem entstanden, keinesfalls aber aus Nützlichkeitsgründen. Die ganze Kindheit kennt das Nützliche nicht. Die Mutter ist für das Kind das überfließend Reiche, der Dankende empfindet sich ja immer als der Kleinere. Aber der Dank ist für den ursprünglich Schenkenden wieder ein Geschenk: es verpflichtet ihn in einer eigentümlichen Weise. Man muß sich einem aufrichtigen Dank gegenüber als würdig erweisen.

ANMERKUNGEN

ERSTER TEIL: AUFSÄTZE

Angst und Vertrauen

Zum ersten Male veröffentlicht in: Die Sammlung, Zeitschrift für Kultur und Erziehung 7 (1952), S. 175 ff.

[1] R. A. SPITZ, Über psychosomatische Epidemien des Kindesalters und vorbeugende Psychiatrie, in: Psyche, Eine Zeitschrift für Tiefenpsychologie und Menschenkunde in Forschung und Praxis 4 (1950), S. 17 ff.

[2] Vgl. u. S. 90.

[3] Vgl. u. S. 39 f., 179 f.

[4] H. PLÜGGE, Über suizidale Kranke, in: Psyche 5 (1951), S. 433 ff.

[5] A. CAMUS, Die Pest (1949), S. 217.

Die Bedeutung der Familie für die frühe Kindheit

In den Grundzügen vorgetragen am 17. 2. 1949 als Antrittsvorlesung an der Universität Tübingen unter dem Titel „Über die Bedeutung der Geborgenheit für die Entwicklung des jungen Kindes".
Zum ersten Male veröffentlicht in: Die Sammlung 11 (1956), S. 465 ff.

[1] S. u. S. 45.

[2] S. o. S. 12.

[3] S. o. S. 12 f.

[4] A. de SAINT EXUPÉRY, Brief an einen Ausgelieferten (1948), S. 28 ff.

[5] Vgl. hierzu O. F. BOLLNOW, Neue Geborgenheit, Das Problem einer Überwindung des Existenzialismus (1955), S. 121 ff.

[6] In der Schrift „Wie Gertrud ihre Kinder lehrt" hat Pestalozzi im 14. Brief anschaulich das Wirksamwerden von Gehorsam und Liebe, Dank und Vertrauen im Leben des jungen Kindes dargestellt, doch glaubt er, daß es als „bloße Folge des Zusammentreffens instinktartiger Gefühle", als „einfache Folge des Naturtriebes" anzusehen sei, s. H. PESTALOZZI, Wie Gertrud ihre Kinder lehrt, Ein Versuch, den Müttern Anleitung zu geben, ihre Kinder selbst zu unterrichten (1947), S. 168 ff., S. 171

[7] S. u. S. 45 ff.

[8] S. u. S. 128 ff.

[9] G. MARCEL, Die schöpferische Verpflichtung als Wesen der Vaterschaft, in: Homo Viator, Philosophie der Hoffnung (1949), S. 132 ff.

Verlust des Hauses, Vertrauen der Dinge

Nach einem, von meinem Vater korrigierten Vortragsmanuskript. Eine Stelle, die im folgenden Aufsatz wörtlich wiederholt wird, habe ich weggelassen.
Noch nicht veröffentlicht.

[1] S. o. S. 10 f.

[2] M. HEIDEGGER, Bauen Wohnen Denken, in: Vorträge und Aufsätze (154), S. 149.

Das Bild der Heimweh-Reaktion beim jungen Kind

Nach einem Vortrag, gehalten im Regensburger Kollegium für Ärztliche Fortbildung am 20. 5. 1955.
Zum ersten Male veröffentlicht in: Deutsche Medizinische Wochenschrift 80 (1955) S. 190 ff.

[1] J. G. HERDER, Über den Ursprung der Sprache (1772), hrsg. von C. Träger (1959) S. 21.

[2] Hier ist eine kurze Stelle ausgelassen, in der Fieberkurven erläutert werden, s. Deutsch. Med. Wochenschrift S. 1902.

[3] W. GRÖNBECH, Kultur und Religion der Germanen[5] 1 (1954) S. 106 f.

[4] S. o. S. 12.

[5] M. von PFAUNDLER, Über natürliche und über rationelle Säuglingspflege, in: Süddeutsche Monatshefte 6, 2 (1909) S. 310 ff.

[6] Vgl. H. FINKELSTEIN, Lehrbuch der Säuglingskrankheiten[2] (1921) S. 194 ff.

[7] R. A. SPITZ, ebd. S. 17 ff.

[8] G. MARCEL, Homo Viator, Philosophie der Hoffnung (1949); O. F. BOLLNOW, Neue Geborgenheit, Das Problem einer Überwindung des Existenzialismus (1955), S. 81 ff.; H. PLÜGGE, Über Suizidale Kranke, in: Psyche 5 (1951), S. 433 ff.

[9] MARCEL, ebd., S. 72.

[10] Die Mitteilung PLÜGGES über junge suizidale Kranke deckt als Gründe für den Suizid-Versuch Störungen des Lebensgefüges auf, die mit den hier geschilderten wesenhaft verwandt sind: Grund zum Selbstmord ist nicht „die Gewalt einer Bedrängnis der Bezüge des menschlichen Daseins, sondern das Manquo an Erleben“, s. ebd., S. 448. „In der Langeweile, im Verlust der fundamentalen Hoffnung, dem Warten in das Leere hinein löst sich die Existenz gleichsam auf, rückwärts ins Nichts hinein“, ebd., S. 440.

Von der Eigenart jugendlichen Verhaltens

Immatrikulationsvortrag, November 1958, Tübingen.
Zum ersten Male veröffentlicht in: Die Sammlung 15 (1960), S. 355 ff.

[1] E. HOFFMANN, In der Dorfschule, in: Die Sammlung 2 (1947), S. 29.

[2] E. BARLACH, Ein selbsterzähltes Leben (1948), S. 13.

[3] BARLACH, ebd., S. 17.

[4] S. u. S. 60.

[5] O. F. BOLLNOW, Die Wahrhaftigkeit, in: Die Sammlung 2 (1947), S. 234 ff., bes.: 243.

Hypochondrie im Kindesalter

Zum ersten Male veröffentlicht in: Der Nervenarzt 31 (1960), S. 24 ff.

[1] K. PRIVAT, Adalbert Stifter, Sein Leben in Selbstzeugnissen, Briefen und Berichten (1946), S. 20; vgl. u. S. 155 f.

[2] O. F. BOLLNOW, Das Wesen der Stimmungen[2] (1943), S. 79.

[3] Jean Paul, Levana oder die Erziehlehre, 3. Bruchstück, 2. Kap., hrsg. von F. Seitz (1948), S. 71 ff.

[4] M. HEIDEGGER, Sein und Zeit[6] (1949), S. 42 ff., 175 ff.

[5] S. KIERKEGAARD, Der Begriff Angst, Gesammelte Werke, 11./12. Abt. (1952), S. 161.

[6] E. WULFF, Der Hypochonder und sein Leib; in: Der Nervenarzt 29 (1958), S. 66.

Über Kindliche Hysterie

Vortrag, in Velden/Wörthersee auf der Kärntner Ärztetagung 1959 gehalten. Noch nicht veröffentlicht.

Über Eigenart und Ausdrucksgehalt frühkindlicher Motorik

Nach einem Vortrag, gehalten am 12. 5. 1953 in Freiburg im Breisgau.
Zum ersten Male veröffentlicht in: Deutsche Medizinische Wochenschrift 78 (1953), S. 1787 ff.

[1] Johann Peter HEBELS Werke, hrsg. von W. Altwegg 2 (o. J.), S. 222 ff.

[2] J. G. HERDER, Sprache, S. 17 ff.

[3] A. GEHLEN, Der Mensch, seine Natur und seine Stellung in der Welt[4] (1950), S. 44.

[4] A. PORTMANN, Biologische Fragmente zu einer Lehre vom Menschen[2] (1951), S. 80.

[5] K. LORENZ, Ganzheit und Teil in der tierischen und menschlichen Gemeinschaft, Studium Generale 3 (1950).

[6] R. A. SPITZ, The Smiling Response, Gen. psych. Mon. 34 (1946), S. 1.

[7] S. o. S. 12.

[8] F. FRÖBEL, Das kleine Kind (1826), in: Ausgewählte Schriften, hrsg. von E. Hoffmann 1 (1951), S. 79.

[9] F. J. J. BUYTENDIJK, Das erste Lächeln des Kindes, in: Psyche 2 (1948).

[10] S. o. S. 12.

[11] LORENZ, ebd., S. 466

[12] Ebd. S. 480 ff.

[13] Ebd. S. 489

[14] S. o. S. 10 ff.

[15] GEHLEN, ebd., S. 45 f.

[16] L. KLAGES, Grundlegung der Wissenschaft vom Ausdruck[7] (1950), S. 28.

[17] Th. LIPPS, Das Wissen von fremden Ichen, in: Psychologische Untersuchungen 1 (1907), S. 697 ff.

19 Ebd., S. 104 ff.
20 Ebd., S. 148.
18 KLAGES, ebd., S. 65 ff.
21 F. J. J. BUYTENDIJK, H. PLESSNER, Die Deutung des mimischen Ausdrucks, in: Philosophischer Anzeiger 1 (1925), S. 82.
22 Ebd., S. 76.
23 S. o. Anm. 9.
24 R. A. SPITZ, The Smiling Response ebd.

Die Auswirkungen fremder Motorik auf den jugendlichen Menschen

Rede bei der Übernahme des Rektorats am 7. Mai 1960.
Zum ersten Male veröffentlicht in: Tübinger Universitätsreden 9 (1960).

1 J. G. HERDER, Sprache, S. 17 ff.
2 M. SCHELER, Die Stellung des Menschen im Kosmos (1947).
3 F. J. J. BUYTENDIJK, Die Frau, Natur, Erscheinung, Dasein (1953), S. 84 ff.
4 A. GEHLEN, Der Mensch, seine Natur und seine Stellung in der Welt[4] (1950).
5 A. PORTMANN, Biologische Fragmente zu einer Lehre vom Menschen[2] (1951).
6 J. P. HEBEL, Betrachtung über ein Vogelnest, ebd., S. 221 ff.
7 Zitiert bei L. KLAGES, Grundlegung der Wissenschaft vom Ausdruck[7] (1950), S. 107.
8 KLAGES, ebd., S. 28.
9 Es überschreitet den Rahmen des Vortrags, dem nachzugehen, wo über die allgemeinmenschliche Möglichkeit, Bewegungen mit zu vollziehen und zu übernehmen hinaus spezielle Erbanteile der motorischen Entwicklung aufzufinden wären.
10 O. F. BOLLNOW, Die Lebensphilosophie (1958), S. 42 und 44.
11 KLAGES, ebd., S. 66, 105 ff.
12 KLAGES, ebd., S. 53 ff.
13 KLAGES, ebd., S. 55 ff.
14 S. o. S. 10 ff.
15 G. GUNNARSSON, Schiffe am Himmel (1928), S. 107.

Die gefährdete Freiheit

Zwei Ansprachen vor Tübinger Studenten.
Nach dem Tod meines Vaters veröffentlicht in: Neue Sammlung, Göttinger Blätter für Kultur und Erziehung 1 (1961), S. 99 ff.

1 A. SCHWEITZER, Verfall und Wiederaufbau der Kultur, Kulturphilosophie — Erster Teil (1923), S. 19.

Der Schmerz

Nach einem am 17. November 1955 zu den Evangelischen Hochschultagen gehaltenen Vortrag, der, leicht verändert, am 16. 1. 1957 vor dem Naturwissenschaftlich-philosophischen Kolloquium der TH Darmstadt wiederholt worden ist.
Nach dem Tod meines Vaters veröffentlicht (aufgrund des ersten Manuskripts) in: Deutsche Medizinische Wochenschrift 86 (1961), S. 1722 ff.

[1] J. P. HARDY, Studies on pain, in: Journ. of clinical investigation 19 (1940), S. 659 ff.
[2] R. LERICHE, Chirurgie des Schmerzes (1958).
[3] G. MARCEL, Geheimnis des Seins (1952), S. 270.
[4] V. von WEIZSÄCKER, Arzt und Kranker (1941), S. 98.
[5] MARCEL, ebd., S. 130.
[6] H. PLESSNER, Lachen und Weinen, Eine Untersuchung nach den Grenzen des menschlichen Verhaltens (1950).

ZWEITER TEIL: VORLESUNGEN

Kind und Erwachsener

Die Vorlesung wurde Anfang der fünfziger Jahre von meinem Vater in Tübingen gehalten. Ihr Text — von Studenten mitgeschrieben — ist von ihm nicht durchgesehen. Ich habe ihn etwas gestrafft und einige — durch den freien Vortrag bedingte — Unebenheiten beseitigt.

[1] F. FRÖBEL, in: Fröbels Theorie des Spiels, hrsg. von E. Blochmann 1[2] (1947).
[2] „Eine Stimme, die zu mir sprach, Augen, die mich anschauten, und Arme, die alles milderten. Ich schrie nach diesen Dingen", K. PRIVAT, Adalbert Stifter, S. 20, vgl. E. HOFFMANN, Kindheitserinnerungen als Quelle pädagogischer Kinderkunde (1960), S. 25.
[3] HOFFMANN, ebd., S. 26.
[4] E. BARLACH, Aus seinen Briefen (1947), S. 52.
[5] Ebd., S. 59.
[6] Ebd., S. 56.

Die Welterfahrung bei Tier und Mensch

Die Vorlesung wurde im Wintersemester 1956/57 in Tübingen gehalten. Ich habe den Text, der von Fräulein Dr. Ilse Schulze mitstenographiert wurde, etwas gestrafft. Einige kurze Abschnitte, die sich fast wörtlich mit bereits veröffentlichten Stellen deckten, wurden dabei gestrichen.

[1] A. HOMBURGER, Vorlesungen über Psychopathologie des Kindesalters (1926), S. 1 ff. definiert die Eigenart des Kindes nur negativ: es sei nicht so wie wir Erwachsenen. Zum Schimpansenalter, s. LORENZ, Ganzheit, S. 489.

[2] A. SCHULTZ, Fetal Growth and Development of the Rhesus Monkey, in: Contrib. to Embryol. Nr. 155, T. 26 (1937).

[3] PORTMANN, Biologische Fragmente, S. 26 ff.

[4] PORTMANN, ebd., S. 50.

[5] S. o. S. 45

[6] M. SCHELER, Die Stellung des Menschen, S. 36: Der Mensch „umweltfrei" und „weltoffen"; vgl. auch die Vollkommenheit des Tieres, die Rilke in den Duineser Elegien beschreibt.

[7] H. PLESSNER, Die Stufen des Organischen und der Mensch (1928), S. 288 ff.

[8] Vgl. G. MARCEL, o. S. 134.

[9] A. GEHLEN, Der Mensch, S. 38 ff., 65 ff.

[10] M. PALAGYI, Naturphilosophische Vorlesungen[2] (1924), S. 124 ff.; vgl. Gehlen, ebd., S. 179 ff. Virtuelle Bewegung bei Gehlen, ebd., S. 69; vitale Bewegung bei Palagyi, S. 125. Bewegungsphantasie: Gehlen, S. 194 ff.

[11] P. CHRISTIAN, Die Willkürbewegung im Umgang mit beweglichen Mechanismen, in: SB. Heidelberger Akad., Math.-naturwiss. Kl. (1948) 4. H.

[12] B. PASCAL, Über die Religion und über einige andere Gegenstände, übersetzt von E. Wasmuth (1937), S. 15.

[13] E. HERRIGEL, Zen in der Kunst des Bogenschießens[3] (1953).

[14] S. o. S. 105 f.

[15] S. o. S. 106 f.

[16] S. o. S. 95.

[17] Hier folgt eine Auseinandersetzung mit Lipps, Scheler und Klages (s. o. S. 95 und 114 ff.). Auch an Buytendijk und Plessner wird kritisiert, daß das von ihnen eingeführte „scientifische Ausdrucksverstehen" das Verstehen vom Wissen her zu erklären versucht, während beide auf die Bedeutung der Motorik in diesem Zusammenhang nicht näher eingehen, vgl. o. S. 96 ff.

[18] M. SCHELER, Die Stellung des Menschen, S. 27 f.

[19] A. de SAINT EXUPÉRY, Die Stadt in der Wüste (1951).

[20] Vgl. H. KUNZ, Zur Psychologie und Psychopathologie der mitmenschlichen Rollen, in: Psyche 2 (1949), S. 557 ff.

[21] Ein weiteres Beispiel für eine ins Unechte hineinführende Entwicklung o. S. 67 ff.

[22] E. STRAUSS, Vom Sinn der Sinne, Ein Beitrag zur Grundlegung der Psychologie[2] (1956), S. 335.

[23] E. HOFFMANN, Kindheitserinnerungen, S. 54, 85.

[24] S. o. S. 57 f.

[25] S. HOFFMANN ebd. S. 25.

[26] Vgl. M. HEIDEGGER, Erläuterungen zu Hölderlins Dichtung[2] (1951), S. 24 ff., 39 ff., 74.

[27] Nennend und preisend wendet sich HÖLDERLIN — voller Scheu — den Göttern zu:

Wenn wir segnen das Mahl, wen darf ich nennen, und wenn wir
ruhn vom Leben des Tags, saget, wie bring' ich den Dank?
Nenn' ich den Hohen dabei? Unschickliches liebet ein Gott nicht.
Ihn zu fassen, ist fast unsere Freude zu klein.

(Heimkunft)

[28] 9. Duineser Elegie.

[29] Ebd.

[30] M. HEIDEGGER, Bauen, Wohnen, Denken, S. 159.

[31] Zu BARLACH, s. o. S. 160, zu RILKE, o. S. 39 ff.

[32] A. GEHLEN, Der Mensch, S. 175.

[33] S. HOFFMANN ebd. S. 25.

[34] R. M. RILKE, Malte Laurids Brigge.

[35] PLESSNER, Lachen und Weinen, o. S.

[36] S. o. S. 26.

[37] Vgl. o. S. 23.

[38] S. o. S. 10 f.

[39] Hier entspringt Treue, aber auch Gehorsam (s. o. S. 27 f). Zum Verlust dieser kindlichen Welt (oft genug schmerzlich getönt oder voll Erschrecken — oder auch voller Siegesstimmung: Was kostet die Welt?) s. o. S. 33 f. Zur Sehnsucht der Erwachsenen nach der kindlichen Geborgenheit s. o. S. 34; vgl. auch das Gedicht von J. WEINHEBER, Gang in den Frühling:

Dies ist mir alles wie ein Traum:
Der Primelweg, der Birkensaum
und der besonnte Hang

Hier ging ich einmal schon, bevor
der Mensch das Paradies verlor —
Wie lange schon, wie lang ...

Wie ist das alles wunderbar!
Ich bin uralt, vieltausend Jahr
und tu den ersten Gang

. . .

O Traum, aus dem ich einstens fiel,
hol mich zurück, zum Glück, zum Ziel —
zu Gott. Mir ist hier bang.